2015-2016 中国医患关系蓝皮书

2015—2016 CHINESE PHYSICIAN-PATIENT RELATIONSHIP BLUE BOOK

北京大学医学人文研究院　中国医师协会　编著

王　岳　丛亚丽　主编

北京大学医学出版社

2015–2016 ZHONGGUO YIHUAN GUANXI LANPISHU

图书在版编目（CIP）数据

2015-2016中国医患关系蓝皮书/王岳，丛亚丽主编；北京大学医学人文研究院，中国医师协会编著. —北京：北京大学医学出版社，2017.6
ISBN 978-7-5659-1622-9

Ⅰ. ①2… Ⅱ. ①王… ②丛… ③北… ④中… Ⅲ. ①医院—人间关系—研究报告—中国—2015-2016 Ⅳ. ①R197.322

中国版本图书馆CIP数据核字(2017)第121415号

2015—2016中国医患关系蓝皮书

编　　著：北京大学医学人文研究院　中国医师协会
主　　编：王　岳　丛亚丽
出版发行：北京大学医学出版社
地　　址：（100191）北京市海淀区学院路38号　北京大学医学部院内
电　　话：发行部 010-82802230；图书邮购 010-82802495
网　　址：http：//www.pumpress.com.cn
E－mail：booksale@bjmu.edu.cn
印　　刷：中煤（北京）印务有限公司
经　　销：新华书店
责任编辑：刘　燕　　**责任校对**：金彤文　　**责任印制**：李　啸
开　　本：710 mm × 1000 mm　1/16　**印张**：18.75　**字数**：297千字
版　　次：2017年6月第1版　2017年6月第1次印刷
书　　号：ISBN 978-7-5659-1622-9
定　　价：66.00元

编者名单

（以姓氏汉语拼音排序）

陈　伟　北京市积水潭医院

陈志华　北京陈志华律师事务所

丛亚丽　北京大学医学人文研究院

邓　勇　北京中医药大学

杜佳聪　北京大学医学人文研究院

樊　荣　清华大学长庚医院

冯　磊　重庆医科大学

高　峰　解放军 305 医院

黄媛媛　北京大学医学人文研究院

赖立里　北京大学医学人文研究院

李　殊　北京中医药大学

廖美霞　北京大学医学人文研究院

刘　淙　北京大学医学人文研究院

刘兰秋　首都医科大学

刘香君　北京大学医学人文研究院

刘炫麟　首都医科大学

龙靖淼　北京大学医学人文研究院

卢思佳　华东师范大学社会发展学院

全　芳　北京大学医学人文研究院

沈威宇　北京大学医学人文研究院

王　岳　北京大学医学人文研究院

魏智民　解放军 305 医院

吴天昊　北京大学医学人文研究院

夏　芸　东南大学

肖明朝　重庆医科大学
薛天娇　北京大学医学人文研究院
杨　健　北京大学公共卫生学院
杨鸿滔　北京大学医学人文研究院
姚泽麟　华东师范大学社会发展学院
岳远雷　湖北中医药大学人文学院
翟宏丽　中国政法大学
曾炳麟　首都医科大学
张　晨　北京大学医学人文研究院
张　弛　北京大学医学人文研究院
张森冰　北京大学医学人文研究院
赵皓玥　华东师范大学社会发展学院
赵金山　北京大学医学人文研究院
赵西巨　山东中医药大学
邹旭光　北京大学医学人文研究院

卷首语

当健康成为人们所关心的民生大事时，自然地，医患关系也是社会关注的重要议题。要想对医患关系有更透彻的理解，采取多学科视角是必不可少的。《2015—2016中国医患关系蓝皮书》主要侧重于从法律的角度对医患关系进行研究，其中既有国内外不同国家的医患关系发展历史，也有某个法律制度出台的背景分析。另外，也有学者从人类学的视角解读医患关系，也有学者从医院文化建设的角度探索医患关系建设。同时，本书也提供了对医患关系大事记的历史梳理。本书的作者既有知名专家，也有高校的本科生和研究生。本书的每一个议题都非常有价值。

如果某个社会在一段时期出现医患纠纷的高发，则必有其历史和制度上的原因，需要对历史和相关的政策变化及社会经济变迁等因素进行研究和梳理，从而有助于我们理解问题的本质。对社会改革起直接促进作用的往往就是某个具体的案例，例如，我国于2003年8月1日废止了《城市流浪乞讨人员收容遣送办法》，并颁布了《城市生活无着的流浪乞讨人员救助管理办法》。这种收容遣送制度的终结便得益于“孙志刚案例”。从历史的角度看，发生医患法律纠纷并不是坏事，它可以帮助我们反思问题，并完善相应的立法与制度，或起草缺失的立法与制度。例如，新西兰的健康事务专员制度便起因于从1987年6月披露的医患纠纷事件，是关于新西兰国家妇女医院在未经患者知情同意的情况下，对子宫颈癌症前期异常的患者进行了研究试验。对此案例的调查直接导致了新西兰《健康及残障事务专员法》的出台。在“美国医患关系的历史回顾”一文中提到了职业的市场化和令人眼花缭乱的广告等因素。该文所讨论的议题对我国医患关系的现状和问题同样也有影射作用和警示意义。

我国第一本医学伦理学专著《医业伦理学》的作者——民国医师宋国宾于1934年在第115期的《医药评论》上发表了一篇题为“医师与律师”的评论。他写道：“医师者所以保障人命也，律师者所以保障人权也……

虽然，病情千变万化者也，医师之治病也，有可治有不可治焉。病人之不幸而归于死亡者，有死于医，有死于病焉……抑又闻之，事实可是非，而法律可左右，律师之驭法也，固当一出于大公无我之心……但一二不肖之徒往往舞而弄之。一有所舞弄，则事生矣！而是非颠倒矣，以保障人权之先锋，而为破坏人权之工具，岂法律之尊严固如是耶？孟子曰：'矢人惟恐不伤人，函人惟恐伤人'”此番话对当今的我国也同样有极为深刻的借鉴意义。医师、患者、律师和法官均需要做负责任的公民，共同维护医患关系的和谐，保障医患双方的权益。

这些年来，随着对医患关系问题的关注，“医学”与“人文”越来越多地被关联在一起，这也是历史与社会发展的必然。今天，我们往往在学科分类中将法律、经济和管理都归为社会科学的范畴（而非传统人文学科范畴），这就使我们更多地关注了其“实用性”和“工具性”，而忽略了其必然包涵的“人”的背景要素和“善”的终极目标。所以，如果法律实践与法学研究脱离了人文精神与人文价值追求，则其必然无法发挥应有的作用，甚至可能出现我们都不希望看到的“异化”现象。

1892 年，《美国医学会杂志》（*Journal of the American Medical Association*，*JAMA*）发表了一篇针对患者对医师的暴力袭击的佚名文章《袭医》（Assaults upon Medical Men）。此文提出：尊严、冷静与克制是我们医疗行业需要秉承的品质。这一点对今天的我们亦有震撼的力量。

在理解了医患关系问题背后的制度、法律、行业和公民素养等因素之后，让我们继续前行。

王　岳　丛亚丽

2017 年 5 月 1 日

目　录

第一部分　立法谏言

第二部分　他山之石

第三部分　医患关系与知情同意

第四部分　医患关系与医疗过错

第五部分　医患关系与医院管理

第六部分　医患关系与社会学

第七部分　医患关系的新挑战

第八部分　学子园地

附　录

第一部分　立法谏言

我国亟待通过立法推动医学模式转型

——国务院《医疗纠纷预防与处理条例（送审稿）》若干关键问题的思考与建议

王　岳

伴随着《中华人民共和国侵权责任法》的颁布，《医疗事故处理条例》中与《中华人民共和国侵权责任法》内容冲突的部分亟待修订。国务院已经正式启动了《医疗事故处理条例》的修订工作，新法名称暂定为《医疗纠纷预防与处理条例》。从新法名称可见医疗纠纷的预防应当成为立法的重点内容。国务院法制办公室也向全国征求对《医疗纠纷预防与处理条例（送审稿）》的意见。笔者在此谈一谈新法可能涉及的一些关键问题的思考和立法建议。

1 修订《医疗事故处理条例》的必要性

1.1 是《中华人民共和国侵权责任法》实施后的客观需要

《中华人民共和国侵权责任法》于 2009 年 12 月 26 日由全国人大常委会审议通过，并于 2010 年 7 月 1 日施行。其中第七章“医疗损害责任”共有 11 款条文，全面规定了新的医疗损害责任的救济规则，对由“医疗事故责任”与“医疗过错责任”等三个双轨制构成的二元化的医疗损害救济制度进行了根本性的改革，建立了一元化的医疗损害救济制度[1]，与以往处理医疗纠纷所适用的《医疗事故处理条例》及其配套法规有较大的

王岳，北京大学医学人文研究院院长助理，副教授，法学博士，北京大学法学院硕士生导师。

注：本文的探讨以国务院法制办官方网站发布的《医疗纠纷预防与处理条例（送审稿）》为准，参见中国政府法制信息网（网址：http://www.chinalaw.gov.cn）。

不同。《中华人民共和国侵权责任法》实施后，《医疗事故处理条例》不再成为人民法院审理医疗纠纷民事案件的主要依据，而是回归其作为行政法规的主要法律职能，即作为卫生行政主管部门处理医疗事故争议，并追究行政管理相对人（医疗机构和医务人员）行政责任的法律依据。因此，非常有必要对《医疗事故处理条例》进行修订，删除其在民事赔偿部分与《中华人民共和国侵权责任法》相冲突的内容。

1.2 是医疗纠纷案件鉴定双轨制的客观需要

2002 年实施的《医疗事故处理条例》设定了由三级医学会主持下的医疗事故技术鉴定制度。但是伴随着 2005 年《全国人民代表大会常务委员会关于司法鉴定管理问题的决定》的颁布，人民法院在司法实践中开始初步将医疗事故技术鉴定边缘化，而主要依据司法鉴定作为认定事实的依据。特别是在《中华人民共和国侵权责任法》实施后，上述现象日趋明显，而《中华人民共和国侵权责任法》却未提及医疗损害鉴定问题，遂使医疗事故技术鉴定如何定位成为迫切需要解决的问题。学界普遍认为，医疗事故鉴定与医疗司法鉴定均存在不少缺陷，且二元制鉴定体制导致鉴定频繁发生，加重了当事人和法院的负担，降低了诉讼效率，使医疗纠纷不能及时化解。所以，早在《中华人民共和国侵权责任法》出台之前，就有学者剖析了“二元化”鉴定体制的弊端，提出要建立统一的医疗损害鉴定体制[2]。

1.3 是深化医药卫生体制改革的重要内容

《中共中央国务院关于深化医药卫生体制改革的意见》明确指出：“完善医疗执业保险，开展医务社会工作，完善医疗纠纷处理机制，增进医患沟通。”卫生部、中央机构编制委员会办公室（简称中央编办）、国家发展和改革委、财政部、人力资源和社会保障部制定的《关于公立医院改革试点的指导意见》也明确提出：“建立患者投诉管理机制，及时有效处理患者投诉和医疗纠纷，构建和谐医患关系。…… 建立医患纠纷第三方调解机制，积极发展医疗意外伤害保险和医疗责任保险，完善医疗纠纷调处机制，严厉打击‘医闹’行为。”可见，妥善处理患者投诉和医患纠纷已经成为医疗卫生体制改革的重要内容之一。

1.4 是转变思维模式与医学模式，探寻预防医疗纠纷新路径的客观需要

实际上，应该引起我们关注的问题还不是医患之间关系的不和谐，而是医患关系的恶化没有因为医疗卫生体制改革的推进而好转，也没有因为政府、医院和医务人员的关注而明显好转。相反，有调查显示，2011—2013 年医患纠纷总例数、门急诊纠纷人次数及住院纠纷人次数均逐年稳步上升，平均每家医疗机构每年发生 55.62 例医患纠纷 [3]，医院场所暴力伤医事件呈现上升趋势 [4]。

这些年，对医患纠纷医院往往只是采取“消极保护”思想，简单地“对症下药”。但是这种“消极保护”思想非但没有缓和医患关系，反而使医患关系日趋紧张，变得对立、疏远甚至冷漠 [5]。

罗宾（ W. Robin ）曾从教育哲学的角度，认为现代医学教育主要来自两个方面：一是科学决定论，二是人文主义。这一思想要求医学教育不仅要重视医学专业教育，还要重视人文和社会科学教育。随着生物-心理-社会医学模式被逐渐认可，发达国家的医学院日益重视人文和社会科学教育，并使其贯穿于医学教育的全过程。美国在《为 21 世纪培养医生，医生的普通专业教育》报告中指出：缺乏人文和社会科学基础的学生在医学生涯中往往会丧失智力挑战和应答这种挑战的能力 [6]。时至今日，实际上中国的医学教育仍然沿袭着生物医学教育模式，重科学而轻人文。所以，临床医生仍以“治病救人”和“疾病”作为工作的重心，并没有把“帮助患者”作为工作的重心。更为可怕的是，医疗机构规模化发展的经营模式和“以量取胜”的绩效考核模式进一步阻碍了医学模式的转型。所以，医生无论如何早起晚睡，也无法满足权利意识复苏的全新的中国患者的需求，从而使他们备感力不从心。如果不从根本上改变医疗机构的经营模式以及对绩效考核的模式，医学模式实难改变。

1.5 是总结实践经验、提升地方人民调解机制的迫切需要

在我国，自 2000 年以来针对“诉讼万能主义”的检讨性反思从未间断，并且逐渐深入。纠纷解决机制需要与纠纷类型相适应的观念逐渐深入人心并几乎达成共识。建立健全多元化纠纷解决机制的尝试也如火如荼并日趋理性[7]。特别是近年来，浙江、天津和上海等地把处理医疗纠纷作为深化医药卫生体制改革和创新社会管理的重要内容来抓，围绕预防、处置和调解三个环节，着力构建了更加科学的预防机制、更加协调的处置机制和更加有效的调解机制，形成了综治牵头、部门联动及专业调解的医疗纠纷预防和处理工作新格局。因此，迫切需要将地方的成功经验和成果通过立法形式巩固和扩大。

2《医疗纠纷预防与处理条例》应坚持的立法原则

2.1 部门协同联动原则

医疗纠纷往往是错综复杂的社会问题的终端体现，因此，绝非仅依靠卫生计生部门就可以解决的。针对医疗机构中容易出现的各类问题，地方政府的各职能部门必须做到各司其职、协同联动，切不可袖手旁观。因此，《医疗纠纷预防与处理条例》坚持协同联动原则，除了卫生计生部门外，民政、司法、公安和保险等政府职能部门也必须在医疗纠纷预防与处理方面有积极作为，共建和谐的医患关系和社会风气。建议《医疗纠纷预防与处理条例》应当至少明确如下部门的职责：国务院卫生计生部门（负责预防医疗纠纷，对医疗事故进行行政认定和行政处罚）、国务院公安部门（负责保障医疗秩序、人民调解秩序）、国务院民政部门（负责承担被遗弃的未成年患者和老年患者以及生活无着落的流浪乞讨人员的医疗费用）、国务院司法部门（负责医疗纠纷人民调解）、国家发展和改革委员会（简称发改委，负责核定医疗责任保险与医疗意外保险的收费标准）以及国务院保险监督管理委员会（负责设立和管理医疗责任保险与医疗意外险）。

2.2 预防为主原则

在医患关系中，医方由于具有专业知识，自然具有主导这一关系的主动权。绝大多数医疗纠纷是可以预防的。因此，《医疗纠纷预防与处理条例》坚持以预防为主的原则，力争通过立法让医疗机构和医务人员树立“以患者为中心”的价值观，克服“利己主义”思想的诱惑；力争通过立法使医疗机构和医务人员从生物医学模式转向生物-心理-社会医学模式；力争通过立法使医疗机构和医务人员从“重看病，轻助人”及“重技术、轻服务”的误区中走出来。

2.3 对医疗过错区别对待原则

在医疗纠纷中，确实有一部分纠纷是由技术性过错导致的，也有一部分是由伦理性过错导致的。技术性原因导致的医疗纠纷往往是医务人员在职业生涯中不可避免的，因为医学技术就是在无数个技术性过错中得到发展的。出现技术性错误并不可怕，可怕的是其他同行也在同一个地方出错。因此，应当鼓励从业者通报技术性过失，以便警示同行。对于伦理性过错，应当将其与技术性医疗过错进行严格区分。对于技术性医疗过错，重通报、轻处罚，主动报告者甚至应该豁免其行政责任。但是对于伦理性医疗过错，不仅要处罚，情节严重的，还应该纳入执业医师禁业范围。

2.4 公平与效率兼顾原则

医疗纠纷之所以容易演变为恶性社会事件，主要是由两个特点决定的。首先，医疗纠纷往往涉及医学专业问题的判断和事实认定。由于医师与患者之间存在知识不对称性，因此，无论是由卫生行政部门主持的鉴定，还是由医学会组织的鉴定，始终无法让患者信任其公正性和客观性。其次，医疗纠纷案件往往由于鉴定问题而久拖不决。英国有一句法律谚语：“迟来的正义即非正义”(Justice delayer is justice denied)。这句法谚提醒我们正义的时效问题。迟来的正义没有实际意义。对于渴求正义的人们来说，实际上迟来的正义是不正义的东西。所以，应当通过第三方人民调解机制和行政调解机制提高处理效率，通过以医学专家为主的咨询专家库提高处理的公平性和客观性。

2.5 医疗风险社会分担原则

由于人类对人体规律的认知存在局限性，导致医疗行为确实是一种具有高度危险的行为。根据风险经济学的原理，避免因医疗行为导致患者人身损害的方法只有两种："减少行为的数量"或"转移风险"[8]。医疗机构必须减少不必要的医疗行为的数量，避免过度医疗，但是因为风险而拒绝实施必要的医疗行为显然有悖于患者利益最大化的医学价值取向。因此，转移风险就成为避免因医疗行为而导致人身损害的合理方法[9]。

3 关键问题一：关于是否保留"医疗事故"这一概念

尽管在《医疗纠纷预防与处理条例（送审稿）》起草过程中，很多卫生行政部门代表建议彻底取消"医疗事故"这个概念，但是笔者赞同《医疗纠纷预防与处理条例（送审稿）》目前继续保留"医疗事故"这一概念的做法。其中主要有两个理由：其一，虽然伴随着《中华人民共和国侵权责任法》的实施，人民法院审理医疗纠纷不再参照《医疗事故处理条例》，不再使用"医疗事故"这一概念，而开始使用"医疗损害赔偿"或"医疗服务合同纠纷"作为案由，但是"医疗事故"这一概念还应该继续存续，并应当回归其原本行政法上的职能。实际上，2002 年的《医疗事故处理条例》就是在全国人民代表大会（简称人大）关于医疗纠纷民事赔偿没有颁布特别立法的情况下，由国务院制定并颁布的行政法规，所以其原本职能就应该是调整医疗机构、医务人员与行政主管部门之间的行政法律关系，但是被"无奈"地赋予了调整医疗机构、医务人员与患者之间民事法律关系的职能。作为行政机关对医疗机构和医务人员进行医政管理的重要法律制度，医疗事故处理法律制度必须继续存续，并且伴随着管办分离的改革，这一制度应该在今后发挥更为重要的作用。其二，只有保留"医疗事故"的概念，才能够与《中华人民共和国刑法》第 335 条"医疗事故罪"进行法条衔接，否则将导致造成患者严重人身损害后果的严重医疗损害事件在追究刑事责任时出现法律适用上的混乱和落空。

这里需要注意的是,《医疗纠纷预防与处理条例》所界定的医疗事故与《中华人民共和国侵权责任法》所界定的医疗损害并不相同。后者的内涵和外延更为广泛。如果沿袭医疗事故以往四要件说对应审视医疗事故和医疗损害 [10]，两者的区别参见表 1。

表 1　以四要件说审视医疗事故和医疗损害

要件	医疗事故	医疗损害
违法性要件	违反医疗卫生管理法律、行政法规、部门规章和诊疗护理规范、常规	医务人员在诊疗活动中未尽到与当时的医疗水平相应的诊疗义务
过错要件	过失过错	过失或故意过错
结果要件	造成患者人身损害（生命权、健康权和身体权）	造成患者人身或财产损害［人身权（生命权、健康权、身体权、姓名权、肖像权、名誉权、贞操权及隐私权等）和财产权］
因果关系	绝对因果关系	相当因果关系

由于此次医疗事故回归了其行政法上的职能，因此，其范围应该与民事责任的医疗损害边界是不同的，即构成医疗损害不一定构成医疗事故。而医疗纠纷则是内涵与外延最为广泛的概念。目前描述为：医疗机构及其医务人员与患者之间因医疗和护理等医疗服务行为发生的争议。从图 1 可以清晰地看出医疗纠纷、医疗损害（民事责任）和医疗事故（行政责任或刑事责任）在逻辑上的关系了。

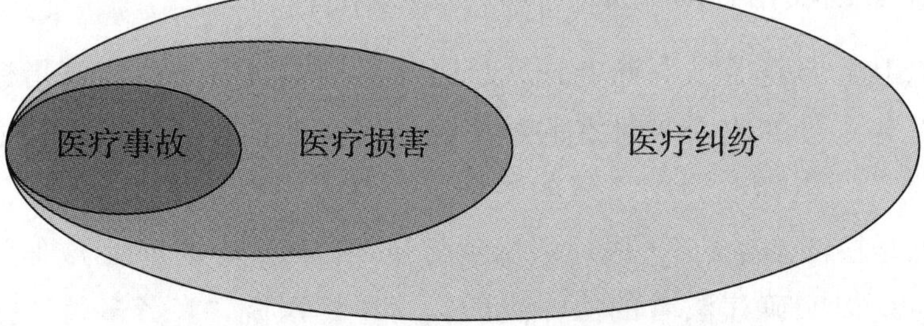

图 1　医疗纠纷、医疗损害和医疗事故之间的关系

4 关键问题二：关于医疗纠纷预防的机制创新

《医疗纠纷预防与处理条例（送审稿）》最大的问题是，没有将立法重点放在预防上，而是将很大篇幅放在处理上。而从该法的名称可以看出，应当将预防放在重要的地位上。笔者认为，《医疗纠纷预防与处理条例（送审稿）》应当将下面这些预防医疗纠纷的机制创新内容法律化。

4.1 逐步取消三级医院的门诊，明确限定医务人员的工作强度标准

医疗卫生体制改革的目标之一就是实现分级诊疗，实现将常见病和慢性病患者下沉到基层医疗机构。医务人员的工作质量与医务人员的工作强度有着直接的关系[11]，如果不能从根本上限制医疗机构的逐利动机，纠正目前医务人员工作强度过大的事实，将很难彻底解决医疗纠纷。

[立法建议]：

“第XX条[分级诊疗制度与医务人员最高工作强度制度]

国务院卫生计生部门应当制定逐步取消三级医疗机构门诊的实施计划，并制定评估各级医疗机构医务人员最高工作强度的具体量化指标，引导患者合理分流，禁止医疗机构出现超负荷或超工作强度的现象。

如医务人员发现医疗机构存在超负荷或超工作强度的现象，有权通过工会、行会或卫生行政部门投诉，并寻求改善。”

4.2 关于创收指标的禁令上升为法律规定

原卫生部曾经三令五申，严禁医疗机构向科室下达经济指标，严禁将医务人员的收入与科室的经济收入直接挂钩。医疗机构却把科室经济收入的指标改为工作量的指标，并将其与医务人员的收入挂钩，实际上是换汤不换药。《医疗纠纷预防与处理条例（送审稿）》作为行政法规，可以明确违法者的法律责任，力争将医院“多劳多得”扭转为“优劳优得”。

[立法建议]：

"第 XX 条 [医务人员的福利待遇]

严禁医疗机构向科室下达经济指标，严禁将医务人员的收入与科室的经济收入或医务人员的工作量直接挂钩。医疗机构应当保证医务人员具有较好的福利待遇，并为特殊岗位的医务人员购买相应保险。医疗机构应当保证急诊和儿科医务人员的福利待遇不低于其他科室。"

4.3 提高医疗服务质量监控部门和投诉咨询部门的工作效果

目前医院的医疗服务质量监控部门往往得不到临床科室的理解和配合，监控往往成了走过场、应付事，甚至出现管理层与临床医务人员各行其是的现象[12]。必须通过制度，将临床专家逐步培养成为管理者，使他们成为医院管理的中坚力量。另外，目前的投诉部门在定位上普遍有问题，往往让患者感觉他们是站在医院的立场上。如果在患者对医务人员不满时及时对其宣泄和疏导，则有助于避免日后发生恶性医疗纠纷。

[立法建议]：

"第 XX 条 [医疗服务质量监控部门和投诉咨询部门]

医疗机构应当设置医疗服务质量监控部门，具体负责监督本医疗机构的医务人员的医疗服务工作，检查医务人员的执业情况。

医疗机构应当设置医疗服务投诉咨询部门，具体负责接受患者或家属对医务人员的各类投诉以及与医疗服务相关的咨询。患者或家属投诉医务人员后需要继续治疗的，医疗机构必须为患者更换医务人员。县级以上医疗机构必须设立 24 小时咨询窗口或咨询电话，由专人负责回答与医疗服务相关的咨询。

目前医疗机构负责人往往负责医院经营管理，而疏于对医疗服务质量管理，有必要要求其直接主管医疗服务质量监控部门，承担医疗机构医疗质量第一位的责任。医疗机构临床科室负责人在任职前，必须在医疗服务质量监控部门和投诉部门专（兼）职工作半年以上。"

4.4 转变服务理念，增设非创收部门和场所

这些年发生了不少全国关注的恶性伤医和杀医事件。有调查显示：恶性伤医者大多受教育程度低，家庭多比较贫困，无业者、农民、下岗及打工者占7成以上；近4成伤医者有性格内向、孤僻和偏执，近3成伤医者有精神病病史，并存在疾病无法治愈及支付医疗费困难等现象[4]。所以，医疗机构必须将工作的中心从“病”转移到“人”，并克服功利主义的影响。因此，为了适应社会转型期的要求，医疗机构应该设立“医疗社工部门”和“心理咨询部门”，并特别关注残疾人、老年人、儿童、孕妇、外籍人士和少数民族群众的特殊需要。县级以上医疗机构应当尽量为患者提供生活帮助，包括且不限于设立母婴室、少数民族患者或有宗教信仰患者的祈祷室、儿童游乐区域和临终告别室等。

[立法建议]：

“第XX条[医疗社工部门]

县级以上医疗机构应当设置医疗社工部门，具体负责招募、培训及组织社会人士参与医院的医疗社工工作。应当主要从社会招募医疗社工，同时鼓励医疗机构的年轻医务人员作为补充。

医疗社工部门应加强与医务人员的沟通，了解患者的经济能力。对于经济困难的患者，医疗社工部门必须给予特别的生活关注；对部分特别困难的患者，医疗社工部门应当通过媒体和慈善机构等渠道向社会募集善款，用于帮助医疗机构中的贫困患者。

第XX条[心理咨询部门]

县级以上医疗机构应当设置心理咨询部门，由临床心理医师或心理咨询师为患者提供心理咨询服务。临床心理医师或心理咨询师应参与医院的行政查房，并对存在心理问题的患者提出心理干预的建议和方案。

临床心理医师或心理咨询师应为本院的医务人员提供免费的心理咨询服务。

第XX条[特殊患者的生活帮助]

县级以上医疗机构必须针对残疾人、老年人、儿童、孕妇、外籍人

士和少数民族群众建立特别服务，解决他们的困难。县级以上医疗机构应当尽量为患者提供生活帮助，包括且不限于设立母婴室、少数民族患者或有宗教信仰患者的祈祷室、儿童游乐区域和临终告别室等。”

4.5 急诊区的封闭式管理

急诊科也是医疗纠纷多发科室。根据急诊科的特点，以及患者、家属和急诊医师利益的一致性，《医疗纠纷预防与处理条例（送审稿）》明确县级以上医疗机构应当实施急诊区的封闭式管理。为了争取抢救时间，医疗机构可以通过急危患者委托授权书等替代同意方式获得患者家属授权，以患者的最大利益为出发点对患者实施抢救。

[立法建议]：

“第XX条[急诊的纠纷预防]

县级以上医疗机构应当实施急诊区的封闭式管理。为了争取抢救时间，医疗机构可以通过急危患者委托授权书等替代同意方式获得患者家属授权，以患者的最大利益为出发点对患者实施抢救。”

4.6 重大手术、理解能力差的特殊患者和试验性医疗行为知情同意录音备查制度

随着社会的进步及互联网技术的普及，“学习型患者”在患者中的比例越来越多。更为重要的是，“家父式”的医患关系已经不能满足患者的需要了。患者强烈要求参与临床决策，并与医务人员分享病情、治疗方案、治疗风险和治疗费用等方面的专业知识。只有基于专业知识分享，并且医师与患者间最终达成认知共识，才是避免纠纷的因应之道。虽然这些年我国的医疗行业推行了“知情同意”制度，但在执行过程中却将重心放在了“同意”上，导致“签个字吧”已经成为目前我国临床上的口头禅。而且还错误地认为，“知情同意”制度可以免除医院的所有责任。于是，我们的知情同意书写得酷似“生死状”，从第一条到最后一条几乎都是免责条款，让毫无医学知识的患者经常望而却步，不敢签字。实际上，对于从西方社会引入的“知情同意”制度而言，其价值重心应当是“知情”

而非“同意”，因为不知情及不理解的同意，即便签了字，在法律上也是无效的。只有基于理解的真实意思表示，才能使医师的职务行为成为一种阻却违法事由。即使医师从法律上已经通过“患者已对上述内容表示理解”的免责条款试图撇清自身的责任，患者也一定会因为手术前后的认知差异性而对医师不依不饶[13]。

所以，在知情同意方面医院有太多亟待改进之处了。首先，医疗机构制作的知情同意书应当一式两份，在患者或近亲属签字后，交其保存一份，以避免不必要的猜疑和误解。其次，多数恶性医疗纠纷与外科手术有关，而知情同意的内容往往成为纠纷双方争议最集中的环节。医务人员不应将手术、特殊检查和治疗前的知情同意视为免责或自我保护的举措，而应将知情同意视为教育患者的过程给予重视。医师应充分利用解剖图谱、解剖模型和多媒体课件等多种形式，并用患者可以理解的语言与其进行互动式交流。其次，县级以上医疗机构应该落实手术分级管理制度，对于“四级手术”“理解能力较差的特殊患者”和“试验性医疗行为”的谈话全程录音备查，避免日后对事实发生争执。这种形式也会倒逼医务人员注意与患者告知有关的真实性和客观性。

[立法建议]：

“第XX条[知情同意]

医疗机构施行手术、特殊检查或者特殊治疗时，必须征得患者的同意；无法取得患者的意见时，应当取得近亲属的同意并签字。

医疗机构制作的知情同意书应当一式两份，在患者或近亲属签字后，交其保存一份。

第XX条[知情同意的目的与方式]

医务人员不应将手术、特殊检查和治疗前的知情同意视为免责或自我保护的举措，而应将知情同意视为教育患者的过程给予重视。医师应充分利用解剖图谱、解剖模型和多媒体课件等多种形式，并用患者可以理解的语言与其进行互动式交流。

患者需要对他们的治疗做出决定时，医师要尽可能以互动交流的方式与患者进行沟通，并尽可能回答他们提出的问题。

第 XX 条［重大手术和试验性医疗行为知情同意录音备查制度］

县级以上医疗机构应该落实手术分级管理制度，对于四级手术、理解能力较差的特殊患者和试验性医疗行为，应该由医疗服务质量监控部门负责组织医患双方履行术前告知，并在取得患者的同意后，将谈话全程录音以备检查。”

4.7 替代同意与生前预嘱制度

在癌症等特殊患者的保护性治疗措施方面以及临终患者维持生命治疗方面，也会常常引发医疗纠纷。在轰动全国的“深圳文裕章拔管杀妻案”中，虽然最终判决文裕章犯故意杀人罪，判处有期徒刑 3 年，缓刑 3 年[14]，实际上在医院类似问题并没有得到规范处理。近些年，我国大陆地区的一些关于尊严死的民间组织在这方面做出了一定的努力，客观上推动了尊严死的发展。如 2009 年 5 月，“选择与尊严”公益网站发布了首个建议在中国大陆地区使用的民间文本《我的五个愿望》[15]。希望通过推广《我的五个愿望》，让更多的人了解什么是“生前预嘱”，以及如何运用“生前预嘱”对自己临终时可能遇到的风险进行预先处置。但是，此类民间组织的活动更多的是对民众进行死亡教育和宣传，我们应该通过国务院的立法解决上述让临床医方与患者家属两方都感到非常棘手的问题。例如，新加坡的《预先医疗指示法令》规定，将预先医疗指示附在患者的医疗档案中，只有在患者陷入昏迷的情况下，才允许医务人员查询患者是否签署了预先医疗指示[16]。

［立法建议］：

“第 XX 条［替代同意与生前预嘱制度］

医务人员应慎重地对待临终患者对维持生命治疗的选择。尊重丧失能力的患者在其丧失能力之前所表达的意愿，可通过生前遗嘱和替代同意等方式，最大限度地保护患者的自主决定权。”

4.8 医疗伦理委员会的新职能：新技术准入与伦理性损害惩戒

从“将迷走神经分离固定术用于类风湿关节炎的治疗”到“将断骨肢

体延长术用于增高”，从“电击戒除上网成瘾”到“手术戒毒”，再到近期轰动全国的“魏则西事件”，一起起因为临床滥用新技术导致的丑闻，使医疗行业的公信力一次次受到重创。2015年，国家卫生和计划生育委员会（简称“卫计委”）根据国务院《关于取消非行政许可审批事项的决定》，取消了第三类医疗技术临床应用准入审批，废止了2009年5月22日发布的《首批允许临床应用的第三类医疗技术目录》。该目录下的第三类医疗技术包括同种器官移植技术、变性技术和基因芯片诊断技术等19种。而这势必使得临床新技术的准入呈现管理真空期。而在特殊条件下，未经证明的疗法在满足一定条件时可以作为试验性医疗行为用于患者，但试验性医疗行为需要满足一定的条件，并限定在尽量少的患者范围内实施（只要达到试验需要的样本量即可）。县级以上医疗机构应当设立医疗伦理委员会，作为医疗临床技术决策的最高权力机构。医疗机构的行政管理干部不得担任医疗伦理委员会职务，且不得干预医疗伦理委员会的工作。

[立法建议]：

“第XX条[医疗伦理委员会]

县级以上医疗机构应当设立医疗伦理委员会，作为医疗临床技术决策的最高权力机构。医疗机构的行政管理干部不得担任医疗伦理委员会的职务，且不得干预医疗伦理委员会的工作，具体办法由国务院卫生计生部门另行制定。

医疗伦理委员会负责对以下与临床技术相关的问题做出决策：

（1）试验性医疗行为问题。

（2）新技术临床准入问题。

（3）超注册信息用药问题。

（4）医疗过错内部评议问题。

（5）伦理性医疗过错的惩戒问题。

（6）其他与临床技术相关的问题。”

4.9 避免因为病历引发医疗纠纷

由病历引发的医疗纠纷不在少数。首先，不应当再区分主观病历和客观病历。《医疗事故处理条例》规定，患者只能复印客观病历，主观病历应在双方在场时封存。对主观病历和客观病历的区分，人为地制造了医患之间的矛盾与争执，增加了患者对医院的不信任。而如果医疗纠纷进入司法程序，也必须要将主观病历提供给患者，所以《医疗纠纷预防与处理条例》不应当再对病历进行主观和客观区别对待。

[立法建议]:

"第 XX 条 [病历的保管、复制和封存]

医疗机构应当妥善保管患者的住院病历资料以及由医疗机构保管的患者门(急)诊病历资料。

医疗机构应当实施 24 小时病历归档制度。如患者或者其近亲属需要复印或者复制 24 小时前的病历资料，医疗机构应当提供全部病历资料，并开列清单和加盖证明印章。医疗机构不得以患者未办理出院手续为由拒绝提供病历复印件。

患者或者其近亲属要求封存病历资料或者现场实物的，医患双方当事人应当共同实施封存。封存病历资料或者现场实物的，医疗机构应当开列封存清单，由医患双方当事人盖章或者签名后各执一份。"

4.10 死亡患者及家属的人文关怀

在患者死亡时，家属的情绪往往处于易激惹期，而此时医务人员经常并不重视对患者家属的人文关怀，继而导致积蓄已久的不满可能在患者临终时一次性地爆发出来。所以立法时应当关注对死亡患者及家属的人文关怀问题。

[立法建议]:

"第 XX 条 [死亡患者的人文关怀]

县级以上医疗机构应当设立临终告别室。患者在医疗机构内死亡的，医疗机构应当将尸体送至临终告别室，由医疗社工部门组织家属临终告别患者，再移往太平间，并告知入殓等后续事项的具体步骤。"

5 关键问题三：是否保留行政处理与行政调解作为医疗纠纷的救济途径

《医疗事故处理条例》确立了和解、行政处理和司法处理三条救济途径。根据各地医疗纠纷人民调解的经验，《医疗纠纷预防与处理条例（送审稿）》在此基础上增加了一种救济途径，即人民调解，但取消了卫生行政部门原有的行政处理与行政调解。笔者认为，面对目前医疗纠纷处理不畅的现实，救济途径宜增不宜减，而且考虑到卫生计生部门的行政职能，特别是其在医疗纠纷处理中的专业性特点，还是应当保留行政处理与行政调解。对于信任卫生行政部门的患者，特别是伴随着管办分开的推进，应当保留患者通过行政机关快捷处理医疗纠纷的救济途径。

“第 XX 条［医疗纠纷处理途径］

医疗纠纷发生后，医患双方当事人可以选择下列途径解决：

（1）自行协商。

（2）向医疗纠纷人民调解委员会申请人民调解。

（3）向卫生计生部门申请行政处理。

（4）向人民法院提起诉讼。”

6 关键问题四：医疗事故技术鉴定应回归行政鉴定

目前医疗纠纷在民事审判中存在司法鉴定与医学会技术鉴定的双轨制现象，而人民法院往往以司法鉴定的鉴定结论作为定案依据。从司法改革的趋势看，首先，对于人民法院审理案件认定事实所需要的鉴定意见，主管部门都已经将其归入司法部的司法鉴定体系内，然而，如果不将医学会的鉴定纳入司法鉴定体系，则必然存在被边缘化的趋势和结局。其次，根据新《中华人民共和国民事诉讼法》的立法动向，“司法鉴定结论”已经被易名为“司法鉴定意见”，所以我国司法审判中的“一鉴终局”

也将成为历史。鉴于《医疗事故处理条例》建立了一套完整的医疗事故技术鉴定体系，所以建议保留医学会鉴定，并让其回归应有的职能，即将其定位为行政鉴定。卫生计生部门委托其认定是否构成医疗事故，是否应当给予行政处罚。

[立法建议]：

“第XX条[医疗事故技术鉴定的启动]

卫生行政部门接到医疗事故争议后，除责令医疗机构及时采取必要的医疗救治措施，防止损害后果扩大外，应当组织调查，判定是否属于医疗事故；对不能判定是否属于医疗事故的，应当依照本条例的有关规定交由负责医疗事故技术鉴定工作的医学会组织鉴定。”

7 关键问题五：恢复责任性医疗事故和技术性医疗事故的分类

《医疗事故处理条例》将《医疗事故处理办法》中的责任性医疗事故与技术性医疗事故分开，但是在实践中发现存在问题。首先，由于医学存在高风险性，所以医务人员不发生技术性过失是非常困难的，而且，技术性过失有利于吸取经验，从而推进医疗技术的发展，所以应该恢复医疗事故中责任性医疗事故和技术性医疗事故的分类，对责任性医疗事故重处罚，甚至终身禁业（对《中华人民共和国执业医师法》进行修订时应有所衔接）；对技术性医疗事故重分享，可以免除行政处罚。其次，由于不界定责任性医疗事故与技术性医疗事故，导致《中华人民共和国刑法》对医疗事故罪的认定存在困难，甚至出现司法权滥用现象，因此，只有恢复责任性医疗事故和技术性医疗事故的分类，才可以让司法权对专业判断进行有效的规制。

[立法建议]：

“第XX条[医疗事故的分类]

医疗事故分为责任性医疗事故和技术性医疗事故。责任性医疗事故是指医务人员因缺乏责任心而违反规章制度、诊疗护理常规等失职行为所致的医疗事故；技术性医疗事故是指医务人员因缺乏经验所致的医疗事故。对技术性医疗事故不予行政处罚。

医疗机构和医务人员向县级人民政府卫生计生部门报告技术性医疗事故的，免于行政处罚，且不得以其报告作为该医疗机构质控标准的评价证据。”

8 关键问题六：亟待补充建立医疗意外险制度

根据民法的精神，有损害结果就应当得到民事救济，无论是否有错。我们可以将社会上损害的成因概括为两类：其一为“不法之行为”，其二为“不幸之事件”。但是,《医疗纠纷预防与处理条例（送审稿）》仅仅提及了医疗责任保险制度，而忽略了医疗意外保险制度。而实际上，后者比前者对于缓和医患关系更为重要，特别是针对各方均无过错的医疗意外事件，这也恰恰是造成很多医闹久拖不决的原因。完善的医疗纠纷保险制度应当包括两个方面：一方面，通过医疗责任保险，让基层医疗机构不会因为“不法”人身损害的巨额民事赔偿而影响其经济运转；另一方面，通过医疗意外保险，使实施了高风险手术和检查的患者一旦发生了“不幸”的人身损害，可以获得令其比较满意的经济补偿。但是，鉴于医疗意外保险不宜全面铺开，因此，应该从高危险医疗服务项目开展。建议省级人民政府卫生计生、发展改革和保险监管部门根据本地情况定期发布和调整《高危险医疗服务项目强制医疗意外保险目录》，将纳入到目录中的高危险医疗服务项目加收医疗意外保险金，建立起以省为单位的医疗意外保险基金。

[立法建议]

“第XX条［医疗责任保险制度］

省级人民政府卫生计生部门应鼓励本省医疗机构参加医疗责任保险，并建立起以省为单位的医疗责任保险基金。

鼓励承保单位参与到医疗机构的医疗服务质量管理中。

第 XX 条 [医疗意外险制度]

医疗意外属于医疗服务的风险成本。省级人民政府卫生计生、发展改革和保险监管部门应根据本地情况定期发布和调整《高危险医疗服务项目强制医疗意外保险目录》，将纳入到目录中的高危险医疗服务项目加收医疗意外保险金，建立起以省为单位的医疗意外保险基金。”

参考文献和注释

[1] 杨立新.《中华人民共和国侵权责任法》改革医疗损害责任制度的成功与不足. 中国人民大学学报, 2010, 4: 9.

[2] 孙华志. 医事鉴定制度建立之探讨. 法律与医学杂志, 2004, 2:43-44.

[3] 杨莉, 顾加栋, 姜柏生. 2011—2013年某省医患纠纷状况分析及对策研究. 南京医科大学学报(社会科学版), 2015, 70(5):344.

[4] 贾晓莉, 周洪柱, 赵越, 等. 2003—2012年全国医院场所暴力伤医情况调查研究. 中国医院, 2014, 18(3):3.

[5] 王岳. “消极保护”还是“积极改变”. 中国医院院长, 2014, 14: 82-84.

[6] 蔡锋雷, 吴秀珍, 鲍臻, 等. 浅谈美国医学教育改革及其特点. 西北医学教育, 2012, 20(1):60.

[7] 刘加良. 医疗纠纷人民调解的实践模式及其启示. 政治与法律, 2012, 5:156.

[8] 郑秉文. 经济理论中的福利国家. 中国社会科学, 2003, 10(1):41-43.

[9] 王岳. 从“韩国人参丸事件”反思我国药物临床试验中的法律问题. 中国药房, 2005, 30(5):4-7.

[10] 实际上，《中华人民共和国侵权责任法》已经将主观过错判断改为目前客观过错判断，即忽视动机判断，重视注意义务标准的审查，所以多数学者认为其为三要件说。

[11] 张正, 高洁. 医务人员工作强度对医疗质量水平的影响力研究. 西南国防医药, 2010, 20(5):561.

[12] 刘宇, 陈伟. 医院投诉管理的历史进程与未来展望. 中国医院, 2011, 6:67-68.

[13] 王岳. 知情同意究竟是“法律免责”还是“达成共识”. 中国医学人文, 2015, 2:43.

[14] 郭彪. 深圳拔管杀妻案二审今宣判. 南方日报, 2012年9月14日, 第2版.

[15] 《我的五个愿望》, 即“我要或不要什么医疗服务”“我希望使用或不使用生命支持治疗”“我希望别人怎样对待我”“我想让我的家人和朋友知道什么”“我希望谁帮助我”。

[16] 罗点点. 我的死亡谁做主. 北京: 作家出版社, 2011:18.

第二部分　他山之石

美国医患关系的历史回顾

杨　健

1 较为和谐，靠私力解决

从美国宣布独立到19世纪的前四十年，美国的医患关系一直较为和谐。在这个时期，医师与患者之间往往相互熟识，即使产生矛盾和纠纷，也很容易得到化解和取得共识。在这段时间里，美国也没有出现如今常见的医疗过失诉讼案件。究其原因，一方面，是医患之间产生的纠纷数量本来就不多。即使出现了医患纠纷，通过私下沟通一般就能化解。另一方面，医疗过失诉讼所依据的"职业过失"理论对人们来说较为神秘，难以掌握透彻，当时美国的绝大部分律师和患者还不知道如何对医疗过失提起诉讼[1]。因此，这一时期的医患关系可以概括为：较为和谐，纠纷较少，靠私力解决。

2 医疗诉讼突增，医患关系紧张

从1840年前后开始，上述状况发生了突然性的改变，医患关系进入了较为紧张的时期。当时，美国城市不断兴起。与此同时，外来移民的数量也在不断攀升。这使得医患之间的关系从熟人社会关系开始转变为陌生人社会关系，医疗体制也从之前的乡村医师体制转变为城市医师体制[2]。这些巨大的变革带来的是医患之间的相互不适应，因此而导致了其关系的紧张与不和谐。

1850年开始，美国出现了医疗过失诉讼。此类诉讼的出现与多种因素有关。首先，与当时宿命论者数量的锐减以及至善论者数量的激增有关系，

作者：杨健，北京大学公共卫生学院。研究方向：卫生法学、卫生管理。

即使是最虔诚的信徒，他们也不会像以前的人那样，愿意按照所谓神的旨意而接受身体上的痛苦。同时，美国政府首次开展了全国性的身体健康运动，并进行了食品改革。美国人正在逐渐接受这样一种观念：身体的健康和舒适程度是可以被控制的，甚至可以被人为地改善。经过一场旨在提高医疗期望值的改革后，特别是见识了种种激动人心和眼花缭乱的医疗广告后，人们的这种观念得到了加强[3]。经过治疗后，如果身体状况未能得到改善甚至恶化，那么患者就不想再放过这些令其不满意的医疗结果，无论这些结果是否是可以避免的。这些患者认为，如果某些人有过失的话，那么一定是医师，因为他们本来可以而且应该做得更好一些。

导致医疗过失诉讼增多最重要的前提条件是职业市场化的出现。这是美国所特有的现象。美国的职业发展是以一种最为戏剧性的方式进行的，并且从旧的欧洲模式里分离出来。在整个欧洲大陆和英国，富有学识的职业（神学、医学和法学）在传统法令的统治下已经演变了数个世纪。然而，19 世纪 30 年代，随着传统的法律缺失，更凸显了职业生活在反独断情绪支配下杰出人物统治论和各种特别法令受到人们猛烈的抨击，而医学和法律职业则是人们抨击的重点。以前在各州实施的为数不多的有关职业管理的法令被废除，实际上，各州对所有能说服市民雇佣其服务的职业人员敞开了大门。政府不愿对所有的职业人员区别对待。相应地，从 1840 年开始，美国成了一个各种职业者自我寻求发展的地方，医生们也在其中寻找生存机会。他们发现，作为医疗市场竞争者，他们的生活漂浮不定。在这个医疗市场中充斥着各种各样的人。这些人或许受过训练，或许未受过训练，或许是在乡间院落种植草药的妇人，也或许是到欧洲医院实习过的外科医师。这种完全开放的职业体系没有质量控制措施，很快证明各种试图保证医疗服务质量的努力是完全无效的。于是，由于医疗过失的增多，再加上律师希望在快速发展的职业化市场中开拓新的业务，从而使医疗过失诉讼的数量激增。美国法院也通过放松曾经非常严格的侵权诉讼起诉标准来支持这种趋势，造成在 1840—1860 年，美国各州法院接到的医疗过失诉讼数量增长了 950%。这意味着在 19 世纪中期的 20 年间，医疗过失诉讼的数量增长了 10 倍，而同期人口只增长了 85%。

医疗诉讼数量的激增造成医患关系的紧张。然而，在对这一个历史阶段进行深入研究和分析时，学者们发现了一个反常的现象。那就是虽然在这个阶段医疗过失诉讼数量开始剧增，并且医患关系变得紧张，但是当时医师并没有受到来自患者过多的苛责，他们仍然是美国社会里最受尊重的群体之一。客观地讲，医师群体受尊重的程度确实有所下降，但长期以来形成的对医师职业的传统认同，在很大程度上起到了阻止医师受尊重程度下降的作用，这也在一定程度上缓解了医患关系[4]。从中，学者们总结出一个规律：人们对医疗活动的通常见解、对医师职责的认识以及社会处理医患关系的方式等，可以成为患者群体乃至整个社会的潜意识，从而影响着医患关系的紧张程度。

3 医疗诉讼持平，医患关系趋于缓和

自19世纪50年代医疗过失诉讼数量迅速增多后，至今的一个多世纪以来，美国的医疗诉讼数量并没有呈现持续增长的趋势，而是以较为稳定的状态存在。医患之间的关系并未发生持续紧张的状况，反而是长期保持着较为稳定的关系。一旦发生纠纷，也能达成共识，选择合法、理智的方式冷静处理问题和化解矛盾[5]。美国的医患关系之所以能够长期稳定在较为和谐的水平上，原因大致有以下几点。

3.1 患者群体在观念上对医疗过失的理解

美国患者对于医疗风险的存在是有普遍认知的，他们深知医学研究是在不断发展的，医学手段的作用是有限的，诊断和治疗是时刻与风险并存的，诊治的过程是一个试错和纠错的连续性过程。在医疗实践中，除了一些紧急情况下医师会冒险决断外，在其他时间医师都不会一次性地诊断到位，需要谨慎地排除各种可能性。美国的医学教科书告诉学生，医师在第一次诊断时正确率不到20%。在美国看病时，医师使用频率最高的一个词就是“可能”。很少有医师敢吹嘘自己包治百病。这种谨慎的氛围使患者对医院和医师并没有持有极高的期望值，不会认为他们是无所不能的，因而整个社会对医师出错的宽容度也比较高。这使得一旦发生医疗损害，医患双方都能比较冷静地讨论和解决问题，患者不会一股

脑地将不满发泄到医院和医师一方，而忽略了正确的处理方式。

“有时去治愈，常常去帮助，总是去安慰”。这句话是19世纪美国医师特鲁多（EL. Trudean）的墓志铭。它生动地揭示了医师对于患者而言的价值所在。这表明，虽然治愈是医学和医师职业的终极目标，但要实现这个目标很多时候不是以人的意志为转移的。并非任何时候医师都能“治愈疾病”，更多的时候是给患者提供医学上的帮助和心理上的安慰。如果患者群体乃至整个社会能很透彻地理解到这一点，就能够降低对医疗行为和医师不合理的过高期待，这是缓解医患关系矛盾的重要原因。

3.2 医学模式转变，患者的参与度增加

20世纪70年代，美国医师恩格尔（GL. Engel）提出了新的医学模式，即生物-心理-社会医学模式。这种模式并不排斥生物医学的研究，而是要求生物医学以系统论为概念框架，以“身心一元论”为基本的指导思想，既要考虑患者的生物学因素，也要充分考虑到患者的心理因素以及环境和社会因素，将所有这些因素都当作是相互联系、相互影响的[6]。在这种医学模式下，医师和患者的关系一改之前的“主动-被动型”，而成为“主动-合作型”。医师对患者给予指导，患者作为共同参与者对自己接受的诊疗服务进行实际决策。这种医患关系模式大大提高了患者在医疗行为中的参与度。医疗决策不再仅仅是医师说了算的事情，患者对自己的诊治方案有了更多的话语权。在整个过程中，医患沟通增多。医患双方在信息共享的基础上共同决策，这使得患者对诊疗过程的满意度也显著提高，有助于改善医患关系[7]。

3.3 医疗责任保险的建立和广泛应用

美国建立了医疗风险强制保险制度。其中医疗风险的强制保险分为两部分：一部分是医师购买的，专门用于医疗事故的赔偿；另一部分是患者购买的，专门用于医疗意外的风险救济。美国是世界上最早开展医疗责任保险业务的国家。据估计，每年美国医师大约将1.5万美元用于购买医疗责任保险，约相当于其工资收入的8%。在一些风险更高的科室，如外科、儿科和产科，这一比例更高。对患者而言，他们无须另行

购买医疗风险强制保险，而是包含在医疗保险中。并且即使患者没有购买医疗保险，一旦发生了医疗事故或医疗意外，也会适用国家赔偿而使其得到救济。因此，对于患者在遭受医疗事故或意外时的身体受损，可以通过保险制度得到及时赔付，而不必花费大量时间和精力跟医院和医师直接进行面对面的争执和谈判，从而可以有效地避免医患关系的恶化。同时，由于保险公司需要支付损害赔偿，因此，也可以充分发挥保险公司对医疗行为安全性的监督作用。

3.4 替代性纠纷解决机制的建立

在美国存在着替代性纠纷解决机制（Alternative Dispute Resolution，ADR），也可将其译为“诉讼外纠纷解决机制”或“非诉讼纠纷解决程序”等。它是美国首先于20世纪50年代提出的，后来被很多国家应用。通过替代性纠纷解决机制，可以有效地避免由于医疗纠纷的专业性所导致的比一般诉讼案件更为沉重的“讼累”。由于医疗纠纷案件对专业技术性要求较高，因此，在诉讼过程中必然需要有专业鉴定程序的介入，这会大大延长案件的审理期限，也经常对患方的情绪带来不良的影响。替代性纠纷解决机制可使医患双方不经诉讼，在双方共同信任的医学和法学等相关专家组成的调解和仲裁机构的努力下，达成对医疗过失以及赔偿事项的共识。因此，替代性纠纷解决机制是一种解决医疗纠纷的高效途径。也因为双方最终是在协商及沟通的基础上形成一致意见，所以与法院强制性判决相比，更能达到“定纷止争”和“息事宁人”的效果[8]。这类纠纷解决机制的建立对缓解医患矛盾和促进医患和谐起到了不容忽视的作用。

3.5 医疗事故防范措施的建立

“预防为主”的理念同样适用于医疗损害和医疗事故的防范。在美国，虽然对于医疗技术和医师不能过分苛求的观念深入人心，但是此类医疗诊断和技术操作的失误均会被记录在医院的黑名单中，对一个医师的职业荣誉造成的影响几乎会伴随其一生[9]。黑名单制度有效地时刻提醒医院和医师对医疗安全的关注。

在美国，几乎每个医院的内部都有一个风险管理部门和伦理委员会专门负责调查和处理医疗失误。如果发现医师在诊疗过程中存在过失，伦理委员会有权对责任人员进行相应的处理，同时向司法部门报告。伦理委员会的成员来自各个行业，有医院的医师和注册护士，也有社区代表、社会工作者和律师等。医院内部纠纷解决机构的工作较为高效，使很多纠纷能够得到有效的化解，避免发展成诉讼案件。同时，美国建立了医疗事故监测网，用于及时发现医疗行为中存在的过失和瑕疵，帮助医院提升医疗安全的程度，以及帮助医师改善医德医风。美国医疗事故监测网的社会功效是显而易见的，有助于充分考虑患者的需要、医师的呼声和医院的效应，在征求患者和医护人员对质量问题看法的标准调查表以及医疗事故报告表，帮助医院管理者收集决策所需要的事实依据及患者感受的基础上，制订详实、准确、规范和科学的事故监测标准。医疗事故监测网络是由社会组织举办的，与医疗单位没有任何附属和利益关系。这种第三方介入的医疗事故监测独立于患者和医院之外，能够保持较高的权威性和公平可信度，容易取得医患双方的信任，有利于弥合医患关系，因此，对于促进医患和谐是极其有价值的。

（此文曾发表于《中国卫生法制》，2017，第四期和第五期。）

参考文献和注释

[1] 陈志华，杨健. 回眸美国医疗过失诉讼历史. 中国医药指南，2007，(6): 26-30.

[2] 张赞宁. 美国医疗纠纷缘何少. 健康管理，2014，(4): 32-36.

[3] 吕实. 外国处理医患纠纷的方法. 健康，2012，(5):50.

[4] 李勇. 医学伦理学的启示. 南京医科大学学报(社会科学版)，2013，(6):489.

[5] 熊楠楠，杜萍，吕丽娜，等. 影响美国医患关系的相关制度及其对我国的启示. 中国医学伦理学，2011，24(6): 730-732.

[6] 赵西巨. 医患关系的形成与扩展: 对美国法上几则新近案例的释读. 法律与医学杂志，2005，12(3): 188-193.

[7] Kohn LT. Corrigan JM, Donaldson MS. To error is human: Building a safer health system. Washington, D. C. National Academy Press, 2000, 1-5.

[8] Veerapenk. Malpractice risk management. Medical Observer, 2004, (7): 2.

[9] 任仲杰. 美国的医疗差错和不良事件报告系统. 中华医院管理杂志，2006，22(6): 425-427.

[10] 刘克梅. 学习美国，完善社会化医疗事故监测网. 医药经济报. 2008-02-15，第7版.

医患之间：经由法律的规制

——来自域外的启示

刘兰秋

医患关系是医师与患者之间的人际关系，然而，由国家、政府、社会及民众等诸多主体构成的医疗卫生系统将主导医患关系的走向。从这个意义上，可以说医患关系是一个国家或地区医疗卫生系统的晴雨表，不同的医疗卫生系统形塑了不同样态的医患关系。和谐的医患关系诠释着科学、健全的医疗卫生体制，而紧张的医患关系必定提示着医疗卫生系统和体制内在的瑕疵与问题。尽管至今尚未有衡量一国或地区医患关系的权威性指标体系，但医疗卫生事业“健康所系、性命相托”的使命决定了“信任与支持”“尊重与感激”及“理性与宽容”都应是医患关系的内在要求，也理应成为评判医患关系的核心要素。当下中国的医疗卫生领域发生了种种医患关系问题，甚至引发了世界的关注[1]。反观其他国家，医患关系大多较为和缓，原因之一便是经由法律对医患之间的关系进行规制，构建以患者权利为核心的医疗卫生法律体系，明确医疗卫生服务中各方主体尤其是医患双方的权利、义务与责任，以法律化的医疗服务监管制度、医疗损害救济制度以及医疗保障制度等切实维护医患之间的“共同体”，最终实现和增进医患之间的和谐与信任。

1 域外医患关系的法律规制概况

医患关系具有很强的社会性，受所在国的政治、经济和文化等多方面因素的综合影响。世界各国的政治体制、社会制度、文化传统和医疗

刘兰秋，首都医科大学卫生法学系，研究方向为卫生法学。

模式等情况所异，导致各国的医患关系各具特色。然而，从宏观上而言，英国、美国、法国、德国和日本等世界各主要国家的医患关系体现出相同的特征：尽管都存在一定程度上的医疗纠纷、医疗诉讼和医疗伤害，甚至很多国家的医疗纠纷与医疗诉讼数量呈现上升趋势，但医患关系较为和谐、平稳，并未成为突出的社会问题[2]。

究其原因，不仅是因为大多数国家都构建了“以患者为中心”的医疗卫生体制，将患者作为医疗卫生事业的出发点和归宿，更是因为很多国家通过“以国民健康和患者权利为核心与宗旨”的医疗卫生法律体系，以实现对医患关系的保障与规制。这些国家一方面实现患者权利（医务人员义务）的法定化，另一方面实现医务人员权利及患者义务的法定化，同时通过医疗保障制度、医疗服务提供与监管制度等的法律化为医患共同体的实现与维系提供坚实的制度前提，为构建互相信任与尊重的医患关系创造条件，最终实现对医患关系的法律保障与规制。

2 域外患者权利的法定化

加强患者权利的法律保障，以科学、健全的法律保障医疗服务的可及性、公平性与诊疗过程的规范性，是法治国家实现公民健康权、构建和谐医患关系的重要举措之一。域外各主要国家和地区结合其自身实际情况与立法传统，对医疗卫生系统的各主要方面进行了较为健全的法律规制。其中，针对患者权利进行立法是较为普遍的做法。自 20 世纪 60 年代以来，美国、英国、法国、德国、芬兰、丹麦、以色列、比利时和罗马尼亚等域外很多国家和地区对患者权利给予了较多关注，制定了相关法律，明确规定了患者的权利[3]。

2.1 域外患者权利的立法模式

对域外国家和地区关于患者权利的立法模式而言，主要包括以下四种模式：以单行法的方式对患者权利进行总括性立法，在其他法律中以专章或专条的形式系统地规定患者的权利，对患者权利进行“选取式”单独立法，以及将患者权利分散规定于多部法律之中。

2.1.1 以单行法的方式对患者权利进行总括性立法

当前，包括芬兰、冰岛、丹麦、挪威和瑞典[4]的北欧五国，以及荷兰、爱尔兰、法国、比利时、罗马尼亚和立陶宛等国家以单行法的方式对患者权利进行总括性立法[5]。芬兰是最早就患者权利制定单行法的国家，早在1992年就颁行了《患者地位与权利法》。继芬兰之后，荷兰于1994年通过了《医疗合同法》[6]，立陶宛于1996年制定了《患者权利与损害赔偿法》，爱尔兰于1997年制定了《患者权利法》，丹麦于1998年制定了《患者权利法》，挪威于1999年制定了《患者权利法》，法国的《关于患者权利及保健系统质量的法律》及西班牙的《患者自律法》都制定于2002年，2003年罗马尼亚制定了《患者权利法》，2009年拉脱维亚通过了《患者权利法》。瑞典的《患者权利法》则制定于2014年，该法自2015年1月1日生效。

2.1.2 在其他法律中以专章或专条的形式系统地规定患者的权利

在法律中以专章或专条的形式较为系统地规定患者的权利是域外患者权利立法的第二种模式。这一立法模式又可按照在何种性质的法律中规定患者的权利分为两种情形，一种是在医疗相关法律中以专章或专条的形式对患者的权利进行系统性规定，澳大利亚、匈牙利、卢森堡和保加利亚等国家都是如此。澳大利亚1993年的《医院法》第5a条、匈牙利1997年的《卫生法》第2章、卢森堡1998年的《医院设施法》第10章和保加利亚2004年的《卫生法》第3章第2节等都较为系统和全面地规定了患者的权利。第二种做法则是在民法典中对“医疗合同”进行具体规定，如荷兰和德国等国家。

2.1.3 对患者权利进行“选取式”的单独立法

域外还有很多国家并未对患者的权利进行综合性、全面性和系统性的立法，而是针对患者的某一项或某几项重要权利进行单独立法，如英国1985年的《患者投诉处理法》和1990年的《医疗记录获取法》等都是针对患者的某一项权利所作的立法。

值得注意的是，在某些对患者的权利已经制定了单行法或在民法典中予以规范的国家，也可能对患者的某一项或某几项权利作出特别规定，如荷兰的《患者意见处理法》，芬兰、丹麦、冰岛、挪威和瑞典等北欧国家在《患者权利法》之外也对本国的患者损害赔偿进行单独立法。

2.1.4 将患者的权利分散规定于多部法律之中

在上述三种立法模式之外，还有一些国家的法律中并不存在关于患者权利的集中规定，而是体现在宪法、其他医疗相关法律以及医师协会的伦理纲领或执业规则中，意大利和瑞士等国即是如此。

2.2 域外患者权利的“法定”内容

从立法内容来看，多数国家和地区的患者权利法大多涉及患者的两类权利：公法意义上的患者权利与私法意义上的患者权利。前者指患者在罹患疾病时所享有的医疗服务可及权与平等获得安全和优质医疗服务的权利；后者指患者在具体诊疗活动中享有的隐私权、知情权、自我决定权、数据资料权和信息保密权等权利。此外，很多国家和地区的患者权利法还涉及患者权利的实现与维护，以及权利受侵害时的救济途径，包括患者的申诉权、损害赔偿请求权，以及对患者权利维护机构的设立和职能等进行了详细的规定。

2.2.1 公法意义上的患者权利

患者在罹患疾病时是否有权获得所需的医疗服务，并且平等地获得安全、优质的医疗服务，在根本上决定着一国医患关系的走向。这是患者权利中关键性、基础性的权利，其所对应的往往是国家、政府和社会的责任与义务。此类权利的实现有赖于宪法、医疗机构法、医务人员法以及医疗保障法等相关法律对公民在医疗领域健康权的规定，因此属于公法或者宪法意义上的权利。

很多国家都在医疗卫生领域的基础性法律中明确了患者的医疗服务可及权与平等权。如韩国于 2008 年 9 月 29 日生效的《医疗卫生服务框架法》第 6 条第 1 款规定：“所有患者都有权获得恰当的医疗卫生服务，以保障和改善其自身的健康状况。”该法第 10 条明确规定了“国民的健康权”。该条第 1 款规定：“所有国民都有权依据本法或其他法律在其本人及家人的健康方面得到国家的保障。”还规定了国家和地方政府以及相关机构在保障国民健康权以及保障患者获得医疗服务权方面所承担的责任与义务。葡萄牙于 1990 年 8 月 24 日颁布的《卫生基本法》亦将“所有公民，无论经济条件如何，于何处生活，都能平等地享有医疗保健服务”规定为卫生政策的根本目标之一。匈牙利《卫生法》则在第 7 条第 1 款明确规定：“每一位患者都有权在法律规定的框架内获得与其健康状况相适应的适当的、持续可得的医疗服务，不受任何区别对待。”瑞典于 1982 年 6 月 30 日颁布的《医疗卫生保健法》第 2 条规定，瑞典的医疗卫生保健服务以向全体国民平等地提供医疗保健服务、确保全体国民的健康为目的。在提供医疗保健服务时，应平等地对待所有国民，并尊重其人格尊严。

还有很多国家在《患者权利法》中规定了这一权利，如芬兰的《患者权利法》第 3 条即规定了“患者平等获得优质医疗服务的权利”。依该条之规定，“所有的芬兰永久性居民，在可获得的医疗资源范围内，都有权利平等地获得与其病情相适应的医疗服务，不受任何区别对待。”“患者有权利获得优质的医疗服务。”比利时的《患者权利法》第 5 条也规定：“患者有权要求医务人员提供合乎其需求的优质医疗服务，患者的人格和自主地位应受到尊重，不得基于任何理由对患者进行区别对待。”依苏格兰的《患者权利法》第 3 条之规定，患者有权要求医疗服务是基于其健康和福祉上的最佳利益而做出的。冰岛的《患者权利法》在第 1 条第 2 款开宗明义地强调：“不得基于性别、宗教、信仰、国籍、种族、肤色、经济地位、家庭关系或其他情况而区别对待患者。”该法第 3 条则对患者所接受医疗服务的质量作出了具体规定：“患者有权得到可以得到的最佳医疗服务”“患者有权得到与其病情、预后相适应的医疗服务，有权了解能了解到的最佳医学知识。医疗从业人员应尽力建立稳固的医患关系。”“患者有权得到连贯的医疗服务，所有参与患者治疗活动的医务人员和机构应密切合作。”

2.2.2 私法意义上的患者权利

私法意义上的患者权利是指患者在具体诊疗活动中享有的知情权、自我决定权、病历资料阅览与获得权以及病历信息保密权等权利。患者的此类权利是主要存在于一个个具体而微的医患关系中的私权利，所对应的是医务人员在诊疗活动中的义务。以单行法的方式对患者权利进行立法的国家大多对患者在诊疗过程中所享有的权利进行了详尽的列举式的规定，例如，比利时的《患者权利法》明确规定了患者获得优质医疗服务的权利、患者的知情权与同意权的行使、特殊情形下知情同意权的行使、患者的隐私权及信息保密权、患者及其近亲属对病历资料的查阅与获取等事项。立陶宛的《患者权利和医疗损害赔偿法》第 2 章明确规定了患者享有获得优质医疗服务的权利、选择医疗机构和医务人员的权利、知情与不知情的权利、了解病历信息的权利、隐私权及损害赔偿请求权等权利。该法第 3 章和第 4 章还分别对知情同意和代理的具体事项做了进一步的规定。

2.2.3 患者权利的维护与实现途径的法定化

域外多数国家和地区不仅从法律上详尽规定了患者所享有的权利及其内涵，还详细规定了患者权利的实现途径以及权利受侵害时的救济渠道；不仅规定了患者的申诉权与损害赔偿请求权，还通过强化国家、政府相关部门与医疗服务提供方的责任、创建患者权利团体和设立患者利益代言人制度、保持医疗投诉渠道和医疗纠纷解决途径畅通以及预设医疗纠纷真相的公共查明系统等，切实保障患者权利的实现。

如芬兰的《患者地位与权利法》第 3 章以 2 款规定了“异议与督察员”，其中第 10 条规定了患者异议的处理，该条第 1 款规定：“如患者对所接受的医疗服务不满，可以向医疗机构的医务部门负责人提出异议，该负责人应在患者提出异议后的合理时间内予以答复，作出处理决定。”该条第 2 款规定：“患者提交异议后，仍可就其所接受的医疗卫生服务向卫生主管部门进行投诉。”该条第 3 款规定：“在处理异议的过程中，如果发现该医疗活动明显会构成《患者损害赔偿法》中的医疗损害赔偿责任、《侵权法》中的赔偿责任，从而引起法律诉讼，或可能依医务人员相关执业法律取消、限制其执业权限或者启动相关纪律惩戒程序，则应告知患者，如何在有关机构处理这些问题。”该法第 11 条规定了“医疗服务督察员”，依据该条之规定，“应为医疗机构任命督察员，也可以为多家医疗机构任命一位督察员”，以切实维护患者权利。冰岛的《患者权利法》第 28 条规定了患者的评价与投诉权，该条第 3 款甚至规定：“对患者的评价或投诉，应尽快以书面形式答复。”挪威的《患者权利法》第 7 章第 6 款条文详细规定了患者的投诉权及其行使。该法第 8 章还规定了维护患者权利的监察专员制度。根据该章规定，维护患者权利的监察专员的任务在于满足患者的需求，保护患者的权利，改善医疗服务的质量。监察专员应独立、自主地履行职能。任何人都可以联络监察专员，请求对个案加以调查。该项请求可以匿名形式提出。监察专员除了具有获取信息的法定权利之外，还可自由查看医疗机构。比利时的《患者权利法》也对患者权利督察员的设置及职责、联邦患者权利委员会的设立与运行、患者投诉及医疗纠纷的调解等作出了明确规定。值得注意的是，立陶宛的《患者权利和医疗损害赔偿法》第 5 章“争议解决与损害赔偿”中第 4 款条文对“投诉的权利”“医疗损害赔偿”“医疗责任保险”和“损害赔偿请求”做了非常详细的规定。

还有些国家在本国的“卫生法”中规定了患者权利的落实与救济，如匈牙利的《卫生法》第 2 章第 3 节以 7 款条文规定了“患者权利的落实”，包括医务人员向患者针对其权利的提示与说明义务、对患者投诉的调查程序、患者权利维护人的职责与权限以及医疗纠纷的调解委员会等。保加利亚的《卫生法》第 93 条还规定了“投诉与处罚”。

3 域外医务人员权利与患者义务的法定化

著名医史学家西格里斯（HE. Sigerist）有言：“每一种医学行动始终涉及两类当事人，即医师和患者。”尽管域外各国的医疗卫生立法多“以国民健康和患者权利为核心与宗旨”，并且患者权利的单行法化呈现出世界趋势，但医务人员无疑是医患关系中的重要主体，其在诊疗环境中的权利亦应得到充分关注，对医务人员权利的强调与维护从根本上有助于提升诊疗效果以及促进医患关系的和谐。很多国家和地区的医疗卫生立法中注重平衡医务人员和患者的权利及义务，在重点规定了患者权利的同时，对患者所应负担的义务以及医务人员的权利作出了必要规定。

3.1 医务人员权利的法定化

葡萄牙的《卫生基本法》第 15 条就卫生专业人员的权利和义务作出了原则性的规定，而匈牙利的《卫生法》第 6 章则详细规定了“医务人员的权利和义务”。该章第 131—133 条规定了医务人员有“拒绝提供医疗服务的权利”。其中第 131 条规定，对于前来寻求医疗服务的患者，如其他患者需要紧急医疗服务或者因患者的个人关系妨碍了向其提供医疗服务，直接参与医疗服务的医师可拒绝检查，但应将患者转介至其他医师处。如医师因自己的健康状况或其他障碍导致其不适宜提供医疗服务的，可拒绝为患者提供检查和进一步的治疗服务。在“患者的健康状况不需要继续治疗”的情形下，医师可拒绝继续提供治疗服务。在“患者所要求的治疗措施与医师的道德观念、良心或宗教信仰相冲突”“患者严重违反合作义务”“除因患者病情所致外，患者的行为冒犯了医师或对医师构成威胁”以及“患者的行为将医师的生命或身体健康置于险境”等情形下，医师也可以拒绝治疗。但在第一种和第三种情形下，医师必须确保拒绝治疗不会危及患者的健康并且将患者转介至其他医师或建议患者依照自己的意思另寻医师时才可拒绝治疗。该法第 139 条还规定了“对医务人员的保护”，即当医务人员以及受雇于医疗服务提供人的任何其他工作人员，在“出具法医学专家报告；判断是否适宜工作，以及工作能力受损害的程度；判断是否适宜从事特定行业的工作；所进行的医学检查系颁发健康许可证程序的一部分；开展医学检查，以判断是否合乎接受其他医疗服务、医疗保险或者福利服务的条件；采取强制性的公共卫生措施；应主管当局的要求或听从主管当局的命令，从事检查或治疗；值班或提供急救服务”时，将被视为公务人员。

3.2 患者义务的法定化

很多国家在本国的医疗领域基础性法律中明确规定了患者所应遵守的义务，如葡萄牙的《卫生基本法》第14条第2款规定了包括患者在内的医疗保健服务使用者负有“尊重其他用户的权利”“遵守有关卫生服务部门及卫生组织的组织运行规则”“根据自身情况配合医疗卫生专业人士的工作”“按照既定规则使用医疗卫生服务”以及“在适当的情况下缴纳提供医疗服务所产生的费用”五项义务。保加利亚的《卫生法》第94条也规定了“患者的义务”。依据该条之规定，患者负有四项义务，即“注意维护自己的健康”“不损害他人的健康”“对医疗服务提供人的改善、恢复患者健康的活动予以配合”以及“遵守医疗机构的秩序”。匈牙利的《卫生法》第2章第26条和27条还规定了“患者的义务”。其中第26条第1款规定：“患者接受医疗服务的，应尊重并遵守相关法律规定及医疗机构的规章制度。”该法第2款规定，在健康状况允许的情况下，患者应根据其能力和知识与参与医疗服务的医务人员密切合作，向医务人员说明诊断（预备治疗）和实施必要的医疗干预所需要的一切详尽信息，尤其是说明病史、治疗史、用药史以及遭受健康损害的风险因素；向医务人员说明可能危及他人生命或人身安全的与自己疾病有关的一切细节，尤其是传染性疾病以及使其不能从事某项工作的疾病和病情；就卫生部法令所列举的传染性疾病，应告知医务人员可能的传染源和可能被自己传染的人；向医务人员说明自己此前在就医疗活动中做过何种法律声明；遵守医务人员就医疗活动发布的指示；遵守医疗机构内部的规章制度；按照法律规定，承担医疗费用的自付部分；按照法律规定，出示有关个人信息的可靠证据。该法第27条以3款规定了“患者及其家属在行使权利时，应尊重其他患者的权利”“患者及其家属在行使权利时不得侵犯法律规定的医务人员的权利”以及“在本法的界限内，患者行使权利的方法应遵守医疗机构的内部规章制度”等义务。

另有一些国家在患者权利相关法中规定了患者的义务，如立陶宛的《患者权利和医疗损害赔偿法》第12条规定了患者的八项义务，即“①患者应签字确认其已了解医疗机构的规章制度及有关文件，并履行这些文件中载明的患者义务。②患者应爱惜健康，出于善意行使权利，不得滥用权利，并与医疗机构的医务人员和雇员密切合作。③患者寻求医疗服务时，应出示身份证明文件，需要紧急医疗的情形除外。④患者应尽可能地向医疗机构提供有关其健康、病史、手术史、用药史、过敏情况、遗传情况以及患者所知的其他信息等，以提供充分医疗服务所必要的信息。⑤当收到有关处方所写明的医疗服务的信息时，在本法明确规定的情形下，患者应以书面形式确认其同意还是拒绝这些医疗服务。⑥患者应遵从医务人员的处方和建议，或者依本法所定的程序拒绝处方上写明的医疗服务。若患者没有遵守其已接受的处方或治疗方案，应将此情况向医务人员说明。⑦患者对医疗机构的雇员及其他患者应表示出应有的尊重。⑧患者违反义务给自己及其他患者的健康、生命造成危险，或者妨害其接受优质医疗服务的，医疗机构可终止对其的医疗服务，因此会危及患者生命的情形除外。”

4 域外构筑“医患共同体”的法律体系

如前所述，在医患之间及其背后是由国家、政府、社会及民众等诸多主体构成的医疗卫生系统。因此，以健全的医疗卫生法律体系规制科学、健全的医疗卫生系统，以保障“医患共同体”的实现是域外各法治发达国家的经验。以日本为例，截至 2016 年 4 月 1 日，在现行有效的 1953 部法律中，有 149 部是关于医疗卫生方面的法律[6]，其中有 63 部是与公共卫生相关的法律，86 部是用于规范医疗相关领域的法律。与医疗相关的 86 部法律大致可分为如下六类：医疗卫生领域综合性法律，关于医疗主体的法律，关于医疗行为及急救的法律，关于特殊疾病、特殊患者及损害救济的法律，关于药品、医疗器械及血液等医疗产品的法律，以及关于医疗保障的法律。这些法律中的大部分都与医疗服务和医患关系直接或间接相关，如《医疗法》（1948 年法律第 205 号）及《医师法》（1948 年法律第 201 号）等规范医疗主体的法律通过对医疗服务提供主体在资格准入、运营条件与标准等方面的法律规制确保所提供医疗服务的质与量。关于特殊疾病、特殊患者及损害救济的法律，如《癌症对策基本法》（2006 年法律第 98 号）、《关于疑难病患者医疗等的法律》（2014 年法律第 50 号）、《关于新型流感预防接种所致健康损害救济特别措施法》（2009 年法律第 98 号）等通过有效地预防特殊疾病和救助特殊情境中的患者而使此类医患之间的关系变得更加融洽。《关于确保安全血液制剂稳定供给的法律》（1956 年法律第 160 号）、《关于确保医药品、医疗器械等的品质、有效性及安全性等的法律》（1960 年法律第 145 号）等药品、医疗器械和血液等医疗产品方面的立法对于救济医疗产品使用所致的患者损害具有重要作用，但其中对于医患和谐更为重要和关键的，是日本健全的医疗保障法律制度。

从 20 个世纪 60 年代起，日本就建立了覆盖全体国民的医疗保险制度。日本的医疗保险有国民健康保险和雇员健康保险之分。前者是普通国民（包括农民、自营业者和退休人员）参加的保险；后者为雇员健康保险，即受雇于 5 人以上企业的劳动者及其家属都必须加入的保险，包括四种以特定雇员为对象的健康保险项目：船员保险、国家公务员共济组合、地方公务员等共济组合和私立学校教职工共济组合。其中，根据主办者的不同，又可分为由政府主办以及健康保险互助会主办两大类。政府主办的部分主要吸纳没有设立健康保险互助会的中小企业参保，而健康保险互助会则是由大型企事业自己分别设立并掌管的互助性保险机构[9]。日本健全的医疗保障制度是通过严密的立法予以确立和保障的，其规范医疗保障方面的立法多达 11 部，包括《健康保险法》（1922 年法律第 70 号）、《船员保险法》（1939 年法律第 73 号）、《社会保险诊疗报酬支付基金法》（1948 年法律第 129 号）、《国民健康保险法》（1958 年法律第 192 号）、《国民健康保险法施行法》（1958 年法律第 193 号）、《高龄者医疗确保法》《国家公务员共济组合法》《地方公务员等共济组合法》《老人福祉法》（1963 年法律第 133 号）、《介护保险法》（1997 年法律第 123 号）、《介护保险法施行法》（1997 年法律第 124 号）。

5 域外医患关系法律规制对中国的启示

经由法律的规制实现医患之间的和谐，是域外具有普适性的经验与做法。而在推进依法治国的中国，当前重塑医患关系亦需要法律的保障。健全医疗卫生法制，推进医疗卫生领域的法治进程，实现中国医疗卫生事业的良法善治，是构建医患和谐的必然路径。在此过程中，应注意如下几点：

5.1 遵循法治化的路径深化新医改，为医患和谐提供根本的制度保障

医疗卫生事业事关全国亿万百姓的切身利益，关乎国民的生命权和健康权等重要权利的实现，关乎医务人员执业尊严与执业安全的保障。医药卫生体制改革会影响到每一位中国人的命运与福祉、生命与健康，并且正在进行中的这场医改涉及面广，持续时间长，难度大。对于这样一项重要改革，理应“于法有据”，理应运用法治思维和法治方式，发挥法治的引领和推动作用，以确保各项改革举措都在法治的轨道内进行。

在深化医改的过程中，应遵循法治化的路径，科学设计医疗保障制度、医疗费用支付制度、医师薪酬制度、医疗服务监管制度及医疗纠纷解决机制等相关制度，构建真正的“以患者为中心”的医疗卫生体制，切实将患者作为医疗卫生事业的出发点和归宿，通过精妙的制度设计，以最大可能地确保医患双方利益的一致性，从体制机制上逐步消除医患之间在经济利益上的对立和冲突，重构医患和谐与信任。

5.2 基于医患同一体理念，建立健全医疗卫生法律体系

“健康所系，性命相托。”医疗卫生事业是事关国计民生的重要公益事业，医疗行为旨在祛除或缓解人体病痛，增进人体健康。医患之间对于治愈疾病这一目标是一致的，医务人员与患者的根本利益是一致的。前卫生部部长陈竺亦曾指出，医患关系的实质是“利益共同体”，只是“体制机制的不合理，造成了医疗机构公益性淡化和医患双方在经济利益上的对立，成为影响医患关系的根本原因。”[8] 结合当前医疗卫生立法的现状，建立健全我国的医疗卫生法律体系时应注意如下几点：

首先，应从宏观上科学界定政府、社会、医方和患方等各利益相关方在医疗卫生事业中的权利、义务与责任，以立法的形式对医疗资源配

置制度、医疗服务提供制度、医疗保障制度和医疗费用支付制度等作出科学、明确的规定，从体制机制上消除医患之间的利益对立和冲突，最大限度地确立医患双方的利益一致性，从制度上确保医方为患方的最佳利益行医的“意图”，为国民生命健康权及其他合法权益的实现以及医患和谐与信任的产生提供基础性保障。

其次，医疗卫生法律制度应从中观层面厘清医疗卫生事业发展过程中的行政管理关系，包括对医疗机构、医务人员以及药品和医疗器械等医疗用品的依法管理等，实现医疗卫生领域的依法行政。同时，还应对医疗风险分担、医疗损害救济和医疗争议解决等问题作出必要的规定，进一步降低医患之间因医疗行为的固有风险问题而产生矛盾与纠纷的可能性，通过科学分担医疗风险和合理救济医疗损害，从而实现医疗纠纷的妥善化解与医患关系的及时修复。

再次，医疗卫生法律制度应从微观层面详尽规范医方的医疗行为与患方的就医行为。针对目前我国将患者权利分散规定于多部法律法规中的立法现状，研讨对包括患者医疗服务可及权、医疗服务平等权、隐私权、知情同意权、病历资料获取权、申诉权和损害赔偿请求权等在内的患者权利进行集中式立法的可行性与路径，同时明确规定患者在诊疗活动中应承担的义务，修改和充实执业医师法中关于医师执业权利的规定，对诊疗过程中的医方行为与患方行为进行法律规范、约束和保护，确保医方依法行医与患方依法就医，保障患者的医疗安全与尊严，维护医方的执业尊严与合法权益，促进医疗卫生事业的可持续发展。

诚如芝加哥大学爱波斯坦（ L. Epstein ）教授所言：“只有法治对于一个理想的社会而言是远远不够的，还应该注重德性建设。”[9]我国亦有学者指出，法律是现代社会进行社会控制的主要手段，而过度依赖国家立法治理和解决各类社会问题易陷入“法制主义”的困境[10]。医患和谐的构建是一个系统化的社会工程，在推进法治建设之外，更应注重对医务人员的职业精神与职业伦理教育，同时加强大众教育与患者启蒙，通过多种渠道普及医学常识，使民众充分认识到医学的局限性以及医疗卫生事业的特殊性，引导患者理解医学，尊重和信任医师，对媒体的报道亦应予以必要的法律规制，从而在全社会逐步形成医患一体的文化氛围与社会共识[11]。

致谢

澳门大学法学院副教授李哲及其博士生张一为本文外文资料的调查提供了诸多便利和帮助，首都医科大学卫生法学系唐超博士主持编译的《世界各国患者权利立法汇编》亦为本论文的撰写提供了很多有价值的资料和信息，特此致谢！

参考文献和注释

[1] 如哥伦比亚法学院Robert L. Lieff详细研究了中国的医疗暴力现象，参见：Benjamin L. Liebman, Malpractice mobs: medical dispute resolution in China. Columbia Law Review, 2013, 113(1): 181.

[2] 刘兰秋，王晓燕，吴利纳，等. 域外医患关系的现状与成因探析. 中国医院，2011, 15(3): 76-79.

[3] 刘兰秋. 域外患者权利的立法化简介. 中国卫生法制，2007, 4: 31-33.

[4] 与芬兰、冰岛、丹麦和挪威等均于20世纪90年代通过患者权利单行法不同，瑞典起初一直采用“分散式”的立法模式，在《医疗卫生保健法》(1982:763)、《患者安全法》(2010:659)、《患者信息法》(2008:355)、《患者损害法》(1996:799)以及《关于患者委员会的活动等的法律》(1998:1656)等多部法律中对患者权利作了规定。2014年瑞典将上述法律中涉及的患者权利进行整合，制订了《患者权利法》，并自2015年1月1日起施行。

[5] 该法于1995年4月1日生效，该法律内容后编入《荷兰民法典》第七编第七章第五节“医疗合同”中。

[6] 日本电子政府的法令提供系统: http://law.e-gov.go.jp/cgi-bin/idxsearch. cgi。

[7] 陈竺. 医患双方是利益共同体. 人民日报，2009-12-10: 第7版.

[8] 刘芬远、周盈. 日本的医疗卫生体系. 医院院长论坛，2017, 2.

[9] Epstein RA. Beyond the rule of law: civic virtue and constitutional structure. Geoge Washington law Review, 1999, 56: 149.

[10] 刘焯. “法制主义”及其修正. 法商研究，2011, 5: 44-50.

[11] 吕兆丰，王晓燕. 首都医患关系报告—基于信任理论的研究. 北京: 法律出版社，2016: 206.

第三部分　医患关系与知情同意

判例研究：替代医疗方案的说明义务

——以 2000 年后的日本最高裁相关判决为对象

夏　芸

1 提出问题

自《中华人民共和国侵权行为法》第 55 条规定“替代医疗方案”之说明义务以来，以缺乏替代医疗方案告知为由而提起的医疗纠纷诉讼极为常见。然而，由于“替代医疗方案”在我国是比较新的词汇，无相关司法解释，医学界也无此习惯用语，所以法律界和医学界对其存在较大的分歧，直接影响到对医疗损害责任纠纷的司法处理。

概观法律界的认识现状，首先，将替代医疗方案概念理解为“以甲换乙，起乙的作用”或“能够取代现有医疗计划，并起到相同效果的另一套医疗计划”的不在少数，即认为替代医疗方案是具有相同作用和功效的医疗方案。其次，对替代医疗方案范围的认识尤其多样，有主张“跨科室或跨学科的医师实施的另一套完整治疗计划”的，有主张依据具体标准（法律法规明文规定的）和抽象标准（法律法规未明文规定的，依据医疗水平）认定的，甚至还有主张“不限于西医、不限于治疗方案的公认医疗方案”的，等等。再次，在替代医疗方案说明程度问题上，能够看到一种追求面面俱到的严格说明义务的倾向[1-3]。

另外，对法律界关于替代医疗方案概念的解释，医学界多表示否定。原因有三点。首先，“即使从国际临床范围看，也很难找到两个效果并列的治疗方案，临床诊疗的思维更多的是衡量哪个方案对患者更有好处”。

夏芸，东南大学法学院教授，曾任早稻田大学现代中国法研究所研究员。

其次，对于替代医疗方案的说明范围，医学界的主流观点认为，应限制在“诊疗技术规范中明确规定的、可用于治疗某些疾病的几种治疗方案。凡目前学术正在研究讨论的，或医学专家个人习惯用于治疗某种疾病、但未得到行业认可的治疗方法，都不属于替代医疗方案”。再次，对于说明程度，医学界提出，说得细致是需要时间的，必须考虑医师负担的现实问题，否则一味要求面面俱到只能是完美论[4-5]。

综上可见，替代医疗方案在概念、说明义务范围及说明程度等问题上，医学界与法律界的认识有明显的不同和差距。

1.1 替代医疗方案的概念

1.1.1 医学上的概念

替代医疗方案最初出现于日本医疗纠纷损害赔偿案件中。日语里的“替代”，即中文“代替”或者“代用”之意。“替代医疗方案”本是日本医疗临床的常用术语，意指医师首选的诊疗措施之外的、能够有助于患者病情诊断或者对患者病情有一定疗效的其他诊疗措施。我国的医疗临床虽然在习惯上没有这一医疗术语，但是，医师在诊断和治疗疾病过程中始终贯穿了一个必然思维过程，即根据不断收集到的具体患者的病情信息，而在几个适合于患者诊疗的方案中作出选择，这一点是世界医疗临床上的共通之处。并且，因为实际上疗效完全相同的两种或两种以上的诊疗手段不可能存在，所以，要考究替代医疗方案在我国临床医疗中的含义，也只能是医师首选之外的、有一定疗效的其他诊疗措施。

1.1.2《中华人民共和国侵权责任法》第 55 条规定的概念

《中华人民共和国侵权责任法》第 55 条规定：“医务人员在诊疗活动中应当向患者说明病情和医疗措施。需要实施手术、特殊检查和特殊治疗的，医务人员应当及时向患者说明医疗风险、替代医疗方案等情况，并取得其书面同意；不宜向患者说明的，应当向患者的近亲属说明，并取得其书面同意。”

“医务人员在诊疗活动中应当向患者说明病情和医疗措施”之义务，是指在诊疗活动全过程中医师应尽的告知义务，包括说明病情、诊断以及治疗措施、劝告转诊转医、报告诊疗经过和结果以及服药注意等生活疗养指导等。以上皆为医师的告知义务。

“需要实施手术、特殊检查、特殊治疗的，医务人员应当及时向患者说明医疗风险、替代医疗方案等情况，并取得其书面同意”之义务，是指医师在实施具有侵袭性医疗行为之前应尽的知情同意义务。在实施有侵袭性的医疗行为前，必须得到患者的承诺，否则其违法性不能被阻却，这是18世纪就奠定的侵权行为法的法理。19世纪后半叶，该法理进一步成熟为“知情同意”（informed consent）法理——即为了使患者作出真正的决定，医师有说明必要信息以帮助患者作出真正决定的义务。

既然《中华人民共和国侵权责任法》第55条规定的“可替代医疗方案”之说明义务是基于患者知情同意权而产生的说明以及帮助患者作出决定之义务，所以，这里的“替代医疗方案”是具有侵袭性的诊疗行为。准确说来，应是“医师首选之外的、有一定疗效的其他有侵袭性的诊疗措施”。所谓侵袭性，是指伴有一定风险的诊疗行为，其中包括积极实施的诊疗行为，当然也包括伴有风险的保守医疗行为。

所以，在探讨替代医疗方案概念问题时，不能不了解和尊重医学的临床客观实际情况，更不能偏离其法理轨道。

1.2 替代医疗方案说明义务的范围和程度

这一问题的关键在于，在明确替代医疗方案是“医师首选之外的、有一定疗效的其他有侵袭性的诊疗措施”的前提下，必须进一步思考，医师在任何情况下，对上述性质的替代医疗方案都要一律承担说明义务，并且都要尽到与首选医疗方案相同程度的说明义务吗？

笔者认为，如果任何情况下都一律或者同等处理，势必给医师增加非常沉重的负担，结果导致医疗资源分配不均，以及患者的利益不公平之结果。因而，对于替代医疗方案，在什么情况下以及什么范围内医师需要承担说明义务，以及应当说明到什么程度，这是法律界必须向医学界提供明确行为指导的重要课题。

遗憾的是，从前述可知，对这一问题，我们还没有明确的意识，目前仅停留在一些概念性的罗列上，尚未展开细致的探讨，在司法案例中也很难找到相关论述。尽管如此，从现有不多的相关研究中，可以看出对替代医疗方案的说明范围及程度。医学界倾向于范围尽量小且确实的可操作性，而法律界则有追求大而完美的理想主义倾向。

这里不能不注意一个现实问题，即随着医学日新月异的发展，诊疗技术愈来愈尖端，风险也不断加大；另一方面，随着生活质量方式的改变，人类疾病的发病机制也日趋复杂。加上患者的个体环境不同，所以，现代医学对许多疾病还是束手无策，而且即使某些疾病有相关的诊疗手段，疗效也不可能绝对稳定。换言之，现代医学常常面临某种疾病的诊疗手段过多，但疗效都不甚理想也不确定的局面。因而在这一情形下，针对特定患者的特定疾病，医师在选择诊疗方案时，既需要有高度的专业视角，也需要考虑患者的具体需求。因为此时所谓的最佳诊疗方案都是相对而言的。并且所谓最佳，并不一定是绝对以医学专业合理性为标准。所以，笔者认为，如果将替代医疗方案的说明仅限制于“诊疗技术规范中明确规定的、可以用于治疗某些疾病的几种治疗方案”范围，则不排除导致患者自己的决定权被剥夺的可能性。

然而，正如医学界所言，细说是需要时间和人力的。时间紧张、工作强度大、责任重大以及需要高度注意力是医疗工作的特点。若说明义务强加给医师的负担过大，最终损害的还是患者利益。所以，一味地要求医师对所有替代医疗方案都尽到面面俱到的说明，也是不现实、不可行的。

可见，替代医疗方案的说明义务范围及说明程度问题是一个既要考虑患者自己决定权的保护，也要尊重医师裁量权的问题，也是一个既要考虑患者的期待和利益，也要注意不应给医师增添过分负担的问题。作为调节医患关系的医事法学，必须在其中找到较为妥善的利益平衡点。任何偏颇一方的不公正处理，结果只能使医患矛盾激化并且导致两败俱伤的结果。

1.3 本文研究的目的及研究对象

鉴于上述，本文主要考察替代医疗方案说明义务的范围以及说明程度。目的在于，对在什么情况下及什么范围内医师需要承担替代医疗方案说明义务以及应当说明到什么程度的问题，找到一些有启示性意义的答案。

如上所述，因替代医疗方案概念来自于日本医事法学，日本的司法实践对此类纠纷处理已经有了相当的积累，其中不乏大量适时对下级审司法实践作出指导的判例，即最高裁判所案例[6]。有鉴于此，本稿将日本法的判例作为研究对象。附加说明的是，由于笔者在专著《医疗事故赔偿法》[7]中对2000年之前的有关说明义务的判例及裁判例已做了详细的整理和分析，所以，本文将2000年之后的相关判例作为主要研究对象。

2 判例研究

2.1 拒绝手术输血案[8]

2.1.1 事实概要

某女基于宗教信仰，拒绝任何情况下接受输血。1992年患者因肝癌住进国立东大医科研究所附属医院（被告，以下简称医科研）并进行手术[8]。

医科研对此类患者采取的治疗方针是：①不拒绝患者。②尊重其基于宗教信仰拒绝输血的意思，尽可能采取措施予以维护。③当不输血将危及生命时，无论本人及家属是否有过承诺，一律输血。对此治疗方针，该女及家属事先并不知情，医科研也始终未向患方说明。

该女住院后一再表示任何情况下都不接受输血，家属也表示尊重本人的意思。但医师凭以往与此类患者接触的经验，认为这不过是一种形式，手术对挽救该女的生命十分必要，所以手术危急时一定输血的治疗方针不向其说明为妥。

医科研术前制订了不输血手术方案，但因肿瘤较大，为了防止紧急事态，医院仍备了血。手术进行中发现病灶是继发性肿瘤，预定切除范围扩大，出血量加大，于是不得已紧急输血。

该手术较为成功。但患者主张：①事先与医科研（被告）有“绝对不输血”的约定，医科研违约。②医师在未说明治疗方针的情形下实施了手术继而输血，违反了说明义务，侵害了患者自己决定权。

一审[9]认为，“绝对不输血”约定违反了公序良俗，即使合意，也无法律效力；医师有挽救患者生命的义务，在本案事实关系下不能认定医师违反了说明义务。

二审[10]持相反态度，认为：①“绝对不输血”约定并不违反公序良俗，但本案中这一约定并未成立。②在给“耶和华证人”患者实施可能输血的手术前，只要患者是有判断能力的成年人，医师就必须确认患者拒绝输血意思的具体内容，同时说明不输血手术方针的具体内容。本案医师未向患者说明相对不输血（即必要时必须输血）的治疗方针，剥夺了患者选择是否接受医科研手术的机会，从而侵害了患者自己决定权。

2.1.2 最高裁判决要旨

医师按当时的医疗水平决定实施适当的手术，这是维护人的生命及健康的从事者当然应承担的义务。但是，当患者认为输血违反自己的宗教信仰，明确表示拒绝伴有输血治疗的行为时，作为人格权内容之一，这种意思决定权应得到尊重。

手术前一个月，医师虽然已认识到手术中可能需要输血，却未对患者说明医科研的治疗方针，在患者及家属不知有输血可能性的情况下施行了本案手术。医师违反了说明义务，剥夺了患者决定是否接受伴有输血可能性手术的权利，在这一点上侵害了患者人格权，应承担造成患者精神痛苦的责任。

2.1.3 判例解析

本案诉讼争点较多且交错复杂，这里仅介绍有关说明义务违反的两个争点：①“绝对不输血”约定是否违反公序良俗。②未说明“相对不输血”治疗方针是否违反说明义务。如上所述，二审认为，“绝对不输血”约定不违反公序良俗，并判定医师违反说明义务。对此，最高裁判决予以了支持。对本判例作如下解读：

2.1.3.1 明确患者自己决定权是人格权的内容之一。随着社会变革产生的、宪法明确规定以外的新的人权问题，日本一般依据宪法第十三条的解释作处理。个人不受公权力干涉，自由地决定私人事项或利益就属于其中之一。医事法领域问题，最初在民法领域作为侵权损害赔偿请求的新法益问题被民法学者关注，进而扩展到生殖和死亡等相关先进医疗技术乃至宗教等领域。这一问题从20世纪80年代初开始受到了宪法学者的关注，后来作为新的人权之一得到了多数宪法学者的认同。

然而，宪法领域同时认为，对自己决定保护有两个问题堪忧：①如何界定权利范围？因为个人生活与社会生活紧密相连，因此，个人决定不可能在任何情形下都受到绝对的保护。日本宪法在最初制定时就占支配地位的通说一贯主张，个人权利受到“公共福祉”的制约。这一点也被写进了宪法第13条。然而，对什么是“公共福祉”，宪法第13条没有任何明示。换言之，对什么是应受宪法保护的自己决定权，宪法本身并不明确。②上述自己决定权是否会导致法官恣意判断？解决以上两个问题的关键在于第1个问题。一旦该问题明确，则第2个问题便迎刃而解。然而，第1个问题是甚为棘手的课题。

于是在宪法学界，针对第1个问题，积极主张（某些）自己决定应受宪法保护的学者分为两派——尽量明确行为形态、限制权利范畴的“人格利益论”，以及主张宽松审查自己决定利益的“一般行为自由论”。“人格利益论”获支持度大于后者，但也受到了不少批判。此外，也有少数宪法学者认为，应否定自己决定权。另一方面，在实务界，在公法领域，迄今尚未出现明确涉及自己决定权判断的判例。

但在私法领域，尤其是在医疗损害赔偿司法实践中，自20世纪70年代以来，有关在实施侵袭性医疗行为前取得患者同意的诉讼不断增多，私法领域对肯定医师的说明义务早已形成主流见解，判例早在1981年通过了“颅骨凹陷性骨折手术案判决”。虽然态度不太积极，但对医师的说明义务范围也作了一些论述[11]。尽管如此，关于医师的说明义务依据什么权利而产生，如上所述，因自己决定权的宪法论尚未成熟，也尚无在宪法上承认自己决定权的先例。所以，虽然私法领域主流承认患者自己决定权在私法上的地位，但直至本判例之前，最高裁无明确论述。

在上述背景下，本案二审认为，“每个人独自的人生态度来源于自己能决定的自己决定权”，即患者同意权的依据。对此，最高裁予以支持，指出“患者基于宗教信念拒绝有输血医疗行为的意思决定应当受到尊重。

这种意思决定权是人格权的内容之一。”依据本案最高裁判所调查官的解释，由于顾虑到当时宪法界对自己决定权的分歧论，故判例避免使用“自己决定权”一词，但“意思决定权”的特质即“自己决定权”，应视为同义。换言之，本判例已明确指出，说明义务违反所侵害的是患者自己决定权，患者自己决定权是人格权利益之一。这一明示具有划时代的意义，也是本判例的最大亮点[12-13]。

2.1.3.2 判决的背景及射程。关系生命丧失的自己决定权是否应得到法律保护是本案的最大焦点之一。对此，最高裁作出了“即使医疗决定关系生命丧失，医师裁量权也不能绝对取代患者的意思决定权”之判断。从以下两个方面看：

首先，二审认定，本案患者在输血时伴有感染等风险已是众所周知的事实。1988 年，日本厚生省明确指示各医疗机构要做好知情同意。并且，1992 年原告初诊时，日本医学界一般对患者因宗教信仰要求不输血手术持“不得已而为之”的态度，医科研已有多次实施无输血手术的经历（其中不乏死亡手术案例，但都未曾被追究刑事责任）。法律界一般也认为输血时应尊重患者的意思决定。本判例从正面顺应了这一时代潮流。

其次，应当看到，本案判决以下述特定事实为前提：①患者因宗教信仰而拒绝输血。②患者具备正常人的理解和判断能力，并且拒绝输血意思明确。③手术在患者住院一个月后才施行，医师有充分的时间确认患者的意思和说明治疗方针[14]。从判旨使用“绝对”一词，可以读出判例对上述特定前提条件的强调。所以，本判决的射程并不涉及以自杀为目的的拒绝手术输血，或患者不具备同意能力等其他情形。

2.1.3.3 处理医师裁量权与患者自己决定权冲突之手法。从判旨“即使医疗决定关系生命丧失，医师裁量权也不能绝对取代患者的意思决定权”中的“绝对”一词，还可看出对医师裁量权与患者自己决定权冲突的斟酌。换言之，判例并不认为，当医疗决定关系生命丧失时，医师裁量权绝对不能取代患者意思决定权。当“生命面临重大危险”以及“时间上紧迫，来不及确认患者意思”之两要件存在时，医师裁量权优先于患者自己决定权，是判例的一贯态度[15]，本判例也不例外。

二审在肯定患者有“拒绝输血”的自己决定权的同时，认为医师也有承诺与否的权利。对于这一点，最高裁也予以了支持。如二审所述，医师没有义务承诺患者绝对不输血或其他医疗要求。是否承诺绝对不输血取决于医师个人的伦理观和生死观，患者不可强求。但是，医师应承担向患者说明治疗方案、让患者选择接受还是拒绝的义务。这一处理既维系了判例对医师裁量权一贯尊重的立场，也体现了对患者自己决定权的保护。

2.2 乳腺癌姑息手术说明案[16]

2.2.1 事实概要

1991 年 2 月 14 日，原告在被告医师诊所（乳癌研究会）“乳腺专科门诊”被确诊为乳腺癌。虽然被告之前曾给一例疑似乳腺癌患者实施过乳腺癌姑息术（术后未放疗），但从原告病情来看，认为应立即实施乳房全切术。2 月 16 日，被告对原告详细说明了全切术的信息，告知手术日定于 2 月 28 日，还提及：也有乳腺癌姑息手术，但目前对该手术疗法的评价不一，术后放疗可能导致局部皮肤变黑，并且如果癌症复发，还要再次手术切除。

2 月 15 日，原告看到了有关乳腺癌治疗正由传统全切术转向尽可能留存乳腺的报道。2 月 26 日原告入院，当天向被告递交了一封信，信中表露出她对乳房全切术徘徊动摇的微妙心情。两天后，被告按预定方案实施了乳房全切术。术后病理显示：癌组织无浸润，也无淋巴转移。

原告认为：①被告有义务实施乳腺癌姑息手术。②即使被告不实施乳腺癌姑息手术，也应将原告转院到其他能实施该手术的医疗机构。③原告希望被实施乳腺癌姑息手术，但被告未尽充分说明，违反了原告意思而实施了全切手术。

一审[17]当时认为：关于乳腺癌姑息手术的安全性尚未确立，尽管原告病情符合乳腺癌姑息手术的适应证，但被告也无实施该疗法的义务以及转医转院的义务。但在可替代手术方式的说明上，因乳腺癌手术对女性的精神以及家庭生活质量会带来特定的影响，故说明义务的对象，“不应局限于已为一般医师广泛采纳的有效性和安全性都已确立的范围，还应包含大致的有效性和安全性正在专科医师中得到确认、并且当事医师也应知道的手术方式。”

二审[18]维持一审对姑息手术实施义务和转医义务之判决。但对于姑息手术说明义务，认为被告已尽了说明义务，因为“鉴于该疗法的实施率较低，安全性和有效性还未确立，当时还不属于必须询问患者是否甘愿冒着该疗法的风险接受该疗法的状况”。

2.2.2 最高裁判决要旨

最高裁判决撤销原审判决，发回重审。

2.2.2.1 “医师为治疗患者的疾病实施手术时，依据诊疗契约，只要不存在特殊事由，就应对患者说明该疾病的诊断（病名和疾病现状）、预定实施的手术内容、手术伴有的风险、其他可选治疗方案的内容和利弊以及预后等。当医疗水平中存在“可替代医疗方案”时，应采取让患者选择疗法时能充分考虑后作出判断的方式，通俗易懂地对各疗法的异同和利弊进行说明。”

2.2.2.2 说明义务所要求的说明，是为了帮助患者充分理解将要实施的疗法（手术方式）的利弊以及充分考虑后作出最后决断。当存在多个当时医疗水平确立的疗法或手术方式时，为了使患者作出选择，要求医师对各种疗法或手术方式的不同内容和利弊等进行通俗易懂的说明，让患者在充分考虑后作出判断。

2.2.2.3 “一般而言，预定实施的疗法（手术方式）应是已在医疗水平中被认可的疗法，对于其他尚未得到认可的疗法，不能认为医师也总要承担说明义务。尽管如此，也不能否定在有的情况下，即使是尚未被认可的疗法或手术方式，医师也要承担说明义务。至少，当某一疗法或手术方式已在不少医疗机构被实施、有数量相当的实施先例、在有实施经验的医师中正被积极评价时，如果该患者有可能适用该疗法或手术方式，并且该医师也明确知道患者强烈希望了解此疗法或手术方式是否适合自己以及是否有可能实施，那么，即使该医师对此疗法或手术方式采取消极态度并且拒绝亲自实施，也应在自己了解的范围内向患者说明该疗法或手术方式的内容、适用可能性以及该疗法的利弊。”对患者而言，乳腺癌手术“不仅带来身体障碍，而且因外貌改变，在精神和心理上产生显著的影响，还与患者的生活方式以及人生最基本的生活质量有关。因此，在实施乳房全切术时，与没有上述性质的其他一般手术相比，对可选择乳腺癌姑息疗法的说明更应受到强调。”

综上所述，本案医师在收到患者的信件后，未向患者说明患者可能适合乳腺癌姑息疗法以及正在实施该疗法的医疗机构名称和地址，因而未尽到诊疗契约上的说明义务。

2.2.2.4 当然，既然本案医师认为乳房全切术对患者是最佳的手术方式，所以就其本人而言，不但没有义务改变自己的考虑而亲自实施乳腺癌姑息疗法，而且也没有义务劝说患者转院接受该疗法。但是，该医师应当将乳腺癌姑息疗法的完整信息（包括可以实施乳腺癌姑息疗法的医疗机构名称地址）客观地告知给患者，由患者基于上述信息自行作出最终决定。

2.2.3 判例解析

2.2.3.1 首次全面论述了说明义务的内容，首次将可替代疗法作为说明事项。日本学界一直认为，说明义务应包括四方面内容：①病情。②预定治疗方案及预期疗效。③医疗水平中确立的可替代疗法。④拒绝预定治疗方案的预后等。实务界对以上①、②、④表示赞同，但对于可替代疗法的说明，直到 20 世纪 90 年代初为止，一直秉承判例“应由作为善良管理人的医师根据具体情况作出适当判断”[19]之立场予以否定[7]。

但自 1992 年开始，出现了一系列关于脑动静脉瘤手术（开颅后动静脉瘤夹闭手术）的诉讼，焦点在于：因脑动静脉瘤手术当时在临床上尚未成熟，医师在决定实施时，是否有义务说明其他可替代疗法。这一系列诉讼向疗法选择属于医师专权之判例的固有观念发起了挑战。多数下级审裁判例认为，因脑动静脉瘤手术的风险较大，医师应说明其他可替代疗法[7]。这是实务界与学界形成共识的契机。

在本案判决中，最高裁第一次对说明义务内容作了全面论述，明确了医疗水平中确立的其他可替代疗法是说明义务的内容之一。这是对传统观念作出变革的重要判例，其对说明义务一般内容的论述一直被之后的相关判例和裁判例作为经典引用。

2.2.3.2 说明方法必须“通俗易懂”以及“让患者充分考虑后决定”。判例不仅论述了说明义务的一般内容，还大幅论述到医疗水平确立的可替代疗法的说明方法。并强调，因为说明的目的是为帮助患者理解、思考和判断，所以在对可替代疗法进行说明时，不仅遵循说明义务的一般内容，还必须在说明方法上具备“通俗易懂”以及“让患者充分考虑后决定”之两个要件。

2.2.3.3 首次判示未成熟可替代疗法之说明义务。本案的最大争点在于：医师决定实施当时确立为医疗水平的手术，而患者对尚未成熟的乳腺癌姑息手术表示出了强烈关心，并且也适合乳腺癌姑息手术，但医师未予说明，而实施了标准手术，医师是否违反了说明义务？

将“诊疗当时的医疗水平”作为医师过失的判断标准，是判例的一贯立场，也一直受到主流学说的支持。因此，在从 1979 年起日本各地发生的大量的、历经十数年的早产儿视网膜病变诉讼中，关于医师的说明义务，最高裁始终以“光凝固疗法是否确立为当时的医疗水平”为判断标准。然而，由于难以认定“诊疗当时的医疗水平”，许多下级审采取了“按 1975 年划线”的标准，引起社会多方不满。为了打开这一僵局，1995 年最高裁在“姫路日本红十字医院案判决”[20] 中指出，“在疗法的有效性和安全性都得到认可的前提下”，认定医疗水平时，“应综合考虑该医疗机关的性质、所在地域医疗环境特点等诸情况，不能对所有的医疗机关作一律处理。”该判例不是从正面回应如何认定“诊疗当时的医疗水平”，而是通过对医疗水平概念作出灵活的解释，以达到既维持传统立场，又能解决新问题的效果。这一处理为纠缠于如何认定“诊疗当时的医疗水平”而不能自拔的下级审指明了方向，得到了法律界的广泛好评，被称为是“医疗水平论集大成之作”[21]。

不过近年来，对于判例及通说固守以医疗水平判断说明义务的立场，一些批判性见解逐步出现。部分学者主张考量医疗水平时不仅要考虑医疗机构的具体事项，还应考虑患者个人的信赖期待和意思（信赖考虑说）[7]。也有人提出在一定要件下，对于未确立的疗法，医师也有说明义务，应对存在成熟的标准疗法的情形与没有标准疗法的情形区别对待 [22]。此外，20 世纪 90 年代，在处理尚未确立的乳腺癌姑息手术说明义务案件中，在其他下级审判决中也出现了与本案一审与二审相对立的状况 [23]。

由上述可见，一方面，尊重患者自己决定权是社会日益关注的需求。

另一方面，因“诊疗当时的医疗水平”是医师注意义务之判断标准及日本法的固有框架，因此，要肯定姑息手术说明义务，首先必须在传统理论构架下作出合理解释。接着，还应明确是否意味着医师在首选标准手术的同时，对其他可替代的未成熟疗法也一律要承担说明义务，以及说明到什么程度。对此本判例而言，这是十分棘手的难题。

在本案中，判例十分巧妙地回答了上述问题：①当预定实施的是成熟疗法时，对同时存在的未成熟疗法，原则上医师不承担说明义务，但在一定要件下需要承担说明义务。②考虑到乳腺癌手术对患者的身心以及生活质量造成的影响重大，所以至少在下列要件下有说明义务：当未成熟疗法在其他医疗机构有相当实施例数、被实施医师积极评价、该患者适合该疗法、患者向医师表明希望了解该疗法时。③说明内容是该疗法的内容、适用可能性及利弊，说明程度是在医师本人了解的范围内。

从上述可看出，判例在继续维持一贯立场的同时，又兼顾到了患者的期待、学界和私法领域认识上的变化。为了更灵活地调节医师裁量权和患者自己决定权的关系，特为此框架设定了例外事由，赋予了其操作上的弹性。这一法律技术手段，在前述拒绝手术输血案判决及姬路日本红十字医院案判决中同样可见。

此外，对于例外事由下的说明义务的范围和程度，判例不是采取一刀切的粗暴手段，而是结合具体案情作了细致论述：即本案医师在收到患者的信件后，应说明乳腺癌姑息手术的内容，患者有没有适用的可能性及利弊，并且说明程度限于医师本人了解的范围内。依据上述论述，对照本案医师的行为，判例认定其因在收到信件后未向患者说明患者是否适应姑息手术以及实施该手术医疗机构的地址，属于违反说明义务。

作为调节医师裁量权和患者自己决定权的重要判例之一，本案例对医疗诉讼实务产生的影响甚大。

2.2.3.4判决的射程。本判例认定的医师违反说明义务具有如下要点：对于患者的病情，存在标准治疗方案及未成熟的新疗法，患者的病情也适合新疗法。医师预定实施标准疗法，但患者强烈地希望了解新疗法，尤其是疗法的选择与患者的生活质量关系甚密。这是本案判决适用的对象范围。即，患者的病情本无成熟、标准疗法之情形；或医师选择成熟疗法，对同时存在的未成熟疗法，患者既无适应证或也无明确意思表示等情形，应不在本判决的射程内。

2.2.3.5 对未成熟可替代疗法不承担实施义务。如上，本案原告主张，医师对姑息手术有实施义务或转院义务。有人认为，从尊重患者自己决定权的角度，对此类主张应予肯定。但是，主流说及下级审一致认为，当医师对疗法的有效性和安全性持怀疑态度时，要求医师承担实施义务，将使医师限于自我矛盾之困境 [21]。本判决也明确了同样观点：既然医师认为乳房全切术对患者而言是最佳的手术方式，所以不但没有义务改变自己的考虑而亲自实施乳腺癌姑息疗法，而且也没有义务劝说患者转院接受该疗法。

2.3 阴道分娩胎儿死亡案 [24]

2.3.1 事实概要

原告甲怀孕后在被告甲开设的医院做产前诊断。该院勤务医（被告乙）诊断胎位异常（臀位），但依据检查结果仍决定选择自然（经阴道）分娩。原告甲感到不安，之后每次产检时其夫（原告乙）都表示希望剖宫产，但被告甲对其说：患者的情况适合阴道分娩，且届时若发生问题可即转为剖宫产，剖宫产也有危险性，等等。预产期临近，原告甲住进被告医院。原告乙再次希望剖宫产，被告甲仍劝说其自然分娩。

预产期已过，原告乙担心胎儿发育过大，表示更无信心自然分娩；被告甲认为胎儿不会很大（预产期 2 周前预测胎儿体重为 3057 克，但之后未再测）。次日内诊时，发现胎位与预想的不同，是复合臀位，但子宫颈已软化，被告甲决定使用催产素促自然分娩。在分娩过程中，由于羊膜囊强韧，不能自然破水，遂实施人工破膜。然而破水后脐带脱出阴道，胎儿心率急剧下降。被告甲试图将脐带送回子宫，但未奏效，便开始臀位牵引（被告医院虽具备剖宫产的手术条件，但如在破水后立即开始剖宫产，至胎儿娩出也大约需 15 分钟，故被告甲认为当时改为剖宫产的预后不佳）。脐带脱出 2 分钟后胎儿娩出，呈重度假死状态，4 小时后死亡。

原告甲、乙共同提起诉讼，认为：①被告错误地选择了自然分娩方案。②被告选择了错误的分娩方式，导致分娩中人工破膜而致胎儿死亡。

③被告对胎儿臀位阴道分娩的危险性、与剖宫产的利弊比较未进行充分说明，剥夺了原告充分理解分娩方案前提下的意思决定权，使原告失去了剖宫产的机会。基于上述，追究被告甲侵权责任，追究被告乙债务不履行或侵权（雇用人责任）责任。

一审[25]否定了上述①及②，但针对③，原告方明确表示希望剖宫产，并且患者属于可剖宫产的情形，所以违背了原告的意思而选择了自然分娩，这是对自己决定权的侵害。

二审[26]认为，被告甲的说明内容虽有强调自然分娩优势的一面，但已尽说明义务；原告虽然一直希望剖宫产，但还是接受了被告的劝告，故不能认为自由意思决定权被侵害。

2.3.2 最高裁判决要旨

撤销二审判决，发回重审。

本案中孕方希望剖宫产的请求在医学上有适当理由，被告应对其有所考虑。在诱发分娩之前的阶段，被告有义务尽可能地预测胎儿新体重，并列举臀位或其他臀位情况下选择分娩方法的重要判断要素，向原告具体说明为何选择自然分娩方法较为妥当。同时，还应告知因中途改为剖宫产需要一定时间，也可能发生来不及改剖宫产的紧急情况。之后，在开始静脉滴注催产素前，被告应向原告告知最新胎位是复合臀位，使其得知胎位的最新状态，具体理解此胎位下自然分娩的危险性，给予孕方是否接受自然分娩的判断机会。然而，被告仅向孕方说明了阴道分娩的一般危险性，并未说明胎儿的最新状态以及当时仍然选择阴道分娩的理由。被告关于异常情况下改为剖宫产的说明也导致孕方误解，故未尽说明义务。

2.3.3 判例解析

2.3.3.1 可替代标准疗法之实施义务。本案引发的最大关注点是医师是否有义务按患者的请求实施剖宫产。换言之，当存在数个医疗水平确立的诊疗方案，患者适合某方案也期待该方案时，医师是否有义务实施该方案？在这一问题上，该判例虽然没有从正面论述，但从其认定被告在特定阶段未尽说明义务导致的损害而使“重新选择疗法的机会丧失”这一判示能清晰地解读出判例的一贯立场：医师有义务说明让患者选择接受医师的方案还是到其他医疗机构寻求剖宫产，但没有义务按患者的要求实施剖宫产。引申之，当作为医疗水平已确立的标准疗法复数存在时，患者虽然有权利要求希望的医疗行为，但只要没有正当事由，这一权利应让位于医师裁量权。因为“只要医师认为某疗法最妥当，就没有义务改变自己的判断而实施患者选择的疗法”[27]。对于这一处理，日本法律界一般支持。

2.3.3.2 可替代标准疗法之说明义务。问题在于，当存在多个可替代的成熟疗法时，为了保护患者的选择机会，对于医师选择之外的其他可替代疗法，是否总要承担同等的说明义务？

本判例以“患者希望剖宫产的请求在医学上有适当理由”为由，认定被告在确诊为复合臀位、进行诱发分娩前，对最新胎位以及当时仍选择阴道分娩的理由未作具体说明，对分娩途中可能产生无法改为剖宫产的紧急事态也未作充分说明。由此可见，“患者希望剖宫产的请求在医学上有适当理由”是要求医师对诸疗法的权衡利弊尽到充分说明义务的前提。反之，是否意味着，只要不存在患者表明希望特定疗法等特殊情况，医师对其他可替代标准疗法不必总要承担同等的说明义务？在这一问题上，学界多数赞同作此解释，也有少数反对此见解[28]。

2.3.3.3 认定对孕妇配偶说明义务违反的法理构成。诊疗是在患者的身体上实施的，自己决定权是患者自身的人格权，因此原则上说明对象为患者本人。但本判决在认定对孕妇说明义务违反的同时，也认定对孕妇配偶说明义务的违反，要求原审对两原告分别基于契约不履行或侵权责任的请求作出重新判决。孩子出生后，丈夫即成为一方亲权人。丈夫期待孕妇安全生产，因而应给予夫妇充分商量决定分娩方法的机会。必要时，应认定丈夫对分娩手术有要求说明或接纳与否的法益。从此角度考虑，本案认定对丈夫的说明义务的违反具有意义。

不过，有个别见解质疑孕妇丈夫基于契约不履行的请求权依据。因为除了患者本人欠缺意思能力或行为能力之情形，家属与医疗机构之间不可能缔结为患者治疗的诊疗合同[29]。但笔者认为这一质疑应没有必要。因为无论采取哪一种责任构成，都不影响法律责任效果，这是日本法律界早已达成的共识。当原告方对侵权责任构成或债务不履行构成作选择性主张时，司法实务常见的处理是在判决中并不特别言明是哪种责任构成，或者只对其中一种责任构成作判决。该判决同样也沿用于另一责任构成[30]。正如仙台地裁于2010年9月30日对输精管手术结扎后配偶怀孕案判决所述，与债务不履行竞合的侵权行为的注意义务范围与契约注意义务重叠，作为诊疗契约之附随义务的说明义务，同时也构成侵权行为的注意义务[31]。

2.4 未破裂脑动脉瘤手术案[32]

2.4.1 事实概要

患者于1996年1月19日在国立（被告）医院确诊为左内颈动脉分叉部动脉瘤。因无症状，瘤体无出血，依据当时的医疗水平，可采取观察保守治疗，亦可（预防性）外科治疗。手术治疗有开颅动脉瘤夹闭手术（开颅，永久性夹闭动脉瘤颈部，致血流不再进入瘤体）及微创的血管内介入栓塞术（从大腿根动脉将导管推送到患部，由导管向瘤体内注入弹簧圈，以封闭瘤体血液通道）。

该院医师甲同月26日向患者及其妻说明：①此类脑动脉瘤中有60%的人不破裂，通过非手术治疗也可正常生活，但有40%的患者在未来20年中破裂。②外科治疗有开颅动脉瘤夹闭术（简称开颅术）及血管内介入栓塞术（简称栓塞术）。③开颅术的治愈率为95%，发生后遗症的概率为5%。④栓塞术中可能出现弹簧从患部溢出，引起脑梗死。医师甲表示：无论采取哪种方案，均由患者本人选择。即使选择外科手术，也是若干年后的事，眼下不急。数日后，患者表示希望采取开颅术，并预定在同月29日实施。

然而，同月27日病例研讨会决定：根据患者瘤体的部位，开颅术存在相当的困难，目前尚未破裂，还是先实施栓塞术为好。如不顺利，则再度与患者及家属说明开颅术神经学方面后遗症的风险，如能接受，则实施开颅术。会后，医师甲和放射科医师乙向患者及其妻子告知了这一决定。患者问：“上次不是说，之后弹簧圈可能溢出引起脑梗死吗？”医师乙答：若手术不顺利，则不勉强进行，立即回收弹簧圈并再考虑新方案。上述说明历时 30~40 分钟，内容涉及栓塞术可能并发脑梗死风险以及并发症的致死率为 2% ~3% 等。同日傍晚，患者对预定次日实施的栓塞术作出了承诺。

但在 28 日的栓塞术中，插入动脉瘤内的弹簧圈部分溢出瘤体外，瘤体栓塞不成功，尝试回收弹簧圈也不成功，当即实施开颅术，但也未能全部除去弹簧圈。患者在术后因溢出的弹簧圈导致脑梗死死亡。

原审[33]驳回了家属有关栓塞术操作失误的主张。同时判定：关于患者可选择的各疗法的优点和危险性、危险导致合并症的内容及发生率等，医师已尽到说明义务。

2.4.2 最高裁判决要旨

撤销原审关于违反说明义务的判决，发回重审。

医师为患者实施预防性疗法或手术时，若作为医疗水平已确立的预防性疗法复数存在，在选择实施其中某一疗法的同时，也存在不实施其中任一疗法而保守观察的选择。这一选择关系患者自身的生活方式及生活质量，并且选择时间也很充裕。因此，为了使患者经过充分酝酿而作出决断，医师应通俗易懂地说明各疗法的异同以及包括保守观察在内的各种选择方案的利害得失。

2.4.2.1 本案医师已具备如下医学认知：开颅术可能损伤神经，但若术中动脉瘤破裂，与圈栓塞术相比处理比较容易；栓塞术对身体的侵袭程度小，但可能导致动脉栓塞而继发脑梗死。此外，若术中瘤体破裂，则救命困难，这时无论如何都需要转为开颅手术。因此，至少应通俗易懂地向患者说明上述认识。

2.4.2.2 因术前病例研讨会重新判明开颅术相当困难，为了让患者结合这一点以比较考虑开颅术和栓塞术的危险性，医师应向患者具体说明病例研讨会判明的开颅术伴有的风险。

应在以上说明后，给予患者重新思考选择开颅术、栓塞术或保守观察的机会。

2.4.3 判例解析

2.4.3.1 关系生命、生活质量之重大决定时的可替代疗法的说明义务。颅内动脉瘤为临床常见的血管性疾病，一旦破裂会危及生命。在脑血管意外中，仅次于脑血栓和高血压脑出血，位居第三。年发病率高达10/10万~2/10万，我国每年新增动脉瘤患者多达20万，是威胁人类生命和健康的最常见重大疾病之一。如本案所介绍，对于未破裂脑瘤，在治疗上可选择非手术治疗，也可选择外科手术治疗。无论哪种疗法都伴有风险，其预后除了与肿瘤的部位、大小、性质、临床分级以及患者的身体年龄条件等相关外，还与手术者的经验技术程度有密切关系。近年来，随着CT、磁共振、数字减影血管造影以及多普勒超声检查等检查技术的开发运用，越来越多的患者在未破裂阶段能够得到诊断。由此可见，在选择治疗方案时，本案提示的说明义务问题对我国有重要的参考意义。

在前述乳腺癌姑息手术案解析中已经论及，自1992年起发生的一系列脑肿瘤手术诉讼，向医师对可替代疗法不承担说明义务之判例传统立场发起了冲击。在此类事件处理中，下级审多认为，医师不仅应对选择的脑动静脉瘤手术具体说明，而且对其他可替代疗法也应承担说明义务。“尤其在患者面临对自己的生命及今后的生活有极大影响的重要决定时，这一义务更显重要。”[34]“当对采取保守疗法还是外科手术有争论，并且外科手术伴有死亡或严重后遗症时，医师理所当然地有义务向患者说明保守性疗法和手术的利害得失等，以使患者能够自由选择接受保守疗法还是外科手术疗法。”[35]

本判例继承了乳腺癌姑息手术案的判例立场，在明确可替代疗法是说明义务内容的前提下，对本案说明义务分两阶段作了具体认定。在第一阶段，即病例研讨会之前，认定医师已尽说明义务；但在第二阶段，即病例研讨会后，因为认识到开颅手术的风险较大，并且尽管预定实施栓塞术，但一旦失败仍要改为开颅手术。所以，判例认为此时应对患者重新说明开颅手术的危险性，让患者充分了解和比较栓塞术、开颅术以及保守治疗的利弊，作出判断，然而本案医师未尽这一说明。

本案与前述的阴道分娩胎儿死亡案存在一个相同的论题，即当可替代的标准疗法不止一个时，医师对其他可替代疗法是否也应尽同等说明义务。在前案中，判例以“患者希望剖宫产的请求在医学上有适当理由”为前提，判决医师对自然分娩与剖宫产的权衡利弊未尽充分说明义务。而在本案，尽管患者在听取第一次说明后表示放弃保守疗法而选择开颅术，但是判例认为，因为对开颅术的风险有了新的评价认识，故之后医师应重新说明开颅术的具体风险，让患者重新考虑选择手术还是保守方案，因为“这一选择关系患者自身的生活方式及生活质量，并且选择时间也很充裕，所以，为了使患者经过充分酝酿而作出决断，医师应通俗易懂地说明各疗法的异同以及包括保守观察在内的各种选择方案的利害得失。”

2.4.3.2 强调“通俗易懂”以及“让患者充分考虑后决定”之说明方法。在本案中从第一次说明到患者作出承诺经过了数日。但第二次说明是在预定手术日前一天，不仅手术方案调整为栓塞术，而且发现开颅术对患者而言具有更大的风险。尽管如此，患者必须在当天对栓塞术作出承诺与否，可想而知，作为非医学专业的患者，根本无法在短时间内理解以及充分考虑和对比各方案的风险及优劣，并作出判断。应当说，本案认定违反了说明义务，因医师未给予患者充分考虑的时间，这也是判断是否履行说明义务的重要因素之一。

秉承乳腺癌姑息手术案判决对说明义务的全面论述的旨意，本案判决也一再强调，对作为医疗水平确立的可替代疗法的说明必须通俗易懂，并且充分让患者考虑后再决定。然而，应当说，由于乳腺癌姑息疗手术并非确立为医疗水平的疗法，因而在乳腺癌姑息手术案判决中，判例并未明确要求医师对姑息疗法尽到详尽说明。但是，本案属于在当时的医疗水平下存在可替代方案，尤其是可替代方案的选择关系到患者的生命安危，并且在时间上没有紧迫性。所以判例认为，不仅说明内容、范围以及正确与否，而且，说明是否通俗易懂，是否让患者充分考虑后再作出决定，同样是判断说明义务违反的要件。

3. 总结及思考

3.1 判决简要回顾

3.1.1 拒绝手术输血案判决（2000 年）首次明确了患者自己决定权是人格权的利益之一，指出“即使医疗决定关系生命丧失，医师裁量权也不能绝对取代患者的意思决定权”，并以下列事实为前提，判决患者拒绝输血意思应被尊重：①拒绝输血是因宗教信仰。②患者有正常人的理解和判断能力，并且拒绝意思明确。③医师有充分时间说明。同时，判决也支持二审意见：对于患者绝对不输血或其他医疗要求，医师也有拒绝权利，而无实施义务。

3.1.2 乳腺癌姑息手术说明案判决（2001 年）首次对说明义务作了全面论述，首次将可替代方案的内容、首选方案的利弊以及预后比较作为说明义务的一般内容。并且强调在对疗法选择进行说明时，应采用通俗易懂、让患者充分考虑后决定的方式。判例显示：①医师预定实施的是成熟疗法时，对于未成熟疗法，原则上医师无说明义务，但有例外。②当疗法的选择对患者的身体、心理乃至生活质量影响重大时，至少在下列要件下承担说明义务：当未成熟疗法在其他医疗机构有相当的实施例数，被实施医师积极评价，该患者适合该疗法并表明希望了解该疗法。③说明内容为该疗法的内容、适用可能性及利弊；说明程度为医师本人了解的范围内。④医师没有义务改变决定而实施姑息手术，也无劝说患者转院的义务。

3.1.3 在阴道分娩胎儿死亡案（2005 年）中，医师是否应按患者的意思实施可替代标准疗法，对首选之外的疗法是否总要承担同等程度的说明义务是关注点。判例否定实施义务，并以“患者希望剖宫产的请求在医学上有适当理由”为前提，要求医师对阴道分娩与剖宫产的权衡利弊应尽充分说明义务。

3.1.4 对未破裂脑动脉瘤手术案的判决（2006 年）显示，当作为医疗水平确立的疗法复数存在、其选择关系患者的自身生活方式及生活质量相关、并且时间充裕时，医师应说明各疗法的异同以及各种选择方案的利害得失。

3.2 判例的处理手法

3.2.1 实施义务

除了未破裂脑动脉瘤手术案外，其他三案均涉及医师对患者期待的疗法是否有实施义务的问题。

在这一点上，拒绝手术输血案涉及的是，医师是否应按患者的要求手术且绝对不输血。二审在肯定患者“拒绝输血”之自己决定权的同时，认为对患者绝对不输血手术之要求或其他医疗要求，承诺与否取决于医师个人的伦理观和生死观，医师有承诺与否的权利。对于这一点，最高裁予以了支持。乳腺癌姑息手术说明案涉及对于未成熟的疗法医师是否有实施义务。最高裁认为，既然医师认为乳腺癌全切术对患者而言是最佳的手术方式，所以不但没有义务改变自己的考虑而亲自实施乳腺癌姑息手术，而且也没有义务劝说患者转院接受该疗法。这一态度与下级审之前的处理及主流学说一致。因为“当医师对疗法的有效性和安全性持怀疑态度时，要求医师承担实施义务，将使医师限于自我矛盾之困境。”[21] 阴道分娩胎儿死亡案涉及的问题是，当存在数个标准诊疗方案，患者适合某种方案也期待该方案时，医师是否有义务实施该方案。此案一审、二审及三审均未予正面论述。因为“只要医师认为某疗法最妥当，就没有义务改变自己的判断而实施患者选择的疗法”[36]，这是日本司法界固有的立场。

也就是说，对于患者不同于医师所选的医疗要求，无论是手术内容，还是未成熟疗法甚至标准的疗法，医师都没有实施义务。这是日本法将疗法的选择纳入医师裁量权范畴的一贯立场，迄今没有变化。

3.2.2 说明义务

本文已论及，2001 年乳腺癌姑息手术说明案判决是最高裁最初对说明义务作出经典性论述、首次承认对可替代方案必须说明以及对传统观念作出变革的重要判例。之前，对于可替代疗法的说明，判例一直秉承“应由作为善良管理人的医师，根据具体情况作出适当判断”[37]

的立场。

通过以上对判例的梳理及分析不难看出，虽然乳腺癌姑息手术判例对可替代治疗方案的内容、利弊以及预后等应承担说明义务作出了一般性论述，但在实践中，最高裁未作一揽子处理，而是在此原则下，针对不同的情况，对说明义务范围和程度作了灵活调整。从中可见对医师裁量权与患者自己决定权的慎重平衡思考，以及避免给医师增添过重负担的考虑。

3.2.2.1 严格要求说明义务的范围、程度乃至说明方法。从阴道分娩胎儿死亡案判决和未破裂脑动脉瘤手术案判决可看出，当存在多个可替代标准疗法，并且疗法的决定关系患者的生命、生活质量，或者患者的请求在医学上有合理性以及患者的病情有充足的说明时间时，最高裁对可替代疗法的说明义务范围和程度作了较为严格的要求，即要承担与首选疗法同等程度的说明义务。可见，在此类情形下，患者的自己决定权格外受到尊重。

拒绝手术输血案似乎有些另类，是有关手术内容的说明义务问题。在关系患者生死的医疗决定上，医师裁量权当然可以替代患者自己决定权。这曾经是当然的医疗伦理。但是本案判决认为，即使关系患者生命，医师裁量权也不能绝对凌驾于患者的自己决定权之上，认定在本案特殊情形下，医师应对手术输血可能性尽到说明义务。从这一角度讲，也是对说明义务范围和程度严格要求之情形。

另外，乳腺癌姑息手术说明案判决以及未破裂脑动脉瘤手术案判决均以重笔论及了说明方法："当医疗水平中确立的疗法复数存在时，应采取让患者选择疗法时能充分考虑后作出判断的方式，通俗易懂地对各疗法的异同、利弊进行说明。"也就是说，两判例均论述的是确立为医疗水平的可替代疗法的说明方法。其中，乳腺癌姑息手术案判决是在对说明义务全面论述时作为原则反复强调（因该案争论的焦点是未确立为医疗水平的可替代疗法的说明义务），而对于未破裂脑动脉瘤手术案，则是确立为医疗水平的疗法多个存在并且疗法的选择关系患者生命安危的事例，故判例秉承乳腺癌案判例旨意，将通俗易懂的说明方法以及让患者充分考虑后决定作为判断说明义务违反的要件之一。

3.2.2.2 宽松说明义务范围和程度。可以说，在乳腺癌姑息手术说明案中，判例对未成熟的可替代疗法的说明义务范围及程度作了较为宽松的处理。

首先，医师预定实施成熟疗法，对于未成熟疗法，原则上无说明义务。其次，如果疗法的选择对患者的身体、心理乃至生活质量影响重大，则至少在下列要件下承担说明义务：当未成熟疗法在其他医疗机构有相当的实施例数、被实施医师积极评价、该患者适合该疗法并表明希望了解该疗法。再次，只要在医师本人了解的范围内说明即可。

当然，上述处理是针对存在标准治疗方案、也存在未成熟治疗方案之情形。

3.3 评价及参考意义

3.3.1 “可替代疗法”之说明义务的法理依据

在拒绝输血案判决中，最高裁明确患者自己决定权是人格权的内容之一。在乳腺癌姑息手术说明案中，最高裁对医师的说明义务作了全面经典性的论述，其第一句话就是：“医师为治疗疾病实施手术时……”未破裂脑动脉瘤手术案判决也作了同样的论述。可见，在日本法中，“可替代疗法”之说明义务的法理基础是，为了保护患者自己决定权，对于有侵袭性的“可替代疗法”，医师要尽到说明以及帮助患者作出正确决定的义务。这与本稿在开头部分论及的、对《中华人民共和国侵权责任法》第五十五条前款规定的“可替代医疗方案”的认识是一致的。

3.3.2 对医患关系冲突的柔软处理手法值得借鉴

尽管通过乳腺癌姑息手术说明案判决，最高裁将“可替代疗法”纳入了说明义务内容，但同时又通过该案以及后续案例的判决，将一些患者的特殊情形设定为例外事由，对说明义务范围以及程度进行了适当的调整和处理。同样，在拒绝输血手术案判决以及坚持否定实施义务原则等中都能看到。这种既坚持大原则又不失于对具体情况的考虑之柔软、细腻的处理手法，在缓解医患纠纷和平衡双方利益中的确发挥了重要作用。目前，我国相关司法处理不乏一律性，甚至不分青红皂白各打五十大板的粗暴现象。如果不对其进行改革，势必会加深对医患双方的伤害。日本法律实务的这一处理值得我国参照。

3.3.3 采取合理医师标准为主、兼顾具体患者的二重判断标准

对于有关说明义务的判断标准，过去判例一直采纳“合理医师标准”[38]。但20世纪90年代末，下级审判决中开始出现重视具体患者的标准倾向，学界也出现了二重标准说并逐渐得到了司法界的支持[7]。在这一背景下，2000年最高裁对拒绝手术输血案作出了判决：既然医师事先已经知道患者在任何情况下都不接受输血的信念，在实施有输血可能性的手术前，就应向患者说明手术时可能输血，让患者自己作出决定。日本法律界一致评价，本判决是最高裁明确采纳二重标准，使二重标准在裁判界奠定通说地位的案例。

单从保护患者自己决定权的角度，应当说，与合理患者标准相比，具体患者标准更为合理。因为患者自己决定权的伦理基础是对人的自律性的尊重，如果用本人主观需求之外的一种抽象、平均的需求作标准，显然有悖于自律性尊重原则。

然而，另一方面，因为判断医师所作的说明是否充分及正确不能脱离医学科学的根据，并且从医师所处的专业上的主导地位来说，没有医师的帮助指导，患者自己决定也不可能实现，所以，不能否定合理医师标准的重要作用。况且，如果以患者的主观需要为判断标准，将导致医师不能主动行动，只能被动消极行动。并且对患方而言，由于缺乏医学知识等原因，患者往往不能准确地表达自己的需要，医师很难确切地知道该患者的主观需求，所以无疑将给医师造成过重的负担。

从本文不难看出，判例采取了合理医师标准为主、兼顾具体患者合理需求之二重标准。

目前，我国法律界关于说明义务的判断标准多从保护患者的利益角度出发，有的是具体患者标准，有的是合理患者标准，目前尚未形成一致见解。笔者认为，我国相关裁判实务同样也应采纳以合理医师标准为主、兼顾具体患者合理需求的二重标准。

3.3.4 强调“通俗易懂”“让患者充分考虑后决定”

最后要说的是，因为“可替代疗法”的说明目的是为了让患者对疗法进行比较以及作出慎重选择，“通俗易懂”的说明以及“让患者充分考虑后决定”当然是判断尽到说明义务与否时的重要事项。因而这一点也应引起我国医疗界的重视，并值得司法实务借鉴。

参考文献和注释

[1] 李东，常林. 替代医疗方案的法律解读. 中国卫生法制, 2013, 21(6): 53-60.
[2] 魏威, 杨军, 张明等. 替代医疗方案说明义务的立法精神与实现. 医院管理论坛, 2013, 30(7):9-11.
[3] 马辉, 林中举. 浅议替代医疗方案的范围. 医学与社会, 2015, 28(4):26-28.
[4] 王辉, 郑雪倩, 高树宽等. 医疗机构告知义务问题的相关探讨. 中国医院, 2013, 17(5)：9-11.
[5] 韩翠芳. 替代医疗方案告知缺陷引发纠纷的思考. 医学信息, 2014, 27(10):44-47.
[6] 在日本法中，判例即指最高裁判所判决，下级审判决被称为裁判例。
[7] 夏芸. 医疗事故赔偿法. 北京：法律出版社，2007.
[8] 最高裁2000年2月29日第三小法庭判决，载《判例时报》1710号97页。
[9] 东京地裁1997年3 月12 日，载《判タ》964 号82 页。
[10] 东京高裁1998年2 月9 日判决，载《判タ》965 号83 页。
[11] 最高裁第二小法庭1981年6月19日判决，载《判例时报》1011号第54页。
[12] 稲垣喬•医師責任訴訟の構造•39页（2002年)。
[13] 潮見佳男. 説明義務•情報提供義務と自己決定. 载《判例タイムズ》1178号13页。
[14] 新美育文.「エホバの証人」輸血拒否事件. 生命か信仰か——患者の自己決定権の意義とその限界”. 法学教室, 2001，248:14（2001年）。
[15] 例如，1981年最高裁（前述“颅骨凹陷性骨折手术案”判决）也明确表明了这一立场。
[16] 最高裁2001年11月27日第三小法庭判决，载《判例时报》1769号198页。
[17] 大阪地裁1996年5月29日判决，载《判例時報》1594号125页。
[18] 大阪高裁1997年9月19日判决，载《判例時報》1635号69页。
[19] 最高裁第二小法庭1981年6月19日判决，载《判例时报》1011号第54页。
[20] 最高裁判所第二小法庭1995年6月9日判决，载《民集》49卷6号1499页以下。
[21] 新美育文著. 夏芸译. 医生的过失//张新宝侵权法评论. 第2辑. 北京：人民法院出版社, 2003.

[22] 中村哲. 医療訴訟の実務的課題——患者と医師のあるべき姿を求めて. 东京：判例タイムズ社, 2001:108.
[23] 东京地裁1993年7月30日判决（载《判例タイムズ》859号228页）、京都裁1997年4月17日判决（载《判例タイムズ》965号207页。
[24] 最高裁2005年9月8日第一小法庭判决，载《判例时报》1912号16页。
[25] 埼玉地川越支2001年7月5日判决，平7（ワ）499号。
[26] 东京高裁2002年3月19日判决，载《訟月》49巻799页。
[27] 东京地裁1988年10月31日判决，载《判例时报》1296号77页。
[28] 对此，学界赞成多数，参见：小池泰“判批”. 民商, 134(3):491，以及：峯川浩子. 分娩方法に関する説明義務違反と機会の喪失. 医事法判例百選 第2版:70。
[29] 峯川浩子“分娩方法に関する説明義務違反と機会の喪失”. 医事法判例百選. 第2版. 70页。
[30] 夏芸. 契约责任在医疗事故损害赔偿中的地位. 南京法学法律评论, 2006春季号：147-150.
[31] 仙台地裁2010年9月30日判决，平20（ワ）裁判所ウエブサイト登载。
[32] 最高裁判所2006年10月27日第二小法庭判决，载《判例时报》1951号59页。
[33] 东京高裁2007.10.18判决，载《判例タイムズ》1264号317页。
[34] 东京地裁1996年6月21日判决，载《判例時報》1590号90页。
[35] 东京高裁1999年5月31日判决，载《判例時報》1733号37页。
[36] 东京地裁1988年10月31日判决，载《判例时报》1296号77页。
[37] 最高裁第二小法庭1981年6月19日判决，载《判例时报》101号第54页。
[38] 最高裁第二小法庭1981年6月19日判决，载《判例时报》1011号第54页。

《中华人民共和国侵权责任法》医疗知情同意规则研究

岳远雷

医疗知情同意是医疗活动中的一项基本规则，离开了患方的知情同意，医疗行为就失去了合法基础。医疗知情同意规则在维护患者生命健康权益的同时，更重要的是体现了对患者个人自主和尊严的尊重，对于缓解医患矛盾、重建医患信任和解决医疗纠纷等都具有重要的制度意义[1]。2010年7月1日实施的《中华人民共和国侵权责任法》第五十五条和第五十六条首次在民事法律规范体系内确立了医疗知情同意规则，厘清了医师说明义务和患者同意权在医疗行政法律责任和民事侵权法律责任上的分界[2]。但《中华人民共和国侵权责任法》实施以来，学界与实务界逐渐发现上述两个法律条文的规定毕竟只是粗线条的勾勒，医疗知情同意所包含的丰富内容和细致规则还有待于理论和实践的进一步明确、细化和完善。本文以服务于医疗法律实践为根本宗旨，以《中华人民共和国侵权责任法》中相关的法律规定为基础，系统探讨和研究医疗知情同意规则中的热点、难点和焦点问题，以便患方、医方以及社会各界在医疗服务实践中全面了解和认识医疗知情同意规则的相关内容，从而更好地保护医患双方的合法及正当权益。另外，希望本文的讨论能够对我国医疗知情同意规则的完善提供有益的借鉴，从而进一步促进我国和谐医患关系的构建。

1 医疗知情同意规则的源流分析

医疗知情同意规则产生的正当性在于社会发展的必然性与合理性。

岳远雷，湖北中医药大学人文学院讲师，法学硕士，美国俄克拉荷马城市大学访问学者，中国卫生法学会理事，主要研究方向为医事法、药事法。

“知情同意”一词来自英文“informed consent”。该词的表面意思是基于说明的同意或基于提供情报的同意。为了使患方和医方之间更好地配合协作，最初“医疗知情同意”这个词语是作为一项医疗行为的习惯性要求在医疗实践活动中出现的。关于医疗诉讼的同意权案件，最早起源于1767年的英国Slater诉Baker案和Stapleton案[3]。一般认为，最早的侵犯知情同意权的判例发生在1914年的美国[4]。这个概念来源于第二次世界大战以后的纽伦堡审判。在这次审判中正式提出了“知情同意”概念。此次审判后，大会通过了《纽伦堡法典》(The Nuremberg Code)。《纽伦堡法典》的出台标志着知情同意作为一项医疗法律规则在医学领域被认可，开始受到法律的保护。1964年的《赫尔辛基宣言》(Declaration of Helsinki) 标志着“知情同意”成为世界上医学界的共识。该宣言继承了《纽伦堡法典》中关于知情同意的基本观点，承认作为受试者参加人体试验后享有知情同意权。于是，“知情同意”逐渐成为涉及人体受试者中最受人注意的医学伦理学问题之一，并且也逐渐被应用于临床医疗领域或医患关系。此后，各国出现了大量的相关判决。最终，美国在1957年形成了一套系统的医疗知情同意规则，并把医疗知情同意权作为患者的一项权利确立下来，包括知情同意的告知方式、告知内容和告知对象等，赋予患者在就诊时有充分的选择权[5]。1990年，美国国会立法正式通过了《患者自我决定法》(Patient Self Determination Act)。美国这一行动极大地推动了世界各国纷纷制定和公布有关患者知情同意权的典章。如今，无论是采用英美法系还是大陆法系的国家或地区，法律对患者的医疗知情同意权规则予以普遍认可。

在日本，这一规则通常翻译为医师的告知及患方的承诺，在我国大陆地区通常译为“知情同意”。知情同意权是医疗知情同意规则的核心部分。知情同意权是指在诊疗活动中具备意思表示能力的患者，在非强制状态下充分接受和理解各种与所患疾病相关的诊疗信息，在此基础上对医务人员制订的诊疗计划自愿作出选择的权利。它包括知情权与同意权这两个紧密相关的权利。知情权是同意权赖以存在的基础和前提，同意权是知情权的外在体现。医疗知情同意规则的核心在于充分知情后的同意，立法的本意在于尊重患者对自己身体的自主决定权。目前，该规则在我国医事领域的诸多立法中皆有所体现。例如《医疗机构管理条例》（1994）第三十三条、《医疗机构管理条例实施细则》（1994）第六十二条、《中华人民共和国执业医师法》（1998）第二十六条、《医疗事故处理条例》（2002）第十一条等都涉及医疗知情同意的规定。《中华人民共和国侵权责任法》（2009）第五十五、五十六条在总结了中国既有立法经验以及借鉴比较法经验的基础上，明确了患者知情同意权的独立地位，确立了比较完善的规则。据学者所称，《中华人民共和国侵权责任法》第一次在民事法律上明确规定了患者的知情同意权[6]。最高人民法院修改后的《民事案件案由规定》新增了三级案由"351、医疗损害责任纠纷"，下设"（1）侵害患者知情同意权责任纠纷"和"（2）医疗产品责任纠纷"两个四级案由。该规定实际上明确了医疗损害责任侵害的客体之一就是"患者知情同意权"。知情同意权体现的是对个人尊严和个人选择的尊重，反映了医患关系由医师家父主义模式向医患共同参与型模式的转变[7]。知情同意权有助于在信息不对称的医患关系中重建平衡，从而缓和日益紧张的医患关系，维护患者和受试者的合法权益[8]。在当前中国医患关系紧张及双方之间的不信任有所增加的背景下，医疗知情同意规则更突显出其价值[9]。

2 医疗知情同意权的基本前提——医方的告知义务

医疗知情同意规则主要包含医方的告知义务与患者的知情同意权两部分。从患方知情同意权实现的角度看，医疗告知义务的履行是患方知情同意权实现的逻辑前提。没有医方告知义务的履行，则患方的知情同意权就无从实现。从实质上来说，只有医方尽了应有的告知义务，而且有效地得到患方同意，其实施的医疗行为才具有合法性和正当性。

2.1 医方告知义务的法律性质

对于医方的告知义务，学者之间的分歧很大。在英美法系中，一般将"诚信义务"应用于医方的告知义务。诚信义务具有一系列严格的要求和标准，对受托人要求的标准不仅是遵守法律，而且还要追求正义。受托人必须以合理、谨慎的方式行事。受托人对委托人忠诚品质的信赖使双方产生了一种信托关系（fiduciary relationship）[10]。在普通法系国家，大多数认为医方和患方之间的关系是一种典型的信托关系。这种关系为患方享有医疗知情权提供了法律上的依据和保障。在大陆法系国家，有的学者主张医方告知义务是基于医患双方之间的合同，也有的学者主张医方的告知义务是一种法定义务。但是，随着“知情同意”规则的不断深入和发展，其重点开始从“患者的自己决定权”转移到医师是否履行告知和说明义务上[11]。由于医疗单位的有限理性和机会主义倾向的存在，医疗单位往往会发生道德危机，导致患者的知情同意权落空。因此，国家有义务通过立法设置强行性规范，约束医疗单位履行告知义务[12]。值得一提的是，《中华人民共和国侵权责任法》在第五十五条中对医方的告知义务是作为其法定义务来规定的。权利虽可放弃，但义务具有法律约束力，必须履行。所以，在医疗实践活动中，医方都应该履行这一法定的告知义务，并且除非有法律规定，不得免除其告知义务。

在《中华人民共和国侵权责任法》出台之前，尽管医疗知情同意规则在我国的医事立法中有所体现，但是，该规则立法在民事侵权责任和权利救济层面缺乏有力的规定[13]。在民事侵权领域，它没有发挥一种单独的侵权责任形态应有的功能，尚不能成为制约医疗行为和调整医患关系的有效工具[14]。我国新的《中华人民共和国侵权责任法》改变了这一局面。该法第一次明确了如因医务人员违反告知义务造成损害的，由医疗机构承担侵权责任，结束了以往患者仅仅依靠行政手段寻求救济的局面。如此规定的合理性在于，医疗机构有义务采取合理措施，控制、监督和教育医务人员适当履行告知义务，防止损害患者的利益，否则，医疗机构就应当承担相应的替代责任[15]。其中对于损害的界定，应当包括造成患者人身实质性损害和造成患者精神性权利即自我决定权的损害。对于前者，应当适用《中华人民共和国侵权责任法》第十六条确定赔偿责任；对于后者，应当适用第二十二条确定赔偿责任[16]。

2.2 医方告知义务的标准

告知义务的标准是判定医方是否已尽合理告知义务的基准，是判断医方在告知义务的履行上是否存在过失的依据。在美国、英国、日本、德国和法国等欧美发达国家，对于告知义务的标准也存在很多看法。在过去，“理性医师说”较为流行，最近这几年逐渐转向“理性患者说”，更有转向“具体患者说”的苗头。在我国，关于医方的告知义务的标准目前主要有三种观点：理性医师标准、理性患者标准和具体患者标准[17]。理性医师标准认为医师的告知义务限于一位合理医师在相同或相似的情境下意欲告知的程度，并且医师合理的告知应该基于患者的最佳治疗利益，这是一种职业标准。理性患者标准是指在医疗过程中，凡是一般理性患者都想了解的医疗资料，医师都有告知义务。具体患者标准则是指医师应负有说明义务，并且应就个别患者决定[18]。

虽然我国现有的法律法规对医务人员的告知义务有明确规定，但要求过于笼统，依照何种标准要求医务人员履行告知义务则没有统一规定，《中华人民共和国侵权责任法》对此也没有作出明确的规定。医疗知情同意权作为一项法律原则，必须进一步细化适用的标准。在医疗实务中，既不能片面地采用“医师标准”，加重患者的举证责任；也不能片面地采用“患者标准”，加重医疗机构的赔偿风险。因此，确立信息披露标准可以弥补立法缺陷，也可以为医务人员告知具体内容确立指导方向。在确立医务人员是否违反告知义务的标准时，应当从社会成本的角度考虑，在医患之间合理地配置权利义务，构建科学、合理的医患关系[19]。我们认为，最高司法机关在出台相关司法解释时应把具体患者标准与理性医师标准进行有效的结合。这样既能充分保护患方的权利，又能让医方享有的权利与其承担的责任相匹配，从而可以在医患关系之间寻找到一个较为公平的利益妥协点。

2.3 医方告知义务的范围

一般来说，医方的告知说明标准不同，告知说明的范围也会有相应的不同。根据《中华人民共和国侵权责任法》第五十五条的规定，负有告知义务的主体是医务人员。医方要根据医疗告知的不同类型，确定其告知的内容、范围和方式，并依此作为医方是否适当和充分履行告知义务的判断标准。《中华人民共和国侵权责任法》第五十五条第一段含有两种意思，规定了两种告知义务，即第1句规定的适用于所有“诊疗活动”的普通说明义务和第2句规定的适用于“需要实施手术、特殊检查、特殊治疗”情形的特殊说明义务[20]。详情如下：

2.3.1 医方对于医疗机构的级别资质以及医方的技术水平有告知的义务。这些信息可以让患方了解医方的医疗能力，从而决定是否在该处接受治疗以及接受何种难度的医疗方案。

2.3.2 医方对患方所患疾病的性质、严重程度和痊愈的概率等有告知义务。这些信息是患方了解病情，进而选择医疗方案的逻辑前提和基础。

2.3.3 医方对患方拟采取的医疗措施有告知义务。根据对患方病情的诊断，医方应当对拟采用何种医疗方法、采用此种治疗方法的理由以及治疗方式的难易度加以告知，从而使患方决定其是否同意接受该项治疗方案。

2.3.4 医方对医疗风险有告知义务。医方对医疗方案中的医疗风险有预见义务和勤勉的谨慎注意义务。如果医方没有预见或者虽然预见但没有尽到告知义务，医方就要承担相应的医疗损害赔偿责任。

2.3.5 医方对有无替代医疗方案有告知义务。为了让患方采用最有利的治疗方案，医方在治疗过程中，应该告诉患方有无其他可以替代的医疗方案、替代方案的治疗有效程度以及医方认为不宜采取此种方案的事实缘由等。

从上述分析可知，《中华人民共和国侵权责任法》第五十五条第一款的规定涵盖了既往法律的所有规定，而且突出了医疗风险及替代医疗方案的告知，有利于防范医患纠纷。可是，在什么信息需要披露的问题上，《中华人民共和国侵权责任法》第五十五条采用了“病情和医疗措施”“手术、特殊检查、特殊治疗”这类具体的字眼，缺乏概括性和弹性。从美国的知情同意实践而言，需要披露的信息范围远远超出了这些概念[21]。关于医疗机构的信息披露义务的范围，医疗知情同意规则并不要求医师向患者披露所有的医疗信息和可能存在的风险，一般认为医师应将对患者的判断和决定产生实质性影响的信息或风险披露给患者[22]。“实质性”这一说法很好地表明了信息的重要程度和影响程度。将来出台司法解释时，应当规定实质性风险的告知内容，可以采用“实质性信息”概念来判定医方告知义务的范围。

3 患方的医疗知情同意

医疗行为合法化的逻辑前提条件是：医疗目的的正当性以及患方的同意。这两者都必须具备。医疗目的的正当性是抽象层面的要求。另外，在一般情况下，在个案中还必须有患方的同意条件。正如苏力教授所言，医疗知情同意“从来不是可有可无的手续，它是治疗的重要组成部分，是其正当性和合法性的基础”[23]。

3.1 医疗知情同意的能力

医疗知情同意能力是指患方能够理解检查、治疗或研究的信息，能够权衡它的利弊得失，能够对当前的选择作出评价，能够理解所采取的行动的后果，能够根据这种知识作出决定的能力[24]。对于患方同意能力的判断标准，学界主要有三种主张：第一，主张以《中华人民共和国民法通则》上的行为能力为准；第二，主张以《中华人民共和国刑法》上的责任能力为准；第三，主张以有无识别能力为准[25]。如果采用第一种主张，就会发现实质上其与同意的本质特点存在矛盾。因为在此不能机械地加以适用民法民事行为能力的相关法规定。采用第二种主张不科学的原因在于，从本质上看患方的同意属于民事活动行为，用刑法责任能力为据缺乏法理事实依据。《中华人民共和国侵权责任法》虽然没有规定判断患者同意能力的标准，但有研究认为应以民事行为能力为标准判断患者的同意能力[26]。在医疗领域，之所以患者同意能力应具有区别于民事行为能力的独立地位，是因为患者同意行为本身并不具有民事法律行为所蕴含的私法自治精神，同意行为之意思并不含有法律行为意思表示所必备的法效意思[27]。参照世界发达国家的通行做法，以及结合大陆地区的实际情况，我们认为，出台司法解释时，应规定判断患者同意能力的标准。此标准应以具体识别能力为主、行为能力为辅判断患者的同意能力。在判断患方有无同意能力方面，应确立三个检验指标，一是对诊疗计划的选择是否具有准确的逻辑思考和判断能力，二是对诊疗计划的内容和程序是否具有充分理解以及进而评价的能力，三是对诊疗计划的实施后果是否具备相应的生理和心理承受能力。患方如果同时符合这三个检验指标，即具备了同意能力。

同意能力和行为能力的范围并非完全一致，而是属于交叉关系。根据达到上述三个标准的程度，可将同意能力分为完全的同意能力和部分的同意能力。《中华人民共和国侵权责任法》承认和强化了患者医疗知情同意的权利，但具有一定理解能力的限制行为能力人是否完全被排除独立行使医疗知情同意权还值得商榷。一般来说，具有完全同意能力的人也同时具有完全的民事行为能力，但一些在法律上有完全行为能力的人在功能上并不一定具有完全的同意能力。同时，基于医疗行为和患者自身利益的密切联系，年龄较大的未成年人可视作具有部分同意能力，从而成为医疗知情同意权的主体[28]。不过，未成年人面对事关身体和生命等重大健康事项的医疗行为时，还是需要其法定代理人的介入，帮助未成年人作出决定。总之，应以对同意内容能否理解与判断而决定，而不能因为患者为未成年人或精神患者，即一概认为其无同意能力。

3.2 医疗知情同意的有效条件

患方的医疗知情同意是阻却违法的核心。所以合法、有效的知情同意需同时符合下列条件：

第一，具有同意的能力，这一点我们在前面已做了详细的探讨。

第二，理解被告知的医疗信息内容。这一点要求医方在履行告知义务时，要用患方可以理解的语言充分告知诊疗信息，进而保证患方接收的诊疗信息具有真实性、准确性、全面性和客观性。在已发生的医疗纠纷中，因医患双方沟通不足引起的所占比例极大。为了调和医师的说明义务与患者的自主决定权之间的矛盾，维护患者的利益，有必要使医师与患者在实施医疗行为之前进行充分的沟通，从而使医师在实施医疗行为的同时，更多地根据自己的专业知识实施治疗，以达到保障患者健康的医疗目的[29]。

第三，自愿作出同意。患者自愿的同意是指患者在作出同意的决定时不受其他人胁迫或承受不正当影响，而是自由选择的结果。要求患者作出决定的自愿性是为了保护患者在作出是否同意医疗措施的决定时，得以避免受到不当的影响或操控。根据民事行为理论，患方的同意必须是出于自愿。如果患方是在受他人强迫、威胁或趁人之危情况下作出的不真实的同意表示，则都是无效的，而且医方对患方的诊疗行为也不具有合法性[30]。

3.3 医疗知情同意的方式

《中华人民共和国侵权责任法》将医方的告知方式分为口头和书面两种。书面方式即医疗知情同意书。通常情况下，书面、口头和默示的同意被视为具有相同的法律效力。

医疗知情同意书是在施行医疗行为之前充分告知患方相关的医疗信息，征得患方同意后与其签订的医疗文书。医疗知情同意书是医方告知以及患方同意的最主要的形式和载体[31]。《中华人民共和国侵权责任法》对于知情同意权的行使形式给予了确定要求，即对于手术、特殊检查和特殊治疗，知情同意权主体要在知情和理解的基础上以书面的形式将自己同意的意思表达出来，这也标志着我国医疗知情同意从形式上的“简单同意”过渡到实质意义上的“知情同意”。医疗知情同意书是医方履行告知说明义务、患方行使知情同意权和承担医疗固有风险的证明文件。它具有督促和证明医方履行告知说明义务和患方行使知情同意权的作用。但是，随着“医疗知情同意规则”在我国法律层面的确立及适用，“医疗知情同意规则”越来越有功利化之虞。医师往往注重形式上的意思，甚至将“医疗知情同意规则”作为自身免责的工具，这严重背离了“医疗知情同意规则”法律原则的实质和内涵本意[32]。比如在实践中，医方往往通过扩大告知的范围来规避可能的风险，在其标准格式的同意书中几乎包含了所有的医疗风险。为了确保万无一失，还在同意书的最后加上兜底条款[33]。医疗知情同意书不是合同，其中的预先免责条款并不能作为事先免责的事由。因此，在没有对《中华人民共和国侵权责任法》进行修订和完善的情况下，应通过司法解释的方式明确规定医疗知情同意书制度，进一步明确医疗“知情同意权”适用程序，抑制其功利化倾向，使医患双方重视医疗知情同意的实质内容和互动过程。

口头形式虽然有证据固定较为困难的弱点，但是由于口头形式具有效率高、成本低、方便及随时可以进行的特点，因而在医疗活动中应用广泛。对于只需要告知患方而不需要获得其同意的事项，一般采取口头方式，如患方的病情介绍。对口头告知的内容，患者一般口头同意。但是如果患者不同意医师的方案，由于可能发生医师不希望的结果，极易产生医疗纠纷。医师除了告知拒绝的后果外，对于患者不同意的意思表示，应当采用书面形式记录。

在医疗过程中，有些医疗活动已经成为常识。医方被免除了告知义务。患方的同意方式可以为默示。所谓“默示同意”，是指即便不存在事实上或明示的同意，在某些特殊场合下，可以推定患方同意接受某些行为[34]，如一般体格检查、肌内注射、静脉注射以及紧急情况下无家属在场情形等。在这些场合下，法律认为当事人的同意是默示存在的。

3.4 代为医疗知情同意的情形

3.4.1 代为同意的一般情形

患者知情同意权是知情同意规则的核心。从我国目前的立法情况来看，《中华人民共和国侵权责任法》仅在违法阻却的意义上使用患者知情同意权，而没有将患者知情同意权作为一种独立的人格利益进行保护[35]。但医疗知情同意权本质上属于一种人格权，其实质是患方的自我决定权，原则上应该由患方本人亲自行使。这种人格权具有专属性，可以由他人代理行使，但不可让渡给他人。当患者不具有相应的知情同意能力，无法准确地表达出符合自己利益的意思时，由他人代理其行使知情同意权会更有利于保护其合法权益[36]。在特殊情况下，为了维护或者实现患方的权利，《中华人民共和国侵权责任法》规定了可由法定代理人或者委托代理人代为患方行使同意能力。所以，《中华人民共和国侵权责任法》第五十五条明确了患方的同意要优先于其近亲属的同意，明确规定了以患方的同意为第一顺位，同时也将有权代理患方同意的代理人的范围从原来的“患方家属”缩小到了“患者的近亲属”。《中华人民共和国侵权责任法》采用了“近亲属”这一概念，从而实现了立法用语的“民法化”，这在一定程度上澄清了《中华人民共和国执业医师法》第二十六条使用的

“家属”、国务院《医疗机构管理条例》第三十三条使用的“家属或者关系人”和原卫生部《医疗机构管理条例实施细则》第六十一条使用的“家属和有关人员”所带来的混淆[37]。《中华人民共和国侵权责任法》之所以将近亲属作为知情同意权行使的主体，是因为考虑到我国的历史传统，并结合了目前临床实践的现实情况[38]。《中华人民共和国侵权责任法》作出的这种明确规定有助于有效地保障患方的知情同意权，以及避免一些不必要的医疗纠纷的出现。

虽然《中华人民共和国侵权责任法》已经明确将知情同意权的主体界定为患者，同时，将代理知情同意权的情形予以规定，但是这一规定过于笼统，法律中并没有规定哪种情形医疗知情同意权的主体可以是患者的近亲属。同时，在近亲属损害患者的生命健康权时，如何保护患者的权利亦没有相应的规定[39]。具体来说，将来出台司法解释时，应将代理的方式、内容、要求以及代理人的资格、代理事项和代理原因等内容进行详细的规定。

3.4.2 代为同意的限制

代理人同意权的行使，并非患方自己决定权的行使，它只是通过代理制度来最终实现患方的意愿。因此，代理权的行使必须出于对患方最佳利益的考虑，同时还应符合如下情况：第一，符合医学的价值判断；第二，符合社会的价值判断；第三，在可以推测患方本人意思的情况下，大体与本人的意思相符合[40]。可是，如果代理人并非出于患方利益的考虑，而是为了谋取自己的私利，或者由于自身条件因素的制约造成认识上的局限性，进而作出不符合患方利益的决定时，那么是否应该否定这样的决定？如果应该否定，由谁来否定其决定？这些问题在实践中很容易引起争议。可惜，《中华人民共和国侵权责任法》对此也没有作出明确、系统的规定，希望最高司法机关在出台相关司法解释时对此问题作出相应的回应。我们认为，考虑到医方救死扶伤的义务以及患者近亲属滥用同意权认定的重要性，应当确立患者最佳利益原则，应当由医疗机构请求司法机关裁定是否构成滥用，并决定是否对患者进行治疗。

3.5 医疗知情同意的撤销

从理论上看，医疗知情同意权是患方的基本权利。既然患方有接受的权利，当然也有不接受的自由。撤销权应该是知情同意权的应有之义。撤销同意是对其人格权的尊重，原则上患者可能在治疗之前或诊疗实施中随时撤回。鉴于医疗行为的特殊性，对处于进行过程中的医疗行为，必然是不能随意撤销的，患者同意的撤销应该受到一定的限制[41]。但是我们认为，权利人在明确作出撤销的意思表示之后，是否发生法律效力，下面几点应引起相关医方的注意：

（1）撤销同意必须是同意权人的真实意思表示。其撤销已逸出权利的、社会的、经济的目的或社会所不容许的界限。换言之，权利行使欠缺正当利益，为权利滥用，其撤销不生效力[42]。

（2）撤销是否可能。对于已经实施的诊断、检查和治疗行为，事实上也不具备撤销的条件和撤销的可能性。可是，对于在医学上被认为是适当的行为，如果停止该医疗行为也不会发生不利于患方的健康或生命利益时，可以认为是有效、合法的撤销。

（3）不违背公序良俗。原则上，患者自身对于医疗行为有完全的决定权，医务人员不应干涉。否则，权利行使欠缺正当利益，为权利滥用，其撤销不发生效力。

4 医疗知情同意规则的例外情形

医疗知情同意规则主要是为了保护患方的自主权，但是一味绝对地使用，可能会对患方的生命健康利益或社会公共利益造成重大不利影响。医方的信息披露义务从来就不是绝对的。所以，在法定条件下对患方的医疗知情同意权进行适当的限制是很有必要的。具体例外情况为：

4.1 保护性医疗

保护性医疗措施是在我们国家特有的传统文化和医疗伦理背景下产生的，目前也得到了我国相关法律的承认。根据《中华人民共和国侵权责任法》第五十五条的规定，在实施某种特殊医疗检查而不宜向患方告知时，可以由患方的近亲属代为患方行使知情同意权。

法律规定的“特殊情况”主要指告知病情可能会给患方造成很大的心理负担，导致其病情严重恶化和拒绝治疗等，不利于其身体康复等情形。总体上说，对于第五十五条第二款不宜向患者说明的情形，则应当向患者的近亲属说明的法律规定，这样的表述更具有概括性和可操作性，反映了临床医疗的实际需要[43]。但是关于哪些情况可以界定为生命垂危，其他特殊情况具体指的是哪些，哪些病情不宜向患者说明，法律并没有进行细化，属于法律适用的模糊地带[44]。将来出台司法解释时，对此也应作出回应。

在此情况下，患方的近亲属是知情同意权的主体，患方的近亲属行使知情同意代理权时也应坚持一定的法律原则。第一，患方的近亲属仅仅是代理患方行使知情同意代理权。在允许的情况下，医方还应要求患方明确后续医疗的委托授权。第二，在尊重患方近亲属的代理知情同意权时，应注意患方近亲属的代理能力。同时，当近亲属的意见不一致时，应注意患方近亲属代理权的先后保护顺序。可以参考《中华人民共和国继承法》中继承顺位的规定，确定近亲属在医疗知情同意书中签字的效力问题。

4.2 医方特殊干预权

医疗知情同意规则对医方提出以专家身份向患方说明的特殊要求，同时也赋予了其医疗干预权等。实质上说明告知义务是在缓冲医患双方医疗信息上的严重不对称，是以患方知情同意权来制约医方行使医疗行为的权力，并以医疗干预权对患方知情同意权进行限制和控制[45]。因此，医方特殊干预权是指在特殊情况下，医方为了不损害患方、社会或他人的利益，对患方自主权进行干预和限制，并由医方作出医疗决定的权利[46]。《中华人民共和国侵权责任法》第五十六条规定赋予了医疗机构在特殊情况下享有医疗特殊干预权，其目的是维护患方的生命健康利益。新的规定有利于避免医疗机构及其医院人员滥用特殊处置权。这一特殊规定填补了我国对患方知情权的立法空白。

依据《中华人民共和国侵权责任法》第五十六条的规定，医方行使特殊干预权时必须同时符合以下两个条件：第一，患方处于生命垂危的紧急状态，需要进行抢救；第二，不能取得患方或者其近亲属的意见。本条规定的“不能取得患者或者其近亲属意见”，从全国人民代表大会常务委员会法制工作委员会（简称全国人大法工委）解释看，主要是指“患者不能表达意志，也无近亲属陪伴，又联系不到近亲属的情况，不包括患者或其近亲属表示拒绝采取医疗措施的情况”[47]。全国人大法工委民法室对《中华人民共和国侵权责任法》第五十六条的解释是将患者拒绝治疗权绝对化，不符合法律发展的规律。我们认为，应将以下四种情形视为不能取得患者的近亲属意见：①近亲属具备完全民事行为能力，但不作反对表示，也不对替代医疗方案进行选择，或者无其他任何意见。②患者没有近亲属，或者没有具有完全民事行为能力的近亲属。③无法联系到近亲属，或者能够联系到的近亲属不具备完全民事行为能力。④能够联系到的近亲属处于因痛苦、麻醉或者声带问题而无法发声等特殊原因无法表达意志的，如在同一事故中受重伤的患者近亲属[48]。另外，从未经同意的治疗程序上而言，医方行使特殊干预权时还必须符合正当程序的要求，即必须由医方向患方所处的医疗机构的负责人或者医疗机构授权的负责人批准以后才能实施相应的医疗措施。

《中华人民共和国侵权责任法》第五十六条将未经同意的治疗情形表述为“因抢救生命垂危的患者等紧急情况”，但仅规定了“生命垂危”这一种“紧急情况”，对其他紧急情况仍需通过司法解释或行政法规加以细化和明确。毫无疑问，有关知情同意权立法的疏漏与缺陷既是导致患方知情同意权与医方特殊干预权冲突的重要原因，也是这些冲突发生后难以顺利解决的重要原因[49]。将来出台司法解释时，此处应采取概括性与列举性相结合的方式，借鉴国外立法判例，对于目前能够预见到的可不经患者或家属、关系人同意而进行治疗的一些情形进行明确列举：①对于有生命危险或需立即抢救的急症患者的治疗。②患者在对其病情及治疗完全知情并知晓其知情同意权的前提下基于对医师的信任而放弃自己决定权的。③为保护胎儿生命或未成年人利益而对孕妇或父母治疗的。④为了社会公共利益的治疗，如防疫接种治疗以及对可给社会带来危险的特定传染病、严重危害公共安全或者他人人身安全的精神病和滥用毒品等的治疗。⑤其他紧急情况[50]。同时，在程序上，有必要设置对患者知情同意权的伦理审查和司法救济制度。首先应赋予各医院设立的医学伦理委员会根据医师或患者的请求及时审查处理患者知情同意权相关争议的权力。同时，应建立相关的司法救济制度，使医疗行为的各利益相关方均有机会对其认为不符合医疗伦理和法律规定的医疗决定和行为寻求司法救济[51]。

4.3 医疗的紧急情形

医疗的紧急情形是指在患方的生命或身体健康危在旦夕时，需立即予以救急医疗，否则患者必然有生命危险，但是在此情况下无法取得有同意能力人的有效同意。在此情形下，探求患者的意思已不再实际，患者的知情同意不再适用，或者被认为是“默示的”同意[52]。在这方面，我国立法是以设定相应法定义务主体（执业医师），对急危患者采取紧急措施进行诊治，不得拒绝急救处理，如《中华人民共和国执业医师法》第二十四条之规定。在抢救生命垂危的患方等紧急情况下，医师不可能像在正常情形下那样对患方的病情及症状进行详细的检查和诊断，而只能凭借自己的经验和技术对病症迅速作出判断并及时安排抢救，以尽可能排除危险，挽救患方的生命。

医疗紧急救治原则应当考虑以下因素：①若等待患者或其法定代理人同意，极有可能耽误治疗的最佳时机，从而可能导致患者的生命和健康受到极大的损害。②在危急情况下，法律推定患者同意的内容应当是医师救助自己的健康和生命，而医师未经患者同意即实施的救助行为也是符合患者的本来目的，因此，在患者的生命受到严重威胁时推定医师的行为获得了患者的同意[53]。紧急情况下的推定同意必须符合以下三个条件：①患者当时由于客观情况无法给出同意。②患者正面临不能拖延的严重危险。③以理性人的标准判断，患者在这种情况下会表示同意[54]。《中华人民共和国侵权责任法》第六十条第二款也明确规定，医方在抢救生命垂危患方等紧急情况下已经尽到合理诊疗义务的，可以作为免责事由。因为作为一项法律原则，医疗知情同意规则本身并不是目的而只是手段，它的运用要受到其目的的限制和制约。在此情形下，医师的思维能力、判断能力和预见能力低于正常情形是不争的事实，其注意义务也应低于一般的医疗情形。

5 小结

总之，我国目前正处于经济转型期，知情同意作为一项有利于实现医疗目的的私法原则，具有其独立的利益设计和价值取向。我国在立法上一直在不断加强对患者权利的保护，特别是随着《中华人民共和国侵权责任法》的进步，法律规定趋于完善，但仍然存在很多立法上未予以解决和确定的问题。我国在医患矛盾凸显的当下，医疗知情同意所包含的丰富内容和细致规则还有待于理论和实践的进一步明确、细化和完善。

参考文献和注释

[1] 程杰. 医疗知情同意的台湾经验与启示. 科技与法律, 2013, (1):13.
[2] 艾尔肯. 论医疗知情同意理论. 河北法学, 2008, (8):81.
[3] 刘昂. 论医疗知情同意权的历史嬗变及法律启示——来自美国医疗诉讼案例的考察. 河北法学, 2015, (4):177.
[4] 王元昆. 美国医疗知情同意案例评介. 医学与哲学(人文社会医学版), 2003, (1):26.
[5] 刘宇, 王北京, 邓利强, 等. 医疗知情同意权概述. 中国医院, 2008, (4):2.
[6] 王利明. 侵权责任法研究(下). 北京: 中国人民大学出版社, 2011:394.
[7] 苏玉菊. 患者生命权与知情同意权冲突之解决——基于法律解释的视角. 清华法律评论, 2013, (2):107.
[8] 马特. 民事视域下知情同意权的权利基础及规则建构. 江汉论坛, 2014, (5):133.
[9] 周友军. 论中国侵权法上的知情同意规则. 北京航空航天大学学报(社会科学版), 2011, (4):63.
[10] 黄丁全. 医事法. 北京: 中国政法大学出版社, 2003:265.
[11] 刘宇, 王北京, 邓利强, 等. 医疗知情同意权概述. 中国医院, 2008, (4):2.
[12] 马齐林. 论医疗告知义务——以经济学和法学为视角. 当代法学, 2008, (1):86.
[13] 陈正山. 医疗诉讼中违反“知情同意”损害赔偿问题研究. 法律适用, 2005, (10):19-23.
[14] 赵西巨. 我国侵权责任法知情同意条款评析. 中国卫生法制, 2010, (3):48.
[15] 翟方明, 张跃铭. 侵权责任法背景下的医疗告知义务与法律风险防控. 湖北社会科学, 2011, (4):165.
[16] 杨立新. 侵权责任法改革医疗损害责任制度的成功与不足. 中国人民大学学报,

2014, (4):10.
[17] 龚赛红. 医疗损害赔偿立法研究. 北京: 法律出版社, 2001:171.
[18] 陈聪富. 告知后同意与医师说明义务. 月旦法学教室, 2009, (82):66-80.
[19] 祝彬. 侵害患者知情同意权侵权责任研究. 湖北经济学院学报, 2012, (6):108.
[20] 王竹. 解释论视野下的侵害患者知情同意权侵权责任. 法学, 2011, (11):95.
[21] 赵西巨. 我国侵权责任法知情同意条款评析. 中国卫生法制, 2010, (3):50.
[22] 原永红, 裴绪胜. 侵害患者知情同意权的损害赔偿研究. 法学杂志, 2009, (7):76.
[23] 苏力. 医疗的知情同意与个人自由和责任——从肖志军拒签事件切入. 中国法学, 2008, (2):3-27.
[24] 黄丁全. 医事法新论. 北京: 法律出版社, 2013:270-218.
[25] 王岳. 医事法. 2版. 北京: 人民卫生出版社, 2013:73.
[26] 杨立新. 医疗损害责任构成要件的具体判断. 法律适用, 2012, (4): 20.
[27] 张里安, 刘京. 论未成年患者知情同意权之民法构建——兼评我国医疗领域相关规定. 太原理工大学学报(社会科学版), 2013, (3):37.
[28] 艾尔肯. 论医疗知情同意理论. 河北法学, 2008, (8):83.
[29] 金玄卿. 韩国的医师说明义务与患者知情同意权. 法学家, 2011, (3):163.
[30] 王岳. 医事法. 2版. 北京: 人民卫生出版社, 2013:78.
[31] 艾尔肯, 秦永志. 论医疗知情同意书——兼评《中华人民共和国侵权责任法》第五十五条、第五十六条的规定. 东方法学, 2010, (3):112.
[32] 刘昂. 美国医疗知情同意权的历史嬗变及法律启示. 湖湘论坛, 2015, (2): 96.
[33] 陈燕红. 困境与出路: 我国患者知情同意权法律保护与适用的完善建议. 河北法学, 2014, (2):135.
[34] 黄丁全. 医事法. 北京: 中国政法大学出版社, 2003, 272.
[35] 孟强. 论患者知情同意权. 中国地质大学学报(社会科学版), 2013, (2):79.
[36] 祝彬. 论医疗知情同意权的代理行使. 医学与哲学(人文社会医学版), 2013, (11):60.
[37] 王竹. 解释论视野下的侵害患者知情同意权侵权责任. 法学, 2011, (11):96.
[38 张维帅, 尹梅. 论医疗干涉权与知情同意权的冲突. 中国医学伦理学, 2013, (5):587.
[39] 袁雪, 李娜. 患者知情同意权代理行使的法律思考. 医学与哲学(人文社会医学版), 2013, (1): 64.
[40] 黄丁全. 医事法新论. 北京: 法律出版社, 2013: 219.
[41] 黄丁全. 医事法. 北京: 中国政法大学出版社, 2003: 287.
[42] 黄丁全. 医事法新论. 北京: 法律出版社, 2013: 232.
[43] 刘晓燕. 患者知情同意权探析——兼评《中华人民共和国侵权责任法》第五十五条、第五十六条的规定. 前沿, 2012, (10):50.
[44] 秦雅静. 患者权利的法律保护——以医疗知情同意权为视角. 河南科技大学学报(社会科学版), 2014, (5):101.
[45] 强美英. 医疗知情同意的法伦理思考. 医学与哲学(人文社会医学版), 2010, (5):15.

[46] 张雪. 知情同意权和特殊干预权的冲突及平衡. 中国医学伦理学, 2009, (2):34.
[47] 全国人大法工委民法室.《中华人民共和国侵权责任法》条文解释与立法背景. 北京: 人民法院出版社, 2010: 220.
[48] 王竹. 解释论视野下的侵害患者知情同意权侵权责任. 法学, 2011, (11):100.
[49] 苏玉菊. 患者生命权与知情同意权冲突之解决——基于法律解释的视角. 清华法律评论, 2013, (2): 110.
[50] 李燕. 未经同意的治疗: 知情同意权的相对性——兼评《中华人民共和国侵权责任法》第五十六条. 法学论坛, 2011, (5):31.
[51] 满洪杰. 作为知情同意原则之例外的紧急专断治疗——"孕妇死亡"事件舆论降温后的思考. 法学, 2008, (5):135.
[52] 艾尔肯. 论医疗知情同意理论. 河北法学, 2008, (8):85.
[53] 金玄卿. 韩国的医师说明义务与患者知情同意权. 法学家, 2011, (3):158-159.
[54] 刘昂. 论医疗知情同意权的历史嬗变及法律启示——来自美国医疗诉讼案例的考察. 河北法学, 2015, (4):183.

“共同决策”模式初探
——以恶性肿瘤治疗为例

高　峰　黄媛媛　魏智民　丛亚丽

医患“共同决策”模式的提出考虑了患者的个体性及价值取向，有利于达成最适合患者的个体化治疗方案，由医师和患者共同参与临床决策已经得到了国内外医疗界与学术界的广泛认可。不过，这一模式在我国的医疗实践中，尤其是在对恶性肿瘤的重大医疗决策中具有一定的特殊性。

1 医患“共同决策”模式的相关研究及述评

“共同决策”模式在本质上体现了对患者自主权利的尊重。然而，中西方对个人自主权的理解存在差异，中国更加认同“家庭自主权”，强调家庭成员在医疗决策中的参与和责任，认为患者的自主权实际上被隐含在家庭自主权之中，由患者和医师两方参与的“共同决策”模式可能并不适用于我国[1-2]。国内的一些文献探讨了家属在共同决策中的作用，强调参与治疗决策的主体应该是患者、医师与家属。这些研究基于我国的文化传统，肯定了家属在治疗决策中的地位和作用[3-5]。然而，这些研究都忽略了几个问题，这些问题在恶性肿瘤情境下尤为突出。

第一，“共同决策”模式的概念假设所有的患者都能获取决策相关的信息，但是这种假设并不一定成立。实际上，恶性肿瘤患者常常被不同程度地隐瞒病情。在“共同决策”模式中，患者真正参与决策的有效性

高峰，解放军 305 医院，主任医师，研究方向为临床医学与医学伦理；黄媛媛，北京大学医学人文研究院，博士研究生，研究方向为医学伦理学；魏智民，解放军 305 医院，副主任医师，研究方向为临床医学；丛亚丽，教授，研究方向为医学伦理学。

被不同程度地削弱了，进而导致他们不能在自己的决策范围内发挥应有的作用。

第二，以往的“共同决策”模式仅仅强调了患者在决策中的自主权利，却忽视了患者及家属超越其决策范围而干涉医师专业判断的情况。这种情况在我国的医疗实践中并不少见。

第三，这些探讨常常将医患关系紧张的根源指向医师对患者的家长式干预，然而，在恶性肿瘤情境下可能并非如此。由于治疗费用高昂，以及治疗效果具有较大的不确定性，在紧张的医患关系下考虑自我保护的医师往往不愿意干预患者的决定，甚至不愿意在不同的治疗方案之间表达自己的倾向，因此，医师的家长式干预或许并不普遍存在。由此导致的问题是，医师可能并没有在共同决策中充分发挥应有的作用，只是简单地提供相关的医疗信息，而将如何选择的难题完全交给了患者和家属。这一做法并没有履行医师应尽的职责。因此，对“共同决策”模式的探讨还需要进一步界定医师的职责范围。

第四，“患者”与“家属”常常被当作一个整体，形成与医师相对立的“患方”。这些探讨更多地展示了医师与“患方”之间的关系，而忽视了在“患方”这个整体内患者的利益与家属的利益之间可能存在的矛盾。尤其是在恶性肿瘤治疗中，往往会出现患者的利益与家庭其他成员利益之间的冲突，简单地将家属看作是患者最佳利益代言人的做法可能并不合理。因此，在“共同决策”模式中，有必要进一步划清患者与家属之间的界限。

为了对实际情况进行更全面、客观的考察，2014年12月至2015年2月，社会科学基金项目“重症群体治疗中的医学伦理学研究”课题组研究人员从北京市两所三甲医院的肿瘤内科病房中选取了11组住院患者、家属及医师作为受访对象，分别了解三方参与治疗决策的方式与程度，在决策过程中考虑的主要因素，以及对不同因素的权衡和其背后的原因。本文在文献研究的基础上，结合调研发现，应用生命伦理学相关理论，就“共同决策”模式中如何划清患者、医师和家属决策范围这一问题进行了探索性的研究。

2 患者与医师之间的决策界限探讨

2.1 理想的医患“共同决策”过程

在比较理想的决策模式中，患者充分信任医师的专业判断，医师也充分尊重患者的价值观和主观意愿。在为患者提供治疗方案的过程中，医师首先以恶性肿瘤临床治疗指南作为前提依据，考虑患者的身体素质、肿瘤类型、分期以及心、肝、肾等的功能状态，结合自己的临床经验，参照最新的临床研究进展，从医学专业的角度确定针对某个患者的最佳治疗方案。之后，医师需要与患者或家属沟通，一方面，将最佳治疗方案的用药依据、总体获益水平、可能的风险、不良反应及治疗费用等信息告诉患者或家属。另一方面，医师需要询问患者或家属的意愿。患者或家属在充分理解这些信息后，考虑是否愿意为了获得这个方案可能达到的效果而接受该方案的费用、风险及不良反应。对于经济状况不太好的患者，医师需要知道他们能够或愿意在治疗上投入多少，从而帮助他们选择其经济承受范围之内的、经过综合权衡后的“最佳治疗方案”。例如，在充分告知相关信息后，如果患者只愿意选择医保范围内的药物，那么医师就应该尽可能地在医保范围内帮助患者选择最适合的治疗方案。如果与治疗效果相比，患者更加重视某些其他价值，并且能给出充分理由，那么医师需要适当地调整治疗目标，在遵循患者意愿的情况下做到最好。在这个过程中，医师没有干预患者的偏好，患者也没有干预医师的专业判断，这是一种比较理想的共同决策过程。根据治疗效果及患者的反应，需要不断地调整治疗方案，医患之间也需要反复沟通，他们之间的信任关系在“不断磨合与不断巩固”中逐渐建立并加强，这样就有利于实现医患信任与治疗效果之间的良性循环。

2.2 医师应该为患者参与决策提供充分的信息支持

一些研究显示，患者参与治疗决策的意愿与医师的决策风格有关[6]，并且患者参与决策的积极性与其获取的信息量呈正相关[7-8]。针对国内患者的相关研究也得出了类似的结论[9-10]。因此，医师对患者在治疗决策中消极表现的尊重并不是对其自主性的真正尊重。医师应该为患者提供更充分的信息，鼓励患者作出一个最符合其意愿的选择。医师的告知总是会有疏漏，患者的理解也总会有偏差，但不能因此就否定某些患者自主选择的合理性，也不能因此就认为理解能力好的患者才能够发挥更多的自主性。患者对相关信息的理解往往随着治疗的进行而逐渐深入。即便是那些具备足够知识与能力的患者，由于他们缺乏医师所具备的专业知识及临床经验，在治疗初期也不能很快地理解全部相关信息，进而通盘考虑作出最恰当的决定。此外，如果没有亲身经历，即使医师充分告知，在治疗之前患者也不能将全部后果预想得与在实际体验中的一样。恰当的做法是，医师与那些理解能力较差，或者患病初期的患者交流时，应该给予他们更多的耐心，使用更加简单、易懂的语言反复沟通，直到确定患者已经理解了其应该理解的基本信息。

2.3 患者不得干涉医师的专业判断

无论医师如何跟患者交流，医学知识的专业壁垒始终存在，患者对治疗方案的理解总是有限。加之我国的医患关系并不乐观，患者或家属对医师往往缺乏信任，导致干涉医师专业判断的现象时有发生。无法否定的事实是，医师掌握了医学信息和专业知识，应该最有能力站在患者的角度为其选择最适合的治疗方案，患者不应该轻易迈出自己的决策范围去否定或干涉医师的专业判断。没有患者的信任，就没有医师的决定权，没有权力的医师也就不可能负起医师的责任。在医学专业知识和临床经验层面，医师的适当权威与患者的适当依赖是必要的。如果过分强调患者群体的弱势地位，进而使患者或家属对医师专业判断的干预合理化，那么，医师在对待患者时只能如履薄冰，进而使医患关系变得更加敏感。当患者深信某种道听途说但未经验证的信息而坚持要求某种明显错误的治疗方案时，在医师的再三劝导依然无效的情况下，一个负责任的医师应该拒绝其要求。患者自主权利的实现不应该以牺牲医师最基本的职责为代价，放任患者的错误选择并不是对其自主权利的真正尊重。

2.4 适当干预患者的不恰当决定是医师的职责

在大多数情况下，与其他人相比，有自主行为能力的个体对其最佳利益的判断更为准确，进而能够作出最佳选择。然而，并非每一个人在任何决定面前都能作出恰当的决定。医师只能在一定的治疗原则范围内考虑患者的价值观与主观意愿，从而在一定程度上保障患者不会做出事后令其感到后悔或遗憾的决定。当恶性肿瘤患者因为不清楚自己病情的严重程度而选择放弃某种治疗时，医师应该进行适当干预。这时，对患者"实质性非自愿"[11]决定的干预至多是一种较弱的、可辩护的家长式行为。一个人的决定能力在不同时刻会发生改变，例如，在受到惊吓或在某种情绪的强烈干扰下，患者可能无法理智、客观地作出决定。在某种程度上，这种决定同样是"实质性非自愿"的，对患者进行理性的劝说与适当的心理辅导是有必要的。当患者拒绝医师的治疗建议时，应该引起医师的额外警惕与怀疑。这是对充分尊重患者自主性的一种保障机制，而非妨碍。"医师支持或者建议某种治疗，这是出于他们的职责。一些医师错误地认为这些行为是家长式的，需要得到辩护。这种误解可能会阻止他们以一种完全恰当的方式行动。"[12]当某种建议或者说服既非强制，也不具有欺骗性质时，不仅不需要辩护，而且还是医师应尽的职责。

3 患者与家属之间的决策界限探讨

3.1 家属在信息告知中的恰当行为

在访谈中，大部分患者都希望知道自己的全部病情，他们希望面对现实，而不是一直处于猜疑与不安中。有些患者表示能够理解家属对其隐瞒病情的做法，但实际上他们并不希望自己被隐瞒病情。例如，在某次访谈中，家属坚持认为向患者隐瞒病情是更好的做法，而患者表示其实他早已知道家人在隐瞒病情。对病情的猜疑给他带来了很大的心理压力。当一次无意间听到家属与医护人员的对话而得知自己的病情之后，经过短暂的心理调适，他开始安排好自己的工作，并调整好今后的生活计划。他感到在知晓病情后，自己的状态变得更好了。

获知患者对知晓真实病情及预后的意愿是存在困难的。医师的普遍做法是将告知的难题交给家属，而家属很少根据患者的特点及意愿去权衡是否告知，以及如何告知会获得更好的结果。他们往往倾向于选择“隐瞒”这一更加保守、简单的做法。不伤害原则与有利原则在实践中成功地为隐瞒病情提供了合理论证，而尊重自主性原则却没有发挥应有的作用。向患者隐瞒病情已经成为过于普遍的做法，以至于它不再是在具体情形下对不同道德规则谨慎权衡的结果。如今恶性肿瘤已经不再等同于绝症。随着医疗技术的发展，人们对生活质量要求的提高，以及人们自主意识的增强，可能需要重新去权衡隐瞒病情所带来的利弊关系，需要重新反思普遍的隐瞒行为。本文基于后果论的立场认为，无论是普遍隐瞒，还是普遍告知，可能都是欠妥的，家属应该结合患者自身的特点来选择告知的方式。当经过慎重的权衡，认为隐瞒病情确实对患者更有利，或者当患者主动要求不想知道自己的病情时，隐瞒是合理的选择。此时家属需要在尊重医师专业建议的同时关注患者的感受及意愿，进而代替患者作出更好的治疗决策。此时，医师应该监督家属的决定，尽量避免家属的决定违背患者的利益或愿望。这就要求法律能够为医师提供更多的保护，以消除他们对来自患者家属医疗纠纷的担忧。

3.2 家属在决策中的“支持”与“矫正”作用

在恶性肿瘤共同决策中，家属的参与对患者的决策起到了辅助与支持作用。患者在得知病情后，情绪出现波动，并可能持续向负面发展，进而做出一些极端的事情。此时家属应该对患者进行适当的心理疏导，经过适当的心理调适，患者通常能够积极地面对现实，进而积极地参与决策。当患者因为“决策短视症”[13]而对长远利益和眼前利益作出一个明显不恰当的权衡，并且明显违背了医师的治疗建议时，或者当患者在面临家庭利益与纯粹的自我健康利益之间的冲突作出不恰当的自我牺牲时，家人的劝导会起到一定的矫正作用。此外，家属为患者提供足够的心理支持，做好日常护理，都有利于患者在决策中作出更好的决定。

受访的患者和家属都希望为了彼此的利益而做出更多的牺牲，进而导致他们在参与治疗决策的过程中表现出不一致的看法。例如，家属通常表示愿意倾家荡产卖房子为患者看病，而患者普遍不同意这一做法。不过，从医师那里，还可以了解到其他类型关系的患者和家属。在这种关系中，当两者的利益相互冲突，需要一方做出牺牲的时候，患者或家属更加关注自己的利益，而非对方的利益。

对患者的治疗很可能伴随有家庭其他成员利益的牺牲，或许不能仅仅为了尊重和满足患者的意愿而支持付出与获益过于不成比例的治疗决策。例如，不能以严重牺牲家庭利益为代价，换取只可能为患者带来的微小收益。目前存在很多问题，如患者应该在多大程度上考虑家属的利益，家属应该在多大程度上为支持患者的治疗做出牺牲；如何在给予患者参与治疗决策以充分尊重的同时，又能适当地维护家庭的利益。尽管目前这些问题还难以定论，但家属的参与有利于更好地平衡各方的利益关系。

3.3 家属应鼓励患者积极参与决策

当患者希望家属代替自己作决定时，这本身就是一个自主选择。一些学者以不同的方式对美国生命伦理学"自主的胜利"表示悲哀。他们指责自主的支持者强迫患者作出选择，即使许多患者并不想获得有关病情的信息或者不想自己作出决定[14]。不过，在我国情况有所不同。恶性肿瘤患者普遍习惯于由家属来主导决策。这种传统或习惯在一定程度上使患者过于依赖家属而没有去仔细权衡自己的利益。一项实证研究发现，家人参与决策对患者感知参与决策行为有部分消极影响，即当有家人积极帮忙选择治疗方案时，患者会形成依赖思想，进而把决策权交给家人。最终，患者参与决策的程度将会降低[15]。此外，考虑到我国的文化传统与当今的医疗环境，在医疗实践中医师常常首先默认由家属来代替患者知情及决策。这种行为更多地助长或维持了患者对家属的依赖性。患者在决策中之所以有消极倾向，可能只是由于他们已经习惯于我国传统文化对个人自主性在某种程度上的压抑，他们参与决策的意愿和能力还需要得到鼓励与培养。

4 小结

本文基于由患者、医师和家属三方共同参与的决策模式，以恶性肿瘤为例，进一步对该模式进行了更具体、深入的描述及解读，尝试在三方决策主体之间划出一定的界限，以期各方在其决策范围内，既能履行各自的责任和义务，又不会随意跨出其决策范围而干涉他人的合理判断。医师应该为患者参与决策提供足够的信息支持。同时，患者在充分表达个人意愿与偏好的同时也不能干涉医师的专业判断。当患者作出了不恰当的决定时，进行适当的干预是医师应尽的职责。家属的参与对患者的决策起到了“支持”与“矫正”的作用。在信息告知过程中，家属应该根据患者的意愿和特点选择是否告知以及告知的方式，而非仅仅采取隐瞒的方式。家属的过多参与可能使患者在共同决策中的自主性没有得到充分发挥，医师和家属应该为患者参与治疗决策提供更多的鼓励与支持。

［本文已发表，具体请见：高峰，黄媛媛，魏智民，丛亚丽．“共同决策”模式初探——以恶性肿瘤治疗为例．医学与哲学（B），2017,(04)：1-4.］

参考文献和注释

[1] 邱杰. 当代医患纠纷的伦理域界. 北京: 北京师范大学出版社, 2011:102.
[2] 雷锦程. 病人自主性与家庭本位主义之间的张力. 医学与哲学(人文社会医学版), 2008, 29(03):9-12.
[3] 李泉. 论家庭在医疗决策中的作用. 山东: 山东大学, 2013.
[4] 黄忠, 张广森. 论家庭对患者自主决策的干涉. 中国医学伦理学, 2011, 24(04): 468-469+474.
[5] 黄忠. 病人自主与家庭决策的冲突情境及其解决策略. 天津: 天津医科大学, 2012.
[6] McKinstry B. Do patients wish to be involved in decision making in the consultation? a cross sectional survey with video vignettes. BMJ, 2000, 321(7265): 867-871.
[7] Nease RF, Brooks WB. Patient desire for information and decision making in health care decisions: The autonomy preference index and the health opinion survey. Journal of General Internal Medicine, 1995, 10(11): 593-600.
[8] Wallberg B, Michelson H, Nystedt M, et al. Information needs and preferences for

participation in treatment decisions among Swedish breast cancer patients. Acta Oncologica, 2000, 39(4): 467-476.

[9] 丁媛. 中国病人参与治疗决策现状及影响因素研究. 长沙: 中南大学, 2011.

[10] Zhang YH, Su HX, Shang L, et al. Preferences and perceived involvement in treatment decision making among Chinese patients with chronic hepatitis. Medical Decision Making, 2011, 31(2): 245-253.

[11] 汤姆·比彻姆, 詹姆斯·邱卓思, 著. 李伦, 译. 第5版. 生命伦理学原则. 北京: 北京大学出版社, 2014: 176.

[12] Gert B, Charles M, Clouser K. Bioethics：A return to fundamentals. Oxford: Oxford University Press, 1997: 203.

[13] 詹姆斯G·马奇, 著. 王元歌, 章爱民, 译. 决策是如何产生的. 北京: 机械出版社, 2014: 179-181.

[14] Edmund D, Pellegrino. The practice of autonomy: Patients, doctors, and medical decisions. Theoretical Medicine, 2000, 21(4): 361-365.

[15] 丁媛. 中国患者参与治疗决策现状及影响因素研究. 长沙: 中南大学, 2011.

第四部分　医患关系与医疗过错

英国侵权法视野下中国医疗过失的流变与展望

王　岳

1 英国侵权法中的医疗过失

在英国侵权法中，实际上，“过失”与“注意义务”就是同义语。该理论起源于英国，也是通过司法判例确立起来的，可追溯到中世纪的普通法[1]。但此时还没有提出注意义务的概念。1932 年，在多诺诉史蒂文案（Donohue V. Stevenson）案中，阿科金（L. Akin）法官最早提出了“注意义务”（duty of care）这一概念和判断原则。所谓注意义务，就是行为人应当采取合理的谨慎，以使他人的人身或财产免于损害的一种义务。在多诺诉史蒂文案后，注意义务逐步从邻居间扩展到了很多职业者的身上，自然也包括医师在内。虽然在英国传统侵权法中，医疗过失是侵权法中过失侵权的一部分，但现在大有从侵权法中独立出来的趋势[2]。

1.1 从 Bolam 测试到 Bolam/Bolitho 测试的流变

1.1.1 Bolam 测试

提及医师是否尽到注意义务的最主要测试，就是 1957 年博勒姆诉费厄恩（Bolam V. Friern 案，以下简称“Bolam 案”）案。一名 54 岁的男子 Bolam 先生患有抑郁症。在没有麻醉的情况下，被告知需对其进行电休克疗法。Bolam 先生签署了一份治疗同意书，但他并不知道该治疗方法可能有造成骨折的风险（发生概率约为 1∶10 000）。在诱导癫痫抽搐阶段，Bolam 先生发生了骨盆骨折。Bolam 先生认为，医

王岳，北京大学医学人文研究院院长助理，副教授，法学博士，北京大学法学院硕士生导师。

师当时没有使用肌肉松弛药，也没有提供保护性束缚支持。法院委托的医学专家们一致认为，如果对 Bolam 先生进行了麻醉，就不会发生骨折。然而，他们也承认当时有两种方法：一种是麻醉，另一种是不麻醉，而这两种方法都是被目前行业所认可的。本案的麦克奈尔（L. McNair）法官给陪审团的指示中是这样写的：

“所谓测试标准，就是通常能熟练操作某一技能的从业者所应达到的标准。一个从业者不必具有最好的专业技能，法律规则就是如果这位从业者实施了一般同行的通常技能，这也就足够了……发生医疗过失就意味着没有达到当时普通医师所拥有的合格技能……可能会有一种或者更多完美而恰当的标准，但如果一个医务人员符合了这些适当的标准之一，他就应不算是疏忽。如果医师的医疗行为是负责任的同行可以接受的做法，那么他就没有责任……在诊断和治疗的领域，应该给出充分的空间容纳不同的观点，不能仅仅是因为他的结论与其他专业人士的观点不同，就承担过失责任。”[3]

法官认为可以协助作出医疗过失判断的医学专家应当具有“3R 标准”，即负责任的（responsible）、合理的（reasonable）及受人尊重的（respected）。Bolam 案后，判断医疗过失的“Bolam 测试”被适用于各类医疗专业人士是否尽职的案件审判中。举个例子，一名医师怀疑患者很可能患有结核病，但也有可能是肺癌。医师选择了不去等待诊断结核病的痰液测试的结果，而是立即进行了诊断肺癌的纵隔镜活检。这种检查有发生并发症的风险。假设患者发生了并发症，而最终纵隔镜活检的结果是阴性，患者最终被确诊为结核病。有的医师出庭证明在这个病例中上述检查过程是正确的，他们同意这位医师的做法。那么，即使法官并不太赞同这些医师的证词，但是也不得不以专家证言作为认定是否存在过错的依据。所以，Bolam 测试显然是有利于医学界的，即一个医师只要认真地实施了其他医师在同样情景下会采取的做法，该医师就不用负过失责任了。这里的其他医师也许只是少数医师，仅仅是一个很小的数目[4]。

1.1.2 对 Bolam 测试的质疑

Bolam 案虽然经常被引用，但是 Bolam 测试是由医学专家证人进行的，而专家几乎总是来自医学界。因为 Bolam 测试是一个以医师为基础的测试，一直受到一些学者、评论家和社会公众组织的批评。甚至还有人说，法院运用 Bolam 测试就是对保障患者权利的失职[5]。

特别是当专家证人往往没有换位思考，忽视了患者的感受，而只依据医师的工作习惯作出结论时，更容易受到质疑。所以常常出现这样的情况：通过了 Bolam 测试，患者却没有得知显然应该被告知的治疗风险。这些损害患者自主权的做法，越发使司法机关对 Bolam 测试提出质疑。特别是，当时英国判断临床合理性的 Bolam 测试与美国当时的标准有所不同。美国法官不是运用医师标准进行过错测试，而是根据患者平均的合理预期对医师是否履行告知义务进行判断。

1.1.3 Bolam/Bolitho 测试

对 Bolam 测试的挑战，最具指引意义的当属 Bolitho 案。Bolitho 是一名患有哮喘的 3 岁儿童。入院后出现过三次呼吸困难。前两次一位麻醉医师来会诊并决定暂时不需要插管。打电话叫第三次会诊时，这个麻醉医师并没有参加，原因在于她会作出同样不需要插管的决定。Bolitho 最终死亡。威尔金森（Wilkinson）法官判决如下：

“法院不应受约束地去认定，一位被告医师仅因为提供了数位医学专家的证言——这些专家真诚地认为被告的治疗或诊断符合恰当的医疗做法——就可以摆脱对其过失治疗或诊断应负的责任。

在绝大多数情况下，杰出专家独到见解的事实将证明这一观点的合理性，尤其是采用特定疗法的相关风险和利益评估时。但如果在罕见的情况下，当法院发现被告医师所持有的行业观点经不起逻辑分析，是不合理的、不负责任的，法院就可以认定被告医师存在过失，尽管他的观点存在支持者。”

"3R 标准"的医学专家的观点，即认为被告方医师按照被接受的医疗行为做事，确实是一个非常重要的证据，但是不一定足够。经法院检查，如果医学专家的观点没有"逻辑基础"(logical basis)，则没有逻辑上的支持；相应的风险和受益可能没有被正确地权衡和评估；可能没有合理的原因去冒这个风险；也许没有很好地利用医学知识；也许所用的医学知识已经过时或者正在过时；也许替换成另一种措施会更简单易行，且可更加便宜地预防医疗风险的发生。

所以从 Bolitho 案开始，法官在临床过失认定和法律过失认定之间划出了分界。根据案例的特别情况，临床过失也许是或者也许不是得出法律过失的结果。当然，相关临床过失认定仍由医学专家根据 Bolam 测试得出，但法官将努力用逻辑分析和评判性评价来重估医学专家的结论，遂产生了医疗过失判定新标准——Bolam/Bolitho 测试。现列举几例比较典型的适用于"Bolam/Bolitho 测试"的案件[7]。

1.1.3.1 某患者跌倒后头部受伤，昏迷半小时。患者被收入入院，但第 2 天就出院了。回家后他的身体状况持续不佳。他的家庭医师前来检查，建议他在家休息。后来其病情突然恶化，随后因头骨骨折而采取急救手术并导致其瘫痪。尽管医学专家的证言支持医师，但法庭最终认为既然存在风险，并且可导致严重的后果，虽然风险很低，而且医院的设施十分完备，患者应当被留院观察，因此医师应当承担过失责任[8]。

1.1.3.2 某患者感染了链球菌后，对其采用了红霉素治疗。一般情况下对于链球菌感染首选红霉素治疗。尽管全科医师也知道链球菌对红霉素不敏感，而是对青霉素敏感，但是当时的医学专家证言认为此类感染现行的标准疗法就是首选红霉素。法官认为，既然已经认识到链球菌对红霉素不敏感，而把抗生素换成青霉素既便宜又简单易行，遂不予采信一致的医学专家证言，认定医疗过失成立[9]。

1.1.3.3 某患者时常抱怨胸痛，但是未受到心血管方面的监控和观察，随后导致了心脏骤停和大脑损伤。法庭认为患者未曾接受监测和检查在逻辑上是没有理由的，所以医师应当承担过失责任[10]。

1.1.3.4 某次尸检完成后，某些器官被留作研究。但医师因害怕引起患者家属不安就没有透露这一事实。法院认为这样的行为需要透露给家属并得到其同意[11]。

Bolam/Bolitho 测试似乎没有 Bolam 测试更有利于医方，但却使医方在道德上更趋向于确保患者利益的最大化，这也影响和塑造着他们的临床行为。总的来说，护士和其他医护人员必须抵制以往习惯的诱惑，以患者的最大利益为基础，乐于挑战传统习惯。

1.2 医疗过失并不一定具有应谴责性的特点

在英国侵权法中，合理人标准是完全客观的行为标准，它不是通过被告的主观特征或其他自身特质来判断其行为是否合理，而是根据被告行为的性质作出判断。不管被告是谁，只要他的行为性质一样，判断标准就一样，就是按照同行业平均水平人的行为标准。有学者将其形象地比作“消磁器”，即消除被告的主观色彩或个人色彩，而按照同一的模式对其行为是否合理进行测试[12]。这种测试的后果是：承担赔偿责任的被告并非一定都要在主观上或道德上应受谴责。丹宁（L. Denning）法官在对一个初学驾驶时不慎将自己的指导老师轧伤的女孩进行判决后，很真诚地安慰被告：“完全没有必要陷入对自己进行道德自责的漩涡。”[13]

2 我国立法中医疗过失的流变

2.1《医疗事故处理办法》所界定的医疗过失

1987 年的《医疗事故处理办法》是将医疗事故行为主体的主观过错规定为“因诊疗护理过失”[14]。在 1988 年卫生部制定的《关于 < 医疗事故处理办法 > 若干问题的说明》中，将诊疗护理过失分为了疏忽大意过失和过于自信过失，并提出“构成医疗事故过失行为，必须具有违法性和危害性双重特点。违法性：在医疗事故中主要是指违反诊疗护理规章制度和技术操作规程。这些可以是成文的，也可以是约定俗成大家都在实践中遵循的。”可见，《医疗事故处理办法》界定的医疗过失仅指“诊疗护理过失”，而对应的判断标准就是“诊疗护理规范与常规”。

2.2《医疗事故处理条例》所界定的医疗过失

2002年《医疗事故处理条例》在起草过程中，司法机关指出“诊疗护理规范与常规”不足以涵盖所有的医疗过失，如果医务人员连法律规定的对于他人的权利与利益的一般性法律义务都没有尽到，则其行为显然属于重大过失[15]。起草机关提取了上述意见，遂将判断医疗机构和医务人员医疗过失的标准修改为：“医疗卫生管理法律、行政法规、部门规章和诊疗护理规范、常规。”[16]

2.3《中华人民共和国侵权责任法》所界定的医疗过失

在我国民法学界，对侵权行为的构成要件虽有“三要件说”和“四要件说”之别，但这两种说法均承认过错是侵权行为构成的必备要件。除了少数学者坚持过错是一种行为和客观概念外，绝大多数学者认为，过错就其属性而言，是人的主观心理状态，因而是主观的概念[17]。当然，还有学者坚持过错是一个主、客观因素相结合的概念[18]。虽然主流观点认为，过错是主观的概念，但对过错的判断标准却呈现客观化的趋势。所谓过错标准，是指用什么来判断侵权人实施侵权行为时是否具有过错。英国侵权法是以“应当达到的注意程度”作为过错判断之标准的，而“应当达到的注意程度”在理论上又有“主观标准说”和“客观标准说”之争。“主观标准说”是通过判断侵权人的心理状态来确定有无过错。而今占据主流观点的“客观标准说”，则是通过某种客观行为标准来比对侵权人行为，是从侵权人行为的外在表现与特征推定其主观方面有无过错[19]。

2010年《中华人民共和国侵权责任法》正式实施后，如何理解第五十七条所指的“未尽到与当时的医疗水平相应的诊疗义务”[20]是一个非常重要的问题。《中华人民共和国侵权责任法》的主要参与者王胜明认为，第五十七条所指的尽到诊疗义务首先当然包括法律、行政法规、规章以及诊疗规范的要求。但是，即使医务人员完全遵守了上述要求，仍然有可能存在过错，关键看是不是其他医务人员一般不会犯这种错误[21]。类似观点也认为，尽到诊疗义务是指一般情况下医务人员可以尽到的，通过谨慎的作为或不作为避免患者受到损害的义务[21]。也有观点认为，医务人员的注意义务是医务人员最基本的义务，要求医务人员在为患者提供医疗服务过程中，对患者尽到最善良的谨慎和关心，从而保护患者的生命健康不受医疗容许的危险性以外的侵害[23]。有学者认为，医务人员的注意义务包括一般注意义务和特殊注意义务。前者包括合法执业医师均应注意的义务，后者则包括说明义务、告知义务、转医义务、问诊义务及观察护理义务等[24]。还有的学者认为，医务人员在医疗活动过程中承担高度注意义务。通常认为，高度注意义务是比善良管理人的注意义务更高的注意义务[25]。也有学者提出，“当时的医疗水平”不等于“当时的医学水平”，应当考虑地区因素。“当时的医疗水平”不是一个抽象概念，它必须包括广度和深度两个维度。广度就是在当时的医疗水平下注意义务的范围问题，深度就是当时的医疗水平条件下注意义务所要达到的程度问题[26]。

从比较法上看，过错判断标准的客观化确实是20世纪以来侵权法的发展趋向，即从保护受害人的需要出发，减轻受害人的举证负担，使法官对过错的判断更为简便，从而使对过错的判断更好地服务于归责的需要[27]。所以《中华人民共和国侵权责任法》在过错标准上采纳了“客观标准说”理论。“客观标准说”在大陆法上被拟制为“善良家父”(bonus pater familias) 标准，而在英美法上被拟制为“理性人”(the reasonable man)标准[28]。这种法律上拟制的人不是“最高的行为标准”，也不是“一般标准”，而是“中等偏上”的标准，即一个合理谨慎人的行为标准[29]。

3 英国侵权法对我国司法实践中医疗过失的影响与展望

3.1 法院会对医疗技术鉴定意见进行充分质证与审查

2005年施行的《关于司法鉴定管理问题的决定》首次出现“鉴定意见”一词，2013年实施的《中华人民共和国刑事诉讼法》第四十八条体现了我国司法鉴定上的一大进步——将相关法律规定的“鉴定结论”一词改成了“鉴定意见”。有的学者认为，从“鉴定结论”到“鉴定意见”的变化仅是使“鉴定意见”这一用语体现鉴定意见是言词证据的本质，除此之外，再无其他降低鉴定意见证明力的“意思表示”[30]，但是从今年的司法实践可以看出，从“鉴定结论”到“鉴定意见”，是一次证据理念的重大转变，而非文字游戏。法院应当对鉴定意见进行充分质证和审查，并根据质证和审查的效果来决定是否最终采信该鉴定意见。

实际上，医疗纠纷的医疗技术鉴定往往会出现不同专家观点的问题，而从《医疗事故处理办法》到《医疗事故处理条例》，医疗技术的鉴定都遵循少数服从多数制，所以我国的医疗过失认定标准一直是要比“Bolam 测试”严格的。而在《中华人民共和国侵权责任法》实施后，虽然绝大多数法官几乎完全按照医疗技术鉴定意见认定医疗过错，但是也有小部分法官已经开始对医疗技术鉴定意见进行比较充分的质证和审查，并开始尝试干预医疗技术鉴定意见。这一点非常类似 Bolitho 案。法官确实已经开始倾向于用“以患者为中心”的标准来衡量医师是否履行了注意义务。例如，当需要判断医师告知信息是否充分时，法院往往不是推测一个医学专家的看法，而是询问一个理性的患者在此种情形下希望知道什么信息。或者在实践中可以这样解释：“医师自己处于相同的情况下时希望知道什么信息，或者医师的朋友和家人处于类似境地时希望了解什么信息。”

在医疗损害赔偿诉讼中，法官永远是一个艰难的角色，因为他们必须仔细权衡对医疗专业人士的尊重和对患者的同情。虽然法定的注意义务始终应当是相同的，但是在近年来开始有了一个明显的转变，即法院越来越希望通过提高医师的注意义务标准，指引医疗行业不断完善自我，不断改进工作。

3.2 法院应根据具体案情区别适用判决或调解结案

在医疗诉讼中，医疗机构和医务人员往往都非常看重胜诉或败诉的结果，因为在公众和医疗行业观念中，胜诉就是没有过错，败诉就是有过错，似乎民事判决就是一种非黑即白的道德判断。实际上，如前所述，民事侵权中的过错认定标准往往具有一定的超前性或前瞻性，并不一定是对侵权人道德层面的否定。当然，这里特别应当注意的是，过错不等于主观上或道德上应受谴责性，但并非反过来也成立，即并非说应当承担赔偿责任的被告在主观上或道德上都不应当受到谴责，而只是说明主观过错或道德上的应谴责性与过失之间无必然一一对应的关系[31]。

这就需要法院在日后医疗诉讼中恰当地适用“判决”或“调解”结案。如果医务人员违反了现行“医疗卫生管理法律、行政法规、部门规章和诊疗护理规范、常规”的医疗过失，不应当以“调解”结案，而应当通过判决彰显法院对医疗过失的否定态度。但是，如果医务人员虽然没有违反“医疗卫生管理法律、行政法规、部门规章和诊疗护理规范、常规”，但是确实未达到职业者的谨慎注意义务，则应当尽量通过调解结案。

3.3 法律必将加速“家父主义”向“患者中心主义”的转变

实际上，我国目前的临床情况非常类似于30年前的英国，医师不重视尊重患者自主权的现象在临床实践和医学研究中是很常见的。患者有权自己作出决定的想法往往淹没在医疗行业泛滥的家长主义中。而今英国的主流口号已经不再是“医师最懂你”。“医患伙伴关系”是英国政府喜欢的口号。为了确保患者的最大利益，普遍接受的原则是：医师应当与患者协商而不是独断。这种伦理观点的转变最显著地体现在当前行业性和法律性规范中，即要求从有决定能力的患者那里获取知情同意。行业性规范，正如英国医学总会（General Medical Council）所声称的：“成功的医患关系建立在信任的基础上。要建立信任，就必须尊重患者的自主权——由他们来决定是否进行某项医学干预……必须以他们能理解的方式向其提供充分的信息，使他们能够在知情的前提下作出医疗决定。”[32]

就像医方将不会简单地仅因为“负责任同行”的观点认为医师所做的是正确的，继而胜诉；患方也同样不会简单地仅因为“负责任同行”的观点认为医师所做的是不正确的，继而胜诉。在这两种情况下，“负责任同行”的观点虽然重要，但是这种观点并不是自动地等同于法律结论。法官具有对“负责任同行”证言认定和审查判断的权力。显然，从“家父主义”向“患者中心主义”的转变，从专家证人垄断事实认定，向法官介入事实认定，都让医疗行业感觉非常不满和艰难。因为诉讼无疑具有强大的威慑效果，使得在临床工作的人员需要时刻保持警惕。

一直以来，医疗行业堪比一个独立王国，自己制定自己的游戏规则。法官也很尊敬医师。丹宁法官说过：“法律不应该随意评论医疗专业人员。”[33] 医师、护士、理疗师、诊断医师以及其他医护人员都是尊重、科学、拥有重要技能的专业人员。一般来讲，公众十分信任医务人员，这种信任对患者来说也是十分重要的，同时也意味着医务人员不是具有潜在破坏性的诉讼的对象。因此，法官一直在很大程度上也允许医师们设置自己的行业标准，进行集体专业评估，只要其标准能被同伴广泛接受。这样的方式也许会使标准处于很高的水平上，可能仅仅是可以容忍的最低程度。然而，这样的观念就意味着患者很难去证明医师的过失责任。更为可怕的是，这种观念导致医疗行业缺乏不断改进和完善自我的动力。中国的传统司法立场也类似于英国，正处于转变中，即从传统医学主导的立场开始向司法主导的立场转变。尽管法官仍不愿轻易挑战临床标准，但他们似乎更愿意挑战个案中的医师，期待医行业的标准可以更加靠近司法审查的立场。

（本文发表于《医学与哲学》，2016 年，第 12 期。）

参考文献和注释

[1] 〔法〕勒内·达维. 英国法与法国法: 一种实质性比较. 清华大学出版社, 2002: 183.

[2] 徐爱国. 英美侵权行为法学. 北京大学出版社, 2004:103.

[3] Bolam v Friern Hospital Management Committee(1957)1 WLR 583.

[4] De Freitas v O'Brien and Connolly (1995) 6 Med LR 108, CA.

[5] Brazier M & Cave E (2007) Medicine, Patients and The Law. London, Penguin.

[6] Bolitho v City and Hackney Health Authority (1998) AC 232, 241-243.

[7] Burnton J in S v Airedale National Health Service Trust (2003) Lloyd's Med Rep 21, para 66.

[8] Marriott v West Midlands HA (1999) Lloyd's Rep Med 23.

[9] Hucks v Cole(1993)4 Med LR 393.

[10] Hanson v Airedale Hospital NHS Trust (2003) CLY 2989.

[11] Human Tissue Act 2004: The removal and retention of human organs and tissue. Alec Samuels (2004) 72 Medico-Legal Journal 148-150. Av Leeds Teaching Hospital NHS Trust (2004)EWHC 644, Gage J.

[12] 胡雪梅. 英国侵权法. 中国政法大学出版社, 2008: 119.

[13] Nettleship v Weston[1971] 2 QB 691.

[14] 见1987年国务院《医疗事故处理办法》第2条.

[15] 唐德华.《医疗事故处理条例》的理解与适用. 中国社会科学出版社, 2002: 37.

[16] 见2002年国务院《医疗事故处理条例》第2条.
[17] 杨立新. 侵权行为法. 上海: 复旦大学出版社, 2005:114.
[18] 王利明. 侵权责任法. 中国人民大学出版社, 2016: 89.
[19] 张新宝. 中国侵权行为法. 中国社会科学出版社, 1998: 135-136.
[20] 参见2010年《中华人民共和国侵权责任法》第57条.
[21] 王胜明.《中华人民共和国侵权责任法》条文理解与立法背景. 北京: 人民法院出版社, 2010: 221.
[22] 王利明, 周友军, 高圣平. 侵权责任法疑难问题研究. 北京中国法制出版社, 2012: 470.
[23] 奚晓明.《中华人民共和国侵权责任法》条文理解与适用. 北京: 人民法院出版社, 2010: 407.
[24] 龚赛红. 医疗损害赔偿立法研究. 北京: 法律出版社, 2001: 167-168.
[25] 宋伯松、詹森林、张新宝等. 医疗过错举证责任之比较. 台北: 元照出版公司, 2008: 80.
[26] 张柳青, 单国军. 医疗损害责任纠纷裁判精要与案例解读. 北京: 法律出版社, 2012: 188-189.
[27] 王利明. 侵权责任法研究. 北京: 中国人民大学出版社, 2010: 330.
[28] 王岳. 医事法. 北京: 人民卫生出版社, 2009: 88-89.
[29] 王利明. 侵权行为法研究(上卷). 北京: 中国人民大学出版社, 2004: 511.
[30] 张高霞. 从"鉴定结论"到"鉴定意见". 决策与信息, 2016, 441(21): 114.
[31] 胡雪梅. 英国侵权法. 北京: 中国政法大学出版社, 2008: 119.
[32] General Medical Council. Seeking patients' consent: the ethical considerations. London: GMC, 1999:2.
[33] Denning A. The discipline of law. Oxford: Oxford University Press, 1979.

中美药物临床试验中受试者损害补偿制度比较及启示

刘炫麟　曾炳麟

在新药研发过程中，了解药物在人体中的有效性（效能）和安全性（副作用）极为重要，但是在动物试验等药物非临床研究阶段中尚不能满足这一要求。因此，以人为试验对象的药物临床试验有其必要性，但也具有巨大的风险，以造成损害最为典型，既有人身损害，也有财产损害，还有精神损害。为了妥善解决这一问题，在实践中产生了损害补偿制度，并伴随药物临床试验的发展而逐渐成熟。1964 年的《赫尔辛基宣言》确立了药物临床试验“受试者优先”的基本原则，即在涉及人的医学研究中，对受试者权益的保护应该优先于所有其他利益（包括科学和社会利益）。2013 年修订本的第十五条更是明确规定：“应当确保因参与研究受到伤害的受试者能得到恰当的补偿和治疗。”[1] 随后，各国相继建立并完善了有关受试者保护的法律法规。近些年来，随着药物临床试验质量管理国际一体化趋势的加强，各国的药物临床试验管理规范（Good Clinical Practice，GCP）以及相关法律法规对受试者权利的保护趋于完善和统一，但对于受试者损害后的救济却存在显著差异。在我国，本土药物临床试验和跨国药物试验蓬勃发展，与此同时出现了一定数量的受试者维权的诉讼案件，使受试者损害补偿再度引起了广泛关注。本文着重对中美药物临床试验中受试者损害补偿制度进行比较，以期有所启示，促进社会通过制度修补和创新进一步改善医患关系的质量。

刘炫麟，法学博士，首都医科大学副教授，硕士生导师，中国卫生法学会常务理事，主要研究方向为卫生法学；曾炳麟，首都医科大学药学院 2014 级药学专业本科生。

1 损害补偿的法理基础

1.1 康德主义伦理

康德主义主要是一种义务论，其核心是两条“绝对命令”。第一条为：不论做什么，总应该做到使你的意志所遵循的准则永远同时能够成为一条普遍的立法原理。这与孔子所说的“己所不欲，勿施于人”具有相同的道理。第二条为“你的行动，要把你人格中的人性和其他人人格中的人性，在任何时候都同样看作是目的，永远不能只看作是手段”[2]。这两条绝对命令体现了康德主义伦理的核心，即尊重人，这也成为了药物临床试验的基本伦理原则。基于这两条绝对命令，康德提出每个人均有对他人和自己的义务，并进一步分为完善义务（强制性）和不完善义务（选择性）。换言之，在康德的道德体系中，将人作为手段是不道德的。若是健康受试者，在保证其自愿参加和退出的前提下，试验时需要时刻关注他们的健康，并在损害发生时给予补偿。治疗性试验的目的是使患者康复，因此，损害发生后的治疗同样顺理成章。根据不完善义务中的善行（beneficence）原则，研究者应将可能对受试者造成的损害降至最低，并最大程度地让受试者获益，这也是最小伤害原则的内在要求。

1.2 作为公平的正义理论

美国新自由主义政治哲学家罗尔斯（J. Rawls）在其名著《正义论》（*A Theory of Justice*）中指出：“正义否认为了一些人分享更大的利益而剥夺另一些人的自由是正当的，不承认许多人享受的较大利益能绰绰有余地补偿强加于少数人的牺牲。”[3] 实际上，这一正义理论是建立在社会契约基础上的利益分配原则。它提供了一种在社会的基本制度中享有权利和承担义务的方法，确定了社会合作的利益和负担的适当分配。在药物临床试验中，无论受试者出于何种目的参与试验，其在本质上均包含了为大多数人利益而牺牲自己利益的事实。虽然这种行为出于自愿，但是并没有对利益和负担进行合理的分配，因此，给予受试者损害补偿是对利益和负担进行合理化的再分配，是作为公平的正义原则的基本要求。

1.3 风险社会中的风险分配

贝克（U. Beck）于1986年在德国出版了《风险社会——迈向一种新的现代性》（*Risikogesellschaft: Auf dem Weg in eine andere Modern*）一书，首次全面而系统地阐述了“风险社会”。风险社会中的风险可以被界定为系统地处理现代化自身导致的危险和不安全感的方式。贝克强调科学技术带来的生态风险，而现代医药发展引发的风险就是现代化风险之一。贝克认为人类社会已经开始由以财富分配为主题的阶级社会向以风险分配为主题的风险社会转化。贝克同时指出：“由于风险的分配和增长，某些人比其他人受到更多的影响。这就是说，社会风险地位应运而生了。”[4]譬如在药物临床试验中，如果认为申办者和研究者的社会风险地位明显高于受试者，就有悖于公平正义的原则。在财富分配中，再分配是一种实现公平的手段，而在风险分配中，再分配的角色转由损害补偿制度进行承担。

2 中美受试者损害补偿制度比较

2.1 中国

2.1.1 法律法规

在我国，有关受试者损害补偿的明确规定主要集中于《药品临床试验管理规范》（GCP）中。GCP第十四条规定，在知情同意的过程中，研究者或其指定的代表必须向受试者说明，如发生与试验相关的损害时，受试者可以获得治疗和相应的保险补偿。知情同意是保护受试者补偿权的前提，受试者不仅应该知道自己享有补偿权，还应该清楚补偿权的具体内容。可以说，知情同意书决定了受试者对自身补偿权的认识，亦是日后维权的证据材料。GCP第四十七条第四项规定，监查员应“确认所有不良事件均记录在案，严重不良事件在规定时间内作出报告并记录在案”。第十二条规定，伦理委员会在履行监督职责时，应确保“受试者因参加临床试验而受到损害甚至发生死亡时，给予治疗和/或保险措施”。第四十三条规定：“申办者应对参加临床试验的受试者提供保险，对于发生与试验相关的损害或死亡的受试者承担治疗的费用及相应的经济补偿。”这表明，由申办者给予补偿，而申办者的资金来源可由所参与的保险提供。

GCP 对受试者补偿权的保护主要包括三个阶段，即对受试者知情同意权进行保护、试验实施过程中伦理委员会对损害发生和及时补偿的监督以及最终对受试者给予损害补偿的落实方案。值得注意的是，我国《药物临床试验伦理审查工作指导原则》中亦对伦理委员会在受试者损害补偿方面的审查工作有所规定。例如，其附件中的《伦理审查的主要内容》提出，伦理委员会的审查包括“如发生与试验相关的损害时，受试者可以获得的治疗和相应的补偿”“由于参加试验造成受试者的损害 / 残疾 / 死亡时提供的补偿或治疗”以及可以为受试者提供的“保险和损害赔偿”等。不过，在具体的司法实践中，由于 GCP 规定得比较笼统以及规章只能参照适用等诸多局限，对于药物临床试验的损害补偿，需要综合运用民法、合同法或相关医疗法律加以适用，但因药物临床试验既以研究为目的，又兼具治疗性，因而常会陷入十分尴尬的境地。

2.1.2 具体措施及实施现状

2.1.2.1 法律法规的落实。在我国，在从药物临床试验开始申请到受试者正式参与试验的整个流程中，损害补偿常常处于边缘地位。对药物临床试验项目进行申请时，虽然伦理委员会被规定需要审查损害补偿的相关内容，但现行法律法规并没有为损害补偿制定详细的规则，并且为受试者投保并不具有强制性，因此，伦理委员会在审查时很难真正审查出试验实施者能否贯彻落实了损害补偿制度以及如何进行补偿。在提供临床试验保险的试验项目中，同样未对保险合同和保险内容进行实质性的审查。而在知情同意的过程中，研究者或其代表常不能就损害补偿向受试者进行充分的告知与解释。于是，当损害发生时，我国目前的损害补偿制度尚不能为受试者提供强有力的保障。原因有以下几点：①由于没有统一的标准，具体的补偿方法就存在较大的差异。目前，我国常用的补偿方式是免费治疗和经济补偿。②保险制度不完善。一方面，可供药物临床试验保险的公司和险种较少；另一方面，在药物临床试验开始前办理保险的国内申办者比较少。因此，一旦发生受试者损害的事件，常因自身经济状况的影响与限制无力补偿或者补偿不足。③我国尚无专门机构对损害和试验的关系进行认证。事实上，作为最重要审查机构的伦理委员会，一方面，未被赋予该项职责，另一方面，其也不具备相关的能力。

2.1.2.2 我国药物临床试验保险。目前，国际上已将保险作为药物临床试验损害补偿的重要手段。近年来，国际多中心药物临床试验在我国的发展以及国内市场对药物临床试验保险的需求不断增加，通过借鉴美国和欧洲等的相关经验，我国的药物临床试验保险体系开始逐步建立。目前保险公司提供的保险种类主要是药物临床试验责任保险、生命科学综合责任保险、公众责任险、产品责任险、公众责任和产品责任险、无过失补偿、临床试验保险以及商业一般保险等，其中以药物临床试验责任保险为主。投保时，申办者需向保险公司提供最终版本的试验方案和知情同意书样本，由保险公司根据试验方案评估风险高低，并向申办者报价。应当指出的是，尽管我国药物临床试验保险业务正在逐步发展，但由于保险公司普遍对该领域比较陌生以及申办者的投保意识比较低等原因，国内的药物临床试验依然存在保险覆盖率低和险种不完善等问题。综合亚太财产保险有限公司、中国平安、长安责任保险股份有限公司（简称“长安”）和永诚财产保险股份有限公司（简称“永诚”）四家保险公司的药物临床试验责任保险条款可以发现，这些公司均强调特定情形下的免责。例如，对于一些特殊的严重疾病（肝炎和艾滋病等）和试验预期的副作用就不予赔付，但十分注重对严重不良事件（severe adverse event，SAE）的赔付。

国际多中心药物临床试验的复杂性给我国的药物临床试验保险带来了一些问题：一方面，国内保险公司无法满足国外申办者对保险的需求，国外申办者在与国内申办者合作引进的保险时又难以操作。此外，国际多中心药物临床试验的保险说明以英文为主，尽管有时提供中文译本，但在措辞上常常形成有失公平的准则，这些都对受试者寻求损害补偿造成了阻碍。另一方面，国外的多中心药物临床试验多有国外知名药企参与，资金充裕，补偿费用多于其他项目，有诱惑受试者之嫌，从而为损害补偿带来了新的伦理问题[5]。

2.2 美国

2.2.1 法律法规

在美国的联邦法规中，并没有标题为“GCP”的文件，相关内容主要包含在《联邦法规》(Code of Federal Regulations，CFR）第21主题(21CFR)和第45主题(45CFR)。两者可统称为GCP。21CFR 50，25(a)(6）这一条款针对损害补偿进行了较为明确的规定：若临床试验风险超过了最低风险，则研究者必须在试验开始前向受试者表明损害发生时是否提供治疗或补偿。若提供治疗或补偿，则研究者需具体说明有哪些补偿措施或受试者经何种渠道可获得更多信息[6]。但在实践中，美国的法律并没有给研究者和申办者规定给予受试者损害补偿的义务，也缺乏针对无过错补偿流程和补偿指南的标准[7]。所以法律法规的落实情况同样并不理想。2006年开展的一项针对102家药学研究中心的调查显示，大部分单位并未向受损害受试者提供免费治疗和补偿[8]。不过，根据该条款，知情同意必须实事求是，研究者在知情同意的过程中及知情同意书上所使用的语言都必须避免引导受试者放弃补偿权。

2.2.2 受试者损害补偿体系

2.2.2.1 政府补偿体系。虽然美国的法律并未规定研究者或申办者对受试者补偿的义务，但在政府参与的试验项目中，相关部门还是制定了具有强制性的补偿方案和政策。这些部门有美国联邦退伍军人事务部(Department of Veterans Affairs，VA)、美国国防部(United States Department of Defense）和美国国立卫生研究院临床中心(National Institutes of Health Clinical Center）等。在美国受试者损害的政府补偿体系中有较为成熟的两项方案：一是VA人体试验补偿方案，二是联邦保险方案。

1998年，美国联邦VA制定了有关VA人体试验受试者可以就其伤害获得治疗的方案。该方案提出，VA的医疗机构应当对受试者因参与试验而遭受的伤害提供必要的医学治疗，除非伤害是因为受试者不遵循试验程序造成的，或者试验是由与VA签有合同的个人或者非VA所属的机构进行的。当受试者是退伍军人时，即使有上述情形，亦有权接受VA机构的治疗。同时，当VA机构无法提供治疗条件时，VA应提供适当的其他医疗机构；产生相关费用时，由VA报销。不过值得注意的是，该方案只针对身体伤害，并未将上述法条中的最低风险（生活风险和不便）作为补偿起点。

联邦保险方案是美国政府机构医疗保险和医疗补助服务中心（Centers for Medicare & Medicaid Services，CMS）开始为医疗保险参保人（仅限65岁以上的老人）提供的临床试验损害补偿。实际上这是一种医疗保险给付。该方案规定，申请享受医疗保险补偿的试验项目必须具有治疗目的，即受试者应为患者而不是健康的受试者或是志愿者。而美国独立政府机构医保研究与质量管理局（Agency for Healthcare Research and Quality，AHQR）会召集专家小组共同鉴定一项试验是否符合医疗保险的补偿条件，并有权随时提出补偿调整建议。该方案同时涉及美国食品和药品监督管理局（Food and Drug Administration，FDA）新药临床试验。医疗保险特别规定，当申办者选择为参保医疗保险的受试者提供损害补偿时，申办者将作为补偿的首要支付者，并且确保参保受试者与未参保受试者获得同等补偿[9]。

从上述两个方案可以发现，由政府主导的强制性补偿方案的受益者是特定的，不仅多为老年人群，而且门槛较高，受众较少。

2.2.2.2 高校研究机构补偿方案。在非政府主导的药物临床试验中，申办者和研究者自愿补偿方案是整个补偿体系中的重要一环。由于美国药物临床试验的承担机构主要是各高校的医学院，因此，本文以高校研究机构为重点进行阐述。

由于以高校为研究机构的药物临床试验的申办者可以是高校自身，也可以是与高校合作的私人医药企业，或者试验为政府项目，因此，提供损害补偿的高校研究机构会据此采用不同的补偿方案。相关调查表明，在由医药企业发起的试验中，大部分高校提供补偿；而在非医药企业发起的项目中，美国卫生部于2005年对102家高校临床试验中心的调查结果显示，只有16.3%的高校试验中心自愿给予受试者损害补偿[10]。这主要是因为，若有申办者资助，学校一般会向其提出补偿受试者的要求，如埃默里大学（Emory University）就要求申办者必须在特定的补偿方案中作出选择[11]。在提供损害补偿的高校中，维克森林大学（Wake Forest University，WFU）和华盛顿大学（University of Washington）的补偿方案较为完善。

WFU规定，针对申办者是私人医药企业的试验，当发生与试验相关的损害时，如果受试者无法通过保险、政府项目和第三者获得补偿，用于其治疗的费用将由申办者支付。当受试者认为自己受到与试验相关的损害时，需及时告知试验医师，由试验医师和申办者共同确定损害是否是由于参与试验造成的。当损害与试验无因果关系或者是由第三者过失或故意行为造成的时，申办者不承担责任。对于非私人资助的试验，WFU提供免费治疗或者为治疗费提供有限金额的保险，每名受试者合理、必要的治疗费用最高不超过25 000美元，由保险公司负责赔付，而WFU不承担赔付义务。WFU的补偿方案不仅给予受试者治疗费用的补偿，还保留了受试者就损害提起诉讼的法律权利。

华盛顿大学针对学校自身申办的药物临床试验的损害补偿，属于自筹资的无过错补偿方案。根据该方案，在试验接受伦理审查之前，校方与受试者就必须对试验有关的不良反应的补偿达成协议，受试者只能在申请补偿和侵权诉讼中二选一。华盛顿大学提供的补偿包括为受损害的受试者提供免费治疗，同时在10 000美元的限度内赔付受试者的医疗费用以及其他损失（包括经济损失）。如果受试者有其他医疗保险支付费用，则该方案不再适用。在医药企业发起的试验项目中，华盛顿大学认为，受试者个人和研究者不应当承担损失，故依托其强大的谈判实力，均会要求企业在研究者无过错的前提下，为受试者提供无过错补偿。

综合上述两所高校不同的补偿方案，对于申办者是医药企业的试验，在高校研究方无过错的前提下，采取了由申办者提供资金补偿的方法。对于非医药企业申办的试验，研究机构通过责任保险的形式让保险公司提供有限额的赔付或者通过其他方式自筹资来提供有限额的赔付。对于由非高校研究机构承担的试验，主要补偿方式为合同补偿项目，即研究者将与申办者签订相关合同，以明确补偿责任，具体内容与医药企业作为申办者的高校研究机构补偿方案类似。

3 启示

相关媒体报道，2006 年 10 月，张老太在北京某医院参加了拜耳医药公司生产的一种预防术后血栓的新药——BAY59-7939 片剂的临床试验。在术后静脉造影时由于张老太对造影剂过敏，出现了休克症状，并住院 2 周。事后，拜耳医药公司只给付了张老太医保报销以外自行负担的部分医药费的 3296.17 元，未予其他补偿。张老太遂向法院提起诉讼赔偿。2013 年 2 月，法院判决拜耳医药公司赔偿张老太 5 万欧元（约折合人民币 40 万元）[12]。此案例反映出的主要问题集中在以下三个方面：第一是拜耳医药公司和北京某医院的补偿责任如何分配，第二是造影剂过敏是否属于试验相关损害，第三是保险合同本身存在的问题，原因是拜耳公司未在德国购买保单，因而无法提交给法庭。但归根结底，主要还是药物临床试验损害补偿的问题。以下论述明确损害补偿的无过错原则。

3.1 以无过错责任原则为法律依据

英国的法律没有针对药物临床试验损害补偿的强制性规定，但是其制药行业协会出台了针对性的指南，并规定损害补偿适用无过错原则。不以过错为前提，实际上这是补偿的本质特征之一。然而在美国，同样没有法定的义务，却因为没有明确规定补偿的无过错原则，导致申办企业尽管承诺对受试者进行损害补偿，但出于维护自身利益的考虑，其往往设置诸多限制条件，譬如要求受试者证明自身与损害无关，即只有在试验实施方存在过错的情况下方能给予补偿。因此，明确补偿的无过错原则对损害补偿的实施至关重要。就我国而言，由于药物临床试验起步较晚，而且作为国际多中心药物临床试验的聚集地，情况更为复杂，仅依靠行业内部自发制订的规范显然并不现实，迫切需要引入无过错责任来支撑损害补偿制度。

在责任构成中，无过错责任是相对于过错责任而言的。过错责任是指行为人因过错侵害他人民事权益而应当承担侵权责任，无过错责任原则是指不以行为人过错为侵权责任构成的归责原则。在性质上无过错责任已经不具有一般法律责任的含义，因为任何法律责任都以过错为基础[13]。我国台湾学者黄茂荣认为："对于无过错之行为课以责任，只能归属损害，不能规整行为，所以课以无过错责任，其目的不在于非难或规整行为，而在于将损害分配给能够吸收该损害的人。"无过错责任原则在功能上强调补偿受害人的损失，将传统的赔偿（损害）/惩戒（行为）模式转变为分配（利益）/补偿（损失）的制度模式，本质上是对损失的合理分配[14]。这与药物临床试验损害补偿的内在意旨十分契合。因为在药物临床试验中，损害的发生常常超出了当事人的控制范围，损害补偿责任难以在过错责任条件下成立，由受试者自担损害又显失公平，因此，从补偿和恢复权利的双重角度出发，能够加以适用无过错责任原则，并可通过责任保险将损害补偿社会化。

《中华人民共和国民法通则》第一百零六条第三款规定："没有过错，但法律规定应当承担民事责任的，应当承担民事责任。"《中华人民共和国侵权责任法》第七条规定："行为人损害他人民事权益，不论行为人有无过错，法律规定应当承担侵权责任的，依照其规定。"这两条是我国无过错责任的规定。药物临床试验因欠缺违法性而不构成侵权，且知情同意书有一定的免责作用，不过这并不能当然排除损害具有构成侵权的可能。知情同意书的签署仅仅是研究者履行知情同意的义务和受试者享有知情同意的权利，并不意味着受试者放弃其他任何一项权利。同时，由于试验的风险具有未知性，加上在试验对照中使用安慰剂，导致在知情同意的过程中亦不可能让受试者做到完全的"知情"。因此，一旦发生相关损害，就有可能构成侵权行为，因而需要建立无过错补偿原则。

3.2. 建立优先于侵权法救济的补偿制度

虽然在表面上适用无过错原则将药物临床试验损害的侵权责任加以明确，从而在解决药物临床试验问题时依法进行归责并赔偿，但在实际操作中颇为困难。首先，药物临床试验损害并不能明确构成侵权。其次，无过错责任是严格责任，针对目前我国从仿制药制造向新药研发改变的现状，它会极大地削弱申办者的积极性，对其推进时必然容易遭遇阻力。最后，索求侵权赔偿在程序和经济上都具有障碍，不方便受试者维权。因此，为了有效地贯彻无过错补偿原则，建立一定程度上优先于侵权法的补偿措施将更为有效。美国于1988年根据《全国儿童疫苗伤害法》（National Childhood Vaccine Injury Act）建立了“国家疫苗伤害补偿计划”（National Vaccine Injury Compensation Program，NVICP）[15]。该计划确立了联邦的无过错补偿方案，即凡是由于接种符合规定的疫苗造成的伤害，均可获得补偿，并且补偿资金来源于国家对疫苗生产商按销售剂量征收的费用。NVICP解决了侵权法体系在这个问题上的不确定性，减少了诉讼激增带来的司法成本的增加，取得了良好的实效。

由于补偿制度遵循无过错原则，因此具有一定的强制性。完整的药物临床试验损害补偿体系也应是强制性的。为了有效地落实这一纲领，需要采取多角度、多元化的方法。虽然药物临床试验保险是进行损害补偿的有效手段，但保险公司基于自身利益的考虑同样存在无法补偿的情况。为了解决这一问题，同时为了给损害补偿提供更多的渠道以及让申办者拥有更多的选择，我国可以借鉴美国的NVICP，针对某些药品和疾病设立专项的补偿基金。资金来源可以是从行业征收或社会捐助。另外，对于某些药物在不良反应上具有潜伏期的受试者，应该在一定时间内免费提供体检。作为“精神补偿”的一种，研究机构还可以在征得受试者同意的基础上，在发表的研究结果里对受试者进行致谢。

3.3 培养申办者和研究者损害补偿的意识

受试者损害补偿的伦理原则要求研究者和申办者对受试者进行补偿。从经济学的角度进行考察，因损害造成的损失应该由最能高效支付的人，即申办者（经济补偿）和研究者（治疗）承担。因此，申办者和研究者具有补偿受试者的责任，并且因申办者是最大的潜在获益者，所以应为主要责任人[16]。我国目前由于主、客观方面的限制，申办者和研究者损害补偿的意识还很欠缺。

美国在法律未规定损害补偿义务的情况下，建立了相对成熟和完备的损害补偿体系，主要是因为研究者和风险投资公司为了规避风险和明确责任划分，从自身利益考虑，督促申办者建立损害补偿体系。合同补偿项目就是出于这一原因而产生的典型例证。可见，研究者培养损害补偿的意识对其有利，对申办者而言亦是如此。华盛顿大学的自筹资补偿项目在实践中所花的费用并不高，每年基本不超过3000美元。美国加州大学旧金山分校的统计结果亦显示，损害补偿成本仅为侵权诉讼成本的1/20[17]。

我国GCP及其他相关规定在损害补偿方面的内容缺乏强制性，与美英法律并无本质上的不同。因此，申办者和研究者的损害补偿意识将推动对这一不足的弥补，并极大提高地解决损害补偿的效率，从而降低了社会成本。

3.4 因果关系及其举证责任的分配

在适用无过错补偿原则和确定损害补偿范围的前提下，因果关系的认定成为了损害补偿得以实施的充分条件。它可以解释为若受试者没有参与试验，则损害不会发生。当参加试验是损害发生的主要因素（substantial factor）时因果关系同样成立[18]。药物临床试验损害因果关系因为试验状况的不同而具有复杂性。如一个健康志愿者作为受试者时，若是注射药物的伤口被蚊虫叮咬感染，则可以认定其与试验有因果关系。但如果是患者作为受试者，并且在针对其所患疾病的一般治疗方案中包含注射这种药物，并且其他条件不发生变化，此时同样的感染却无法被直接认定为与试验具有因果关系。因此，对因果关系的判断需要伦理委员会依据具体情况而定。

当试验双方无法就伦理委员会对因果关系的判断达成统一意见时，无论是向伦理委员会证明还是上升到民事诉讼，举证责任的分配均十分重要。从证据距离、举证能力、证据妨碍和实体法立法宗旨四个角度考察，受试者的弱势地位相当明显，因此，举证责任倒置是一个重要的思路，而且在客观上还能起到提高研究者严谨性和试验科学性的作用。但是在药物临床试验中未知因素很多，研究者并不能全面掌握情况，举证难度同样不小。试验中往往还需要使用安慰剂对照和双盲法的试验方法，这就大大增加了申办者和研究者的举证难度，这与举证责任分配遵循的公平正义原则不符。此外，举证责任倒置还容易造成申办者和研究者的心理畏惧，进而上升为新药上市的阻力。

针对药物临床试验的不同阶段，不妨采用不同的举证责任分配规则。具体而言，在试验的Ⅰ期和Ⅱ期，由于药物的未知性很大，而且受试者又处于弱势地位，为了体现公平正义原则，依旧使用“谁主张，谁举证”的基本原则，但通过其他方式对受试者进行救济。针对这种情况，在大陆法系国家中，德国采用的救济方式是表见证明，日本采用的是大致推定。所谓表见证明，是指法院利用具有高度盖然性的经验法则，就一再重复出现的事件或现象（定型事象），从已存在的某种事实，推断作为证明对象的待证事实的证明过程。原告只需证明推定的前提事实，被告可以通过证明其他可能性提出反证，最终法官通过已获得待证事实存在的心证进行判决。所谓大致推定是指当存在非因过失损害便不至于发生的经验法则时，在原告证明损害已发生后，若被告不能证明存在表明其无过失的例外情形时，法院便可据此推定被告存在过失。这两种方法使受试者只需证明损害事实，由试验实施方提供反证，但其不承担举证责任，故只需使判定者对因果关系产生怀疑即可[19]。对于Ⅲ期试验，综合其风险性和可控性，可考虑使用举证责任倒置。Ⅳ期药物虽然已经上市，但仍处于临床试验的研究阶段，故也可考虑实行举证责任倒置。

3.5 建立我国的药物临床试验保险保障体系

3.5.1 政府支持药物临床试验保险体系的建立

国家食品药品监督管理总局食品药品审核查验中心早在2012年的药物临床试验受试者保险保障研讨会上就提出，应当鼓励国内保险公司积极开展药物临床试验责任险业务，简化理赔手续，科学设置保险条款。2013年，针对北京市朝阳区人民法院受理的张老太就拜耳医药公司药物临床试验损害索赔案，国家食品药品监督管理总局曾复函表示：将根据法院的建议，适时修订相关法律法规，并借鉴国际经验，进一步明确临床试验中申办者在试验实施前对受试者保险措施的要求。同时，将强化伦理委员会的职责，加强对受试者保险措施的审查，最大限度地保护受试者的权益和安全。遗憾的是，国家食品药品监督管理总局迄今尚未出台相关的法律法规以促进药物临床试验保险体系的建立。不过，其所提出的相关举措却十分有必要：一方面，保险公司的专项保险有待发展。目前，我国主要面临着开发药物临床试验保险的保险公司较少以及已开发的保险尚存在缺陷等问题。究其原因，主要是该险种的专业性太强，风险性太大，保险公司的风险核保人既无医药专业知识，亦无相关的业务经验去评估投保药物的风险，难以与客户进行顺畅的专业沟通。这些不利因素使保险公司陷入“想保不会保、想保不敢保”的尴尬境地。除了修订法规之外，政府应出台相关的指导性文件，具体内容可包含以下几点：①制定帮助保险公司完善险种的条款。②在风险评估和索赔阶段，强化伦理委员会的职责。③针对跨国药物临床试验和本国的跨国临床试验中的保险制定相关规范。政府也可以扶持建立具有相关专业知识背景的保险经纪公司帮助保险公司进行风险评估等活动。另外，政府需要建立针对药物临床试验的社会保障体系。根据美国的经验，由政府主导的药物临床试验可以走社会保险的程序。我国应建立包括药物临床试验专项补偿基金在内的社会保障体系，受试者在参加政府项目和政府研发单位的试验之前，均应当参保。同时，政府可针对特定的疾病和药物研发项目，为医药企业申办的临床试验设立保险，分担申办者的一部分补偿负担，克服保险公司赔付额不足以及补偿受试者和保险公司不受理的项目中受试者补偿权难以保障的情况，并鼓励药物临床试验的发展。

3.5.2 完善险种

在药物临床试验损害确立无过错补偿原则的前提下，药物临床试验责任险应更加注重补偿的无过错性，降低受试者获得赔付的门槛，建立无过错保险（no-fault insurance）。基于补偿原则，药物临床试验责任保险应该降低免赔额。因为药物临床试验风险存在不确定性，造成的损害可能存在较长的潜伏期，因此，保险期限应该适当放宽，具体的赔付金额可依据试验阶段的不同进行调整。

一般保险公司不会承保申办者直接为受试者购买的保险，因为大部分受试者是患者，发生损害的可能性和不确定性较大。但如果受试者为健康志愿者，则可以直接作为被保险人购买人身和财产保险。因此，保险公司可考虑针对这一特殊情况开发针对性的险种。当然，为了使保额与损害程度相匹配，保险金会比较高，这就要求申办者成立专项基金为健康志愿者购买保险。

针对情况更为复杂的跨国药物临床试验，险种的完善更为重要。跨国药物临床试验需要申办者在自身所在国购买统括保险（master policy），同时在试验所在国购买当地保险（admitted policy）。从这两种保险关系上看，跨国药物临床试验保险应采用条件差异保单和限额差异保单。这两种均为补足保险保单，即在当地保险不担保而统括保险担保的情况下可依统括保险获得赔付，当地保险的赔付额度小于统括保险时可依统括保险获得全额赔付[20]。目前，我国在国际多中心药物临床试验中鲜有扮演申办者的角色，因此，在完善该险种中应更多地扮演监督的角色，确保拥有并审核统括保险和当地保险的中文文件，确保保单符合以上原则，以及确保统括保险在试验期间每年更新。

3.5.3 保险立法

ICH-GCP（E6）（R2）[10]5.8.1 中规定："如果监察管理部门有相关的要求，申办者必须为临床试验的受试者或研究者购买保险或者提供经济赔偿，以解决由临床试验引起的索赔，但如果索赔是临床试验机构的原因导致的除外。"欧盟医药产品临床试验指令中规定"申办者和研究者必须为药物临床试验的相关责任提供保险或者赔偿。"[21]这两项规定均使用了"必须"一词，这实际上是建立了药物临床试验的强制保险制度。在适用无过错责任原则的基础上，建立强制保险制度实属必要。荷兰《人体试验法》将保险保障视为允许临床试验开展的必要条件，并通过《荷兰民法典》将精神损害赔偿、降低损害程度的费用和鉴定的费用同时纳入保险范围。德国和法国也通过立法建立了药物临床试验强制保险制度。这些国家的相关保险条款中不仅有总体要求，还针对保险人、保额、保险期限和保险范围等作出了明确规定。我国药物临床试验的保险不仅覆盖率低，而且标准不统一，亟需制定相关法律规则予以解决，以保障受试者获得损害补偿。

3.6 细化《药物临床试验质量管理规范》和补充立法

我国的《药物临床试验质量管理规范》存在两大不足：一是相关规定较为笼统，可操作性不强；二是作为部门规章，法律效力偏低。与之相比，英国制药工业协会（Association of the British Pharmaceutical Industry，ABPI）的药物临床试验损害补偿指南虽为行业规范，但是面面俱到，可操作性很强。在欧盟的成员国里，也有许多针对药物临床试验立法的国家[22]。因此，细化GCP和补充立法是药物临床试验损害补偿制度中不可或缺的一环。

3.6.1 严格遴选受试者

合格的受试者是使药物临床试验正常进行的必要保证，更是损害补偿能够实施的前提。在药物临床试验损害补偿的伦理原则中，应当说考虑到了受试者为了科学和大多数人的利益而牺牲自己的事实。但如果受试者的目的不纯甚至有不良倾向，则容易影响正常的试验秩序，使损害补偿陷入尴尬的境地。GCP应制定遴选受试者的标准，并规定受试者申请参加试验时需如实填写各项信息（如参与目的、身体状况和收入等）。当所选受试者为儿童、孕妇、精神疾病患者和罪犯等特殊人群时，则需要考虑到给损害补偿带来的特殊情况。

3.6.2 完善审查制度

伦理委员会在损害补偿体系中扮演着重要角色，其审查内容应包括：①在试验前审查申办者是否购买保险，是否确保受试者能在损害发生后获得补偿。②在知情同意书中应明确告知受试者享有获得损害补偿的权利，确保没有包含或暗示免除申办者和研究者的责任以及受试者放弃获得损害补偿的内容。③知情同意的语言必须通俗易懂。④明确损害补偿的方式、补偿金额和补偿范围等细节性问题。⑤一旦发生损害，由内部专员及聘请与试验无关的专业人员对因果关系进行确认。⑥在保险公司和保险经纪公司核实保险人是否需要赔付时，伦理委员会作为中介机构审核实际情况，并提供给保险人。⑦对因试验造成的损害，确保损害补偿的落实。

审查责任的承担主体是伦理委员会，但审查制度的完善不能只靠伦理委员会。在美国，上有美国卫生部人类研究保护办公室（Office for Human Research Protections，OHRP），下有遍布全美的伦理审查委员会（Institutional Review Board，IRB）。OHRP对伦理委员会起领导作用，IRB的记录和工作情况还定期接受食品与药品监督管理局（FDA）的检查。因此，为了确保伦理委员会能发挥作用，仍需完善管理体制和伦理委员会的自身构建。针对我国目前国际多中心药物临床试验的现状，从国外引进的试验由国内外人员联合组成伦理委员会进行审查。

3.6.3 使补偿方案更为科学、合理

美国德克萨斯大学医学分校认为，应该给予补偿的药物临床试验损害是“在研究过程中，完全遵照试验方案并符合试验用药物使用说明而仍旧导致的损害，但不包括受试者自身疾病、损伤或继发疾病的自然演进结果”。美国劳伦斯–伯克利国家实验室则建议：“试验用药物或程序引发的可产生医疗费用的生理或心理损害”应该受到补偿[23]。综合以上限定，可以发现损害补偿成立的要素有两个：一是损害与试验有因果关系，二是损害达到能产生医疗费用的程度。因此，损害补偿的范围应该不仅包括身体损害，也应包括心理损害和经济损失，因为其同样能够满足上述两个条件。

在我国的实际操作中，损害补偿又因为试验进行的阶段和受试者的身份不同而有所差异。Ⅰ期试验由于风险最高，应相应提升补偿金额。Ⅳ期试验药物已经获准上市，虽然仍属于药物临床试验阶段，但是根据《药品不良反应报告和监测管理办法》中对“药品不良反应”的定义——合格药品在正常用法、用量下出现的与用药目的无关的或意外的有害反应，可将其造成的损害归入药品不良反应的范畴进行救济。针对健康受试者的补偿应高于患者。对于临床上没有更好的办法的疾病或者绝症，其补偿金额在受试者同意的基础上可以减少或者免除。

在补偿金额问题上，国际多中心药物临床试验往往给出较高的补偿，这会有诱惑受试者的嫌疑。对此，伦理委员会需要对补偿金额有明确的

评定标准，并且可以考虑在知情同意的过程中对受试者进行保密，但前提是伦理委员会对补偿金额的认定合乎最低标准。

3.6.4 尽快完善立法

2012年的一项调查显示，在美国排名前200的研究机构中，有过半数的机构不提供补偿，仅有不到5%的机构提供无条件的补偿。这一结果与2000年的调查并无较大差异[24]。虽然美国的损害补偿体系较我国而言较为完善，但从损害补偿的现状观察，结果不容乐观，并且十几年来几乎没有进步。基于此，药品临床试验体系的有效运转需要政府和立法的推动。欧盟在2001 /20 /EC指令中规定：将确定人体试验法律责任和赔偿范围的权利留给成员国立法；成员国必须规定开展所有的人体试验时必须参加保险或者提供某种补偿机制。据此，相当一部分欧盟成员国订立了相关法律。德国《药品法》中有专门针对药品临床试验中受试者保护的篇章，荷兰的《人体试验法》、立陶宛的《生物医学试验伦理法》都有涉及药物临床试验损害补偿的内容[25]。因此，我国的《中华人民共和国药品管理法》和《药品注册管理办法》亦可容纳有关药品临床试验的立法。

参考文献和注释

[1] World Medical Association. Declaration of Helsinki-Ethical principles for medical research involving human subjects. 64th WMA General Assembly, Fortaleza, Brazil, October 2013.

[2] 满洪杰. 人体试验法律问题研究. 北京: 中国法制出版社, 2013:31-34.

[3] [美]约翰·罗尔斯. 何怀宏, 何包钢, 廖申白译. 正义论. 北京: 中国社会科学出版社, 1988: 3.

[4] [德]贝克. 何博闻译. 风险社会. 南京: 译林出版社, 2004:7.

[5] 黄伟青, 陈晓辉, 赵凯. 国际多中心药物临床试验中伦理审查的问题与对策——以广州医学院第一附属医院为例. 医学与哲学, 2013, 34(02):28-29.

[6] Code of Federal Regulations, Title 21 Food and Drugs. (2016-04-21)[2016-04-25] http://www. ecfr. gov/cgi-bin/text-idx?SID=92a91c9dacc9c429ceaf79e845cf6d64&mc=true&node=se21.1.50_125&rgn=div8.

[7] Henry LM, Larkin ME, Pike ER. Just compensation: a no-fault proposal for research-related injuries. Journal of Law and the Biosciences, 2015, 2(3):645-668.

[8] Steinbrook R. Compensation for injured research subjects. The New England Journal of Medicine, 2006, 354(18):1871-1873.
[9] Emory University Office of Sponsored Programs. Policy on sponsor payment for costs related to subject injury in clinical trials. (2013-05-21)[2016-04-26] http://irb.emory.edu/documents/SubjectInjuryCT. pdf.
[10] 郑澜, 邵蓉. 完善我国药物临床试验损害补偿体系建议. 现代商贸工业, 2013, 25(12):137-139.
[11] Emory University Office of Sponsored Programs. Policy on sponsor payment for costs related to subject injury in clinical trials. (2013-05-21)[2016-04-26] http://irb.emory.edu/documents/SubjectInjuryCT. pdf.
[12] 乔宁. 国家食品和药品监督总局就八旬老人试药不良反应案件司法建议复函, 称加强新药受试者保险措施审查. 健康报, 2013-4-15(002).
[13] 王晗. 无过错责任原则研究. 西南政法大学硕士论文库, 2008.
[14] 黄茂荣. 法学方法与现代民法. 北京: 中国政法大学出版社, 2001:468.
[15] United States Code Annotated. 42U. S. C. A. § 300aa. https://www. law. cornell. edu/uscode/text/42/chapter-6A/subchapter-XIX/part-2/subpart-a
[16] Henry LM, Larkin ME, Pike ER. Just compensation: a no-fault proposal for research-related injuries. Journal of Law and the Biosciences. 2015, 2(3):645-668.
[17] 郑澜, 邵蓉. 完善我国药物临床试验损害补偿体系建议. 现代商贸工业, 2013, 25(12):137-139.
[18] Resnik DB. Compensation for research-related injuries: ethical and legal issues. Journal of Legal Medicine, 2006, 27(3):263–287.
[19] 李浩. 举证责任倒置: 学理分析与问题研究. 法商研究, 2003(04):87-94.
[20] Frank Goudsmit. Global Clinical Trial Liability Insurance. Journal of Clinical Research Best Practices, 2013, 9(2):http://www. firstclinical.com/journal/search/?search=Vol.+9%2C+No.+2%2C+February+2013.
[21] 王超群. 临床试验保险的现状与对策. 暨南大学硕士论文库, 2014.
[22] Stephen Guest. Compensation for subjects of medical research: the moral rights of patients and the power of research ethics committees. Journal of Medical Ethics, 1997(23):181-185.
[23] 郑澜, 邵蓉. 完善我国药物临床试验损害补偿体系探析. 现代商贸工业, 2013(11):157-159.
[24] Resnik DB, Parasidis E, Carroll K. Research-related injury compensation policies of U. S. research institutions. IRB, 2014, 36(1):12–19.
[25] 杨钊, 李春潇, 武志昂. 关于加强临床试验中受试者权益保护的探讨. 中国药师. 2013, 16(04):610-613.

第五部分　医患关系与医院管理

患者安全在中国

郑双江　姚海燕　肖　玲　肖明朝

1999年，美国医学研究院（Institute of Medicine，IOM）发布了题为《人非圣贤，孰能无过：建立更加安全的卫生体系》（To err is human: building a safety health system）的报告，披露美国每年有4.4万至9.8万人死于医疗差错，引起了美国社会、世界卫生组织（World Health Organization，WHO）及各国对患者安全的密切关注[1]。2002年，WHO呼吁各成员国应当重视患者安全，并于2004年成立了世界患者安全联盟（World Alliance for Patient Safety），提出了一系列有关患者安全的行动计划和解决方案[2]。我国作为世界患者安全联盟的成员国之一，在推动患者安全方面做了大量工作。

1 国家卫生和计划生育委员会

作为我国卫生与健康的管理部门，国家卫生和计划生育委员会（以下简称"国家卫计委"）是我国患者安全的主要推动者。改革开放将近四十年来，我国逐步健全了医疗卫生相关政策和法律法规体系；建立了比较完善的基本医疗服务体系和医疗保障体系；牢固树立了"以患者为中心"，以及以医疗质量和患者安全为核心的医疗服务价值意识；完善了以临床技术操作规范、临床诊疗指南和临床路径为代表的技术规范体系；建立了医疗质量控制体系和评价制度；采取了一系列加强医疗服务监管和不良事件上报的举措；建立了安全质量控制长效机制；加强了医

肖明朝，重庆医科大学附属第一医院副院长、主任医师，研究方向为医院管理（护理管理、人力资源管理、信息化管理）、患者安全、医养结合以及男科学研究。

疗安全人才培养和人员培训[3]。为了加强对医疗质量和患者安全的管理，国家卫计委开展了形式多样的管理活动。

2006年4月12日，根据原卫生部与WHO技术合作项目（2006－2007年），原卫生部启动了“加强病人安全管理和教育项目”。该项目通过对北京市、上海市、江苏省、广东省、云南省和四川省6个地区的患者安全现状进行调研分析，研究改进现有的患者安全监管方法，同时通过加强对广大医务人员和患者的培训和宣传，提高全社会对患者安全问题的重视，减少不良医疗事件的发生，从而保障医疗安全，提高医疗服务的安全性和有效性。通过该项目的实施，初步摸清了我国患者安全的现状，探索了建立国家层面的患者安全监测体系模型，接受直接培训宣传的医务人员和患者数量达到12 000人次以上，建立了具有患者安全培训和监测功能的网站，最终降低了6个省市30家目标医院的医疗事故发生率[4]。

2007年11月27日，由WHO发起的“全球患者安全倡议活动”仪式在北京举行。原卫生部黄洁夫副部长代表我国政府在启动仪式上作出郑重承诺，号召各级政府部门、医疗卫生机构、专业学术团体以及所有医务工作者，为了患者的医疗安全，共同参与并致力于医院感染的防控工作[5]。

2005－2009年，原卫生部在全国开展了以患者为中心的“医院质量管理年活动”。该活动确定“以患者为中心，以提高医疗服务质量”为主题，患者安全是医院医疗质量评价的重要指标。2008年，原卫生部在“2008年医院管理年活动重点工作”的第2点明确要求“落实患者安全目标（2008年版）”。这是我国首次在全国各级各类医院中推动患者安全，患者安全首次得到了全国各级各类医疗机构的关注与重视。随后，原卫生部在2009年的医院管理活动方案中也要求各级各类医院确保各项患者安全目标（2009年版）落到实处。

2009年，中共中央国务院印发了《中共中央国务院关于深化医药卫生体制改革的意见》，明确提出深化医药卫生体制改革的总体目标为建立健全覆盖城乡居民的基本医疗卫生制度，为群众提供安全、有效、方便和价廉的医疗卫生服务。保障患者安全是深化医药卫生体制改革的总目标之一，随后国家提出的多项医改举措也将保障患者安全作为基本点和出发点。

2009－2012年，为了进一步提高医疗质量，保障医疗安全，原卫生部在全国范围内开展了“医疗质量万里行”活动，活动主题为“持续改进质量，保障医疗安全”。在4年的活动方案中，都明确提出要继续推进与落实“患者安全目标”。

护士在患者安全中扮演着极其重要的角色。自2010年起，原卫生部持续在全国推广优质护理服务，要求各级各类医院（尤其是二、三级公立医院）积极改革临床护理模式，实施责任制整体护理，在临床护理实践中注重人文关怀，突出专科特色，不断提高护理服务质量和专业技术水平，保障患者安全。

2011年，原卫生部陆续下发了二、三级综合/专科医院评审标准，再次启动了医院评审工作。新一轮的医院评审工作紧密围绕我国医改的要求，借鉴国际先进医院评审评价的理念和经验，明确“以患者为中心”的理念，以质量、安全、服务、管理和绩效作为主体。患者安全是本轮我国医院评审评价标准的重要内容，以《三级综合医院评审标准（2011版）》为例，整个标准中累计出现“安全”一词的频率达670余次，贯穿医院日常管理的所有环节。同时，在参考借鉴美国、德国、澳大利亚和日本的评审标准的基础上，新的评审标准专门设置了“患者安全”一章（第三章），将我国最新版的患者安全十大目标纳入其中。标准把医疗安全（不良）事件报告作为核心指标，其目的是要全院职工树立安全意识，营造安全文化，以减少不良事件的发生，从而使质量进一步提高。标准中的患者安全不仅是医疗安全，还包含环境安全、设备设施安全、消防安全、水电气安全、营养食品安全、易燃易爆危险品安全管理和医疗废弃物安全处理等。这些安全均与患者安全密切相关，更涉及医务人员与医院安全，并影响社会安全[6]。因医院等级对医院发展的影响巨大，故各医院对评审标准极为重视，认真吃透标准精神，并按照标准对医院质量与安全进行持续改进。在此过程中，各医院对患者安全理念的理解也更加透彻，对保证患者安全的各项措施落实到位，形成了很多有效的做法和经验。

2015年1月12日，国家卫计委印发了《进一步改善医疗服务行动计划》。该计划第21条明确要求：落实患者安全措施。提高患者识别准确性，有效改进医务人员之间的沟通；术前标记手术部位，执行术前核查程序，确保手术部位正确、操作正确、患者正确；加强手卫生，减少医疗相关感染风险；建立相关评估制度，设置防滑和防跌倒设施，降低患者跌倒的风险。2015 年 1 月 29 日，国家卫计委下发了《大型医院巡查工作方案（2015 — 2017 年度）》。该方案在第 16 条明确要求“主动报告医疗安全（不良）事件”。

此外，国家卫计委在抗菌药物专项整治、三好一满意和临床路径等活动中都对保障患者安全提出了相关要求。

医院管理研究所和医疗管理服务指导中心（2015 年设置）作为国家卫计委的直属机构，在推动患者安全方面做了大量工作。

2011 年，受原卫生部的委托，医院管理研究所开始承担了原卫生部医疗安全（不良）事件报告系统的维护和分析工作。2012 年 3 月，原卫生部批准成立了“卫生部医院评审评价项目办公室”，办公室设在卫生部医院管理研究所。其职能为：开展医院评审评价政策与方法学研究；制定各级各类医院评审评价标准及配套文件；组建国家级评审评价专家库，对专家库的骨干力量进行管理和培训；实施医疗机构等级评审复核，指导地方卫生行政部门和医疗机构开展评审评价工作等。该办公室研究制定了医院评价标准和评价方法以及评价员的规范化培训方法，并通过四个维度的评价实践，完成了近 400 所医院的信息统计评价，近 200 所医院现场评价，500 余所医院门诊、住院患者及医院员工的评价，培训了 100 多名国家级评审员。此外，医院管理研究所出版了多套医院评审丛书，举办了大量继续教育班，对于指导医院评审评价工作科学、公平和规范地开展，促进患者安全发挥了重要作用。

医疗管理服务指导中心自 2015 年设立后，在推动患者安全持续改进方面做了大量卓有成效的工作。该中心推动了中国患者安全大会的召开和中国患者安全联盟的成立，联合中国医院协会开展患者安全典型案例的征集活动。目前，该中心正在调研建立国家患者安全报告和学习系统，以期通过自愿、非惩罚性上报不良事件，了解我国的患者安全现状，并通过循证方法得出了中国的患者安全目标，实行了患者安全预警。此外，该系统将分享患者安全典型案例，供各医疗机构和医务人员学习，以避免类似事件的发生。

通过 2005 年来一系列活动的开展，患者安全理念在全国各级各类医院中得到了推广，引起了全国各级各类医院的关注。全国各级各类医院也在纷纷落实患者安全，使患者安全明显得到了保障，患者的就医感受也得到了明显改善。

2 行业协会组织

中国医院协会作为医疗行业团体组织，在国家卫计委的指导下，长期致力于推动医疗质量和患者安全体系的建设，并积极响应 WHO 世界患者安全联盟工作，在推动我国患者安全方面做出了巨大贡献。此外，中华医学会和中国医师协会等协会组织也在推动我国患者安全方面做了大量工作。

2.1 制定患者安全目标

患者安全目标作为医疗活动安全服务的指南，主要针对医疗服务中普遍存在的安全隐患及问题提出了改进要求，强调在循证医学及专家共识的基础之上提出解决之道，对促进患者安全起到了引导性的作用。

2006 年 10 月，中国医院协会在原卫生部的指导下，结合我国国情、各医院管理评价与评估工作的实践情况，并在参照国外实践经验的基础上首次推出了“2007 年患者安全目标”，并率先在全国 500 家百姓放心医院试点贯彻落实。在 1 年的时间内，协会分别在西南、华南、华东、华北、东北及西北组织了 6 期由医院院长、医务科（处）、质量管理科主任参加的骨干专题培训，受训人数达 2500 人次，取得了良好的效果，受到了患者和医务人员的好评。随后，中国医院协会先后发布了 2008 年、2009 — 2010 年、2011 — 2012 年、2014 — 2015 年和 2017 年患者安全目标。我国的患者安全目标在包含 6 大国际患者安全目标（International Patient Safety Goals，IPSG）的基础上，结合了当前我国医院治疗与安全管理工作的实际情况。

2007 年患者安全目标为 8 条，2008 年及以后的患者安全目标皆为

10 条。与 2007 年患者安全目标相比，2008 年患者安全目标删去了“严格遵循手部卫生与手术后废弃物管理规范”，将“防范与减少患者跌倒、压疮事件的发生”拆分为“防范与减少患者跌倒事件发生”和“防范与减少患者压疮的发生”，并新增了“严格执行手部卫生管理制度，符合医院感染控制的基本要求”和“鼓励患者参与医疗安全”。2009 — 2010 年、2011 — 2012 年患者安全目标与 2008 年相差不大。2014 — 2015 年患者安全目标有所增减：删去了“鼓励患者参与医疗安全”，将“防范与减少患者跌倒事件发生”和“防范与减少患者压疮的发生”合并为“防范与减少患者跌倒、坠床等意外伤害”，增加了“加强全员急救培训，保障安全救治”和“建立医务人员劳动强度评估制度，关注工作负荷对患者安全的影响”。2017 年患者安全目标重新将“鼓励患者参与医疗安全”纳入，并新增了“加强医学装备与信息系统安全管理”。在编制患者安全目标的过程中，中国医院协会还编写了《患者安全目标手册》和相关培训的内容，有效地促进了患者安全目标的实际实施。

中国医院协会的患者安全目标得到了卫生行政部门的高度重视，并将其纳入了相应的行政规定、标准和管理活动中，在全国各级各类医院中得到了有效的实施。不少医院在提升患者安全方面积累了有效的做法和经验。患者安全目标的制定也引起了医院管理人员和医院管理领域的研究人员的注意，相应地进行了众多有意义的研究。

2.2 负责全国不良事件上报系统的维护与分析

收集不良事件信息，发布警示信息，并进行分析和提出改进建议，是提高患者安全的重要途径，这一做法已被很多国家所采用。建立以“匿名与自愿、免责与学习”为特征的不良事件报告系统是建立患者安全体系的第一步。受原卫生部的委托，中国医院协会自 2006 — 2010 年承担了原卫生部医疗安全（不良）事件报告系统的维护和分析工作，后由国家卫计委医院管理研究所承担了此项工作。

因国内医院对不良事件认识不深刻，并且对“非惩罚性”存在顾虑，故不良事件上报数量一直较少。直到原卫生部 2011 年下发了等级医院评审标准，要求各医院需有主动报告医疗安全（不良）事件的制度与工作流程（核心条款），激励措施鼓励不良事件的上报，定期分析医疗安全信息，利用信息资源改进医疗安全管理；并提出每百张床位年报告数量（以《三级综合医院评审标准实施细则（2011 年版）》为例：C 级标准≥10 件，B 级标准≥15 件，A 级标准≥20 件）；并且要求医院医疗安全（不良）事件直报系统与原卫生部《医疗安全（不良）事件报告系统》建立网络对接。将不良事件上报至国家医疗安全（不良）事件报告系统的医院开始增多，数量和类型也开始增加，由 2006 年的 48 例增加至 2014 年的 14 665 例。

2.3 开展患者安全教育与研究

患者安全教育与研究是推动患者安全的基石。2012 年，中国医院协会获 WHO 授权，翻译出版了《患者安全教程指南：多学科综合版》。该指南包括两个部分：①“培训者指南”，介绍了患者安全的概念和原则，并提供了如何以最佳方式讲授患者安全的重要信息。②“11 个患者安全课题”，包括如何从错误中学习防范伤害，如何与患者和照顾者交流以及如何做好感染防控等。该教程开启了我国患者安全教育新的征程。

2014 年 5 月 29 — 30 日，中国医院协会启动了“患者安全教育与研究项目”暨国家师资培训会（又称“香山会议”）。全国 60 家三甲医院的 200 余名医院管理专家和学者参加了为期两天的国家师资培训，由来自 WHO 的 4 位国际专家、国家卫计委医政医管局领导以及 3 位国内专家分别围绕 WHO 患者安全教程指南、中国的患者安全现状、如何实现患者安全、国家医疗质量管理与控制体系建设进行了授课。与会人员围绕患者安全进行了讨论和交流，并提出了筹建“中国患者安全教育与研究协作网”的提议。

为了进一步在医院中开展患者安全教育，建立以医院为主体的患者安全相关研究协作体系，在国家卫计委的支持下，中国医院协会于 2014 年成立了“中国患者安全教育与研究协作网”，37 家医院自愿参与协作网。2014 年 9 月 24 — 25 日，协作网在重庆召开了工作启动会（又称“重庆会议”）。协作网所含医院的院级领导和医院项目管理人员共 68 人参与了会议，共同探讨了协作网的工作方式、院内培训计划、师资培训计划和课题方向等近期工作计划，并就改善患者安全的工具和方法、医院质量体系建设经验、医院患者安全文化与教育实践等内容进行了交流。继香山会议和重庆会议之后，“中国患者安全教育与研究协作网”在全国划分区域开展了交流活动，定期交流学习、出版刊物，从系统上分析不良事件，并给予医院和医务人员建议，并通过网络平台定期翻译相关文献，传播患者安全知识与理念。

2016 年 11 月 17 日，中国患者安全协作网扩大会议召开。会议确定了中国患者安全网工作方案和工作原则，并进行了部份工作组经验交流，确定了各工作组 2017 年的工作计划与展望。

为了推动患者安全案例库建设，促进患者安全相关教材、师资和基地的储备工作，提高各级各类医疗机构及医务人员重视患者安全的意识，形成了主动对患者安全相关工作进行分析、探讨、研究、总结和传播的文化氛围。2015 年 11 月，国家卫计委医疗管理服务指导中心与中国医院协会联合开展了患者安全典型案例的征集活动，并连续两年举办患者安全与质量提升优秀案例报告会。

2016 年 7 月，中国医院协会联合清华大学继续教育学院开展了“中国患者安全文化调查研究”，以了解中国医院患者安全文化现状及其特点，比较分析差距及其原因，为推进我国医院患者安全文化提供决策参考。全国共 19 个省、直辖市的 56 家医院（三级甲等医院 48 家，二级医院 8 家）参加，有 19 596 人参与了问卷调查[7]。

2.4 召开患者安全会议

2015 年 12 月 19 日，在国家卫计委医疗管理服务指导中心的指导下，中国医院协会举办了 2015 中国患者安全大会。该大会的主题是“患者安全、共同责任”，目的是加强患者安全文化传播，提倡患者安全意识，交流并推广医疗机构在提升患者安全方面好的做法和成功经验。

会议总结交流了近年来医疗服务质量和患者安全管理工作所取得的成绩，分析了存在的问题和面临的形势，并对今后将要开展的重点工作进行了强调：加强医疗安全文化建设，患者参与医疗活动，运用患者安全大数据，进行患者手术安全管理、患者用药安全管理和医院感染管理，并与国际进行合作与交流。会议倡议成立中国患者安全联盟，以进一步加强患者安全管理。

2016 年 11 月 17 日至 19 日，2016 中国医院大会在北京召开。大会特设会前会——“从创新角度打造患者安全生态圈”。这是我国响应 WHO 的号召，提高医疗质量、确保医疗安全和患者安全的又一行动。会议对“患者安全生态圈”这一创新概念进行了解读，将商业领域的生态圈引入患者安全，以期从新的角度推动以患者为中心的患者安全持续改进。为了更好地指导患者安全教育项目的开展，中国医院协会面向国内外聘请了 30 位中国患者安全协作网核心专家，并向他们颁发了证书。在大会开幕式上，中国医院协会常务副会长兼秘书长薛晓林发布了《中国医院协会患者安全目标（2017 版）》，并进行了解读。

2.5 成立中国患者安全联盟

经国家卫计委医疗管理服务指导中心和中国医院协会倡议，在 2015 年中国患者安全大会上，中国患者安全联盟宣布成立。该联盟的目标为：规划并推动患者安全、患者维权和科学就医项目的实施；建立中国医疗过失事件第三方报告和处理系统；开展并促进所有与患者安全相关合作者之间的建设性对话；改变过去单纯由卫生行政部门和医院自查的医疗质量和患者安全评价评估机制，并在全国推广。该联盟聘请了 13 位“患者安全促进项目”核心专家，为开展患者安全教育以及设立安全培训教育基地奠定基础。

3 社会组织

3.1 北京卫生法学会患者安全专业委员会

2013 年 7 月，北京卫生法学会患者安全专业委员会成立。该委员会汇聚了医务人员、医院管理人员、卫生行政管理人员、医疗律师、法官、调解员和大学教授等各领域精英，以“患者安全”为着眼点，秉承“提升医疗安全管理、改善患者安全环境、保护医患双方利益”的宗旨，通过发布行业专家共识和建议等，力图改进和健全医疗安全环境。同时，该委员会还开办了微信公众号“患者安全论坛”。每日刊发有关患者安全、合法权益保障和案例分析等方面的文章，以利于向公众和医务人员普及相关知识，受到了广泛关注。其内容多次刊登在《健康报》和《医师报》等著名报刊上，获得了一致的好评。

3.2 患者安全与医患关系研究中心

2015 年 7 月 22 日，中国医师协会和北京大学医学部联合成立了“患者安全与医患关系研究中心”。该中心以患者安全和医患关系为主要研究对象，以促进我国医患关系的和谐发展、提升我国医师的人文素养和创建转换诊疗服务模式的专业性“智库组织”为宗旨，将围绕现代医疗服务中的各类问题和难题，运用专业的研究手段，致力在咨政建言、思想创新、社会服务、医师培训和对外交流等方面发挥重要作用。2015 年 10 月 25 日，“患者安全与医患关系研究中心”举办了“走出医患关系困境”高级研修班，发布了《2013–2014 中国医患关系蓝皮书》和《中国医疗诉讼与医疗警戒蓝皮书》(第一卷•肝胆)。

3.3 广东省医疗安全协会

2015 年 9 月 25 日，广东省医疗安全协会成立。该协会是专注医疗安全的专业协会，由广东省人民医院和中山大学孙逸仙纪念医院等 13 个单位共同发起筹建，经主管部门批准成立，广东省卫计委巡视员廖新波担任协会会长。

广东省医疗安全协会的使命是“没有安全的药，只有安全的人”。该协会的宗旨是在世界患者安全目标和国家政策法律的指导下，研究医疗活动中的缺陷，找出避免错误发生的办法，协助政府部门制定医疗安全管理标准和防止错误再发生的规范；建立医疗安全管理体系，提高医疗机构整体安全管理能力和水平；开展医疗安全专项调查研究、学术交流和教育培训；开展医疗安全知识普及，指导患者安全相关技术和产品的使用推广；开展医疗安全咨询服务等。

3.4 山东省医院协会患者安全管理专业委员会

2015 年 12 月 27 日，山东省医院协会患者安全管理专业委员会成立，这是继北京和广东之后成立的第三家患者安全联盟协作组织。

3.5 湖北省患者安全联盟

2016年9月10日，在2016年湖北省医院协会医疗质量与安全管理专业委员会年会上，湖北省患者安全联盟宣告成立。其职能为：推动患者安全目标的落实，减少医疗过失的发生；普及和推广科学就医知识，倡导理性就医；推进湖北省医疗安全（不良）事件监测工作，实现信息共享；培训医患沟通技巧，改善医患关系；分析医疗纠纷案例，定期发布医疗安全警讯；在联盟内部开展医疗安全管理方面的咨询，提高联盟成员管理水平。

3.6 江苏省医院协会医院质量管理专业委员会

江苏省医院协会医院质量管理专业委员会于1997年9月19日成立，医院质量管理专业委员会学术活动的内容要点为：医疗环节质量管理；医疗终末质量管理；医疗质量的评价与持续改进。近年来，该委员会每年主办的江苏省医疗质量与患者安全管理年会已成为国内规范科学管理、统一提高认识以及积极推广患者安全理念的重要平台之一。

4 医疗机构

在国家卫计委和相关协会组织的大力倡导下，各医院在推行患者安全方面都有着鲜明的特色和有效经验。囿于时间和篇幅，本文仅对部分医院的经验进行一定的分享。

4.1 北京协和医院

作为全国综合实力较强的医院，北京协和医院在患者安全方面的部分实践在国内影响深远。该院一直坚持至今的医学教育和人才培养准则“三基三严”被我国各大医学院校所效仿，成为临床业务培训工作的基本内容；医院集合众多专家智慧形成的医疗诊疗常规被各大医院借鉴；医院率先将手术安全的最后一道防线——“手术安全核查表”介绍到中国并率先使用，得到了原卫生部的重视，并于 2010 年 3 月在全国推广实施。2007 年，协和医院着手进行不良事件安全隐患的报告系统的改进，推出了非惩罚性学习型的工作系统，通过鼓励上报、纳入绩效考核和专人管理三个阶段，以及科室层面的及时发现、客观记录、细节调研分类管理、团队分析、对策优化、广而告之以及持续落实等步骤实现了不良事件上报体系的规范化。该院因此获得了国家卫计委行业的专项基金。目前，该院新上线了不良事件综合管理和上报系统。该系统具有以下功能：基于医院信息系统（hospital information system，HIS），患者基本信息自动获取，减少重复填写；临床少填，管理多填，所有的分级分类都由管理者填写，以方便临床填报；对各类型不良事件统一填一张表格，由医务人员填写路径简便，较为统一；全过程流转督办，上报人可随时查询状态及反馈。

4.2 北京大学第一医院

北京大学第一医院与北京大学医学人文研究院于 2017 年 2 月联合开设了“职业精神与患者安全”选修课，首次将患者安全理念引入北京大学医学基础教育阶段。该课程面向北京大学医学部全体本科学生，课程设计结合 WHO《患者安全教育教程指南》（Patient Safety Curriculum）、国际联合委员会（Joint Commission International，JCI）国际患者安全目标，通过传播理论知识、前沿进展及案例分析等教学方式，使医学生在进入临床见习或实习前即树立牢固的患者安全意识。该选修课已完成第一轮授课，获得了选课学生的积极反馈，授课团队对课程进行不断优化，2017 年后将常年开设。

2016 年以来，为了营造患者安全文化氛围，为患者提供安全、规范和满意的护理服务，该院定期举办患者安全微视频大赛，共计拍摄微视频作品 72 件。作品围绕“护理敏感指标”如压疮、跌倒、坠床、给药错误、非计划拔管、血液标本错误和护理安全管理的各个环节、日常工作中的安全隐患，通过微视频的形式呈现，给大家提供了一个广阔、新颖的视角，使其重新聚焦和审视患者安全问题。

在中国医院协会的指导下，2014 年 11 月“中国患者安全协作网（北京工作组）”在北京成立。北京大学第一医院作为该工作组组长单位，引领北京地区12家成员单位，共计召开例会15次，分享医疗安全（不良）事件经验成果142件，出版专刊15期，印发2500册，达成专家共识65条，专家点评案例85件，给医院和医务人员的建议230条。在这个过程中，逐步建立和完善了从错误中学习的系统改进模式，促进患者安全文化在医疗机构和全社会的传播和认同。

4.3 重庆医科大学附属第一医院

2008年，在肖明朝副院长的倡导下，重庆医科大学附属第一医院在国内较早地成立了以患者安全为目标的“患者安全研讨小组”，从“患者安全”概念理解入手，从翻译各类患者安全相关英文资料开始，建立了“固定时间、固定地点、固定人员、固定议题”的患者安全学习型组织。在患者安全推广上，学习型组织采取逐步渗透扩散的方式运行。安全研讨小组成员由最初为以护士为主的11人，逐渐吸纳了医师、医技人员、行政后勤、学生、患者和家属等社会人群，目前已达90余人，累计开展活动80余次。其后，医院陆续创建了五心、5S、管理、信息技术（information technology，IT）及研究生研讨小组，并细分为翻译、临床和培训三个亚专业，均以患者安全为基础，研讨方向各有侧重，逐步形成患者安全学习、实践及研究机制。

2013年，该医院成功申报了重庆医科大学“患者安全”选修课，在国内较早地将患者安全课程引入医学院校。该课程内容包含了医疗护理安全、用药安全、仪器设备安全、环境安全和安全文化等多个问题。开课4年以来，涵盖了本科生和研究生层面的30余个专业，为我国高等医学教育开设患者安全课程提供了宝贵经验。同时，医院将患者安全融入三基培训、医师/护士规范化培训、岗前培训、在职培训、继续教育培训及管理培训等多层次培训中。医院依托继续教育平台，通过申请国家级和省市级患者安全继教项目，将国际和国内患者安全项目进行了推广，并利用远程教学模式，将课堂实时连线到重庆医科大学附属第一医院医联体内各医院和各指导医院。

2014年3月，医院在国内较早地创办推广了患者安全的信息平台——“患者安全”微信号，并坚持每周一期向国内同行以中文传播国际最新的患者安全资讯，成为国内患者安全领域最具影响力的公众微信号之一。在此基础上，2017 年 6 月医院翻译出版了《患者安全案例研究》（*Case Studies in Patient Safety*）一书。

医院还设立了专项基金，从医院层面鼓励患者安全相关研究，目前研究涉及安全文化调研、安全教育培训、临床安全实践、安全工具汉化、信效度检验与应用、鼓励患者参与患者安全以及信息化建设等。截至目前，医院获得了以研究国内患者安全为目的的各级各类课题 18 项，发表论文 30 篇。医院肖明朝和赵庆华发表的论文数量分别占患者安全主题文章的第一、二位。

在中国医院协会的牵头下，医院以骨干医院身份参与制定了“中国医院协会患者安全目标（2014 — 2015 年版）”，以核心专家组组长单位身份负责研制“中国医院协会患者安全目标（2017 年版）”。2014 年 9 月，在国家卫计委医政医管局的支持下，该医院响应中国医院协会的倡议，医院作为牵头成员单位之一在重庆发起并组建了“中国患者安全教育与研究协作网”，并于 2015 年 12 月作为患者安全核心专家单位在北京共同发起召开了以“患者安全、共同责任”为主题的第一次中国患者安全大会。2013 年，受 WHO 的邀请出席了在日本举行的“第三届亚洲医疗机构大会”并作了“患者安全在中国”的演讲。2016 年、2017 年连续两年受 WHO 的邀请参加了全球患者安全部长级峰会，并参与中国患者安全行动计划的制定。

2009 年以来，重庆医科大学附属第一医院着力打造“患者安全文化型医院”。经过 8 年的探索与实践，医院逐渐形成了以患者为中心、领导重视、医患参与、和谐监督及持续改进的多元素医院患者安全文化[8]。2017 年上半年，国家卫计委医政医管局和医管中心先后三次来院调研患者安全工作，给予了高度评价。

4.4 JCI 认证医疗机构

1997 年，国际医疗卫生机构认证联合委员会（Joint Commission on Accreditation of Healthcare Organization，JCAHO）成立了一个独立部门——JCI，负责美国以外国家或地区的医疗机构评审工作，并遵循国际医疗服务质量协会制订的基本原则完成了第一版国际医疗服务认证标准的编写，随后从西班牙开始了其国际医疗机构认证之旅。JCI 的标准实行定期修订，从第 3 版开始，JCI 引入了“国际患者安全目标”(International Patient Safety Goals，IPSG)。JCI 标准是世界公认的医疗质量标准，代表了国际患者安全与医院规范化管理的水平，是 WHO 认可的医院管理模式。该标准以质量与安全这个核心贯彻标准始终，从医院领导层对质量与安全的承诺、员工资格 / 医疗权限的确认、基于胜任力的岗位职责、岗前教育与继续教育，到各种以患者为中心的临床服务标准、院内感染控制、信息可及、设施安全的保证以及六大患者安全国际目标的具体条款，处处体现了患者安全。2003 年 12 月 20 日，我国大陆地区首家医疗机构（广州祈福医院）通过了 JCI 认证。截至目前，我国大陆地区近 60 家医院先后通过了 JCI 认证，包括复旦大学附属华山医院、浙江大学附属第一医院、浙江大学附属第二医院、浙江大学附属邵逸夫医院、天津泰达国际心血管病医院和上海儿童医学中心等知名医院。通过 JCI 认证的医疗机构采取向各级卫生行政部门献言献策、举办培训班及出版书籍等方式，为我国推广患者安全理念和实践做出了巨大贡献。

4.5 四川大学华西医院

四川大学华西医院将患者安全的重点放在以加强预防为主，着力推动医疗不良事件上报和处理机制。经过近7年的探索，该院形成了个人—科室—职能部门—医院的有效防范和处理机制。此外，该院通过在院内设立医疗风险基金，建立内部的风险共担机制，对当年赔付额累计超过科室医疗风险基金账户金额的科室，加大责任科室及当事人的承担比例，并提高下一年的风险基金系数；对有结余的科室则给予相应的奖金激励。实施相关措施后，科室主动关注和改进了医疗隐患，减少了医疗差错，使医疗纠纷发生次数和赔付额明显下降，患者安全得到了有效的保障。

四川大学华西医院中国循证医学中心的张鸣明教授是国内最早传播患者安全理念的学者之一，作为中国的唯一代表参加了 2005 年 11 月 27 日在英国伦敦召开的 WHO“世界患者安全联盟 2005 欧盟峰会”，并被选为 WHO“患者参与的患者安全”项目中国负责人，参与讨论和制定了本项目的宗旨、目标和远景规划。随后，张鸣明教授以“患者参与患者安全的机制与模式”课题获得了国家自然科学基金资助。

4.6 南京鼓楼医院

自 2004 年开始，南京鼓楼医院在国内率先对 Singer 等关于医院安全文化的研究结果进行了细致的阐述。此项研究使我国卫生医疗结构对安全文化进行了关注，为随后全国兴起的医院安全文化的研究工作奠定了坚实的基础。同时，南京鼓楼医院在国内率先建立了医疗（不良）事件非惩罚上报制度，最早开展了患者身份识别工作（推行腕带身份识别），并且最早提出了安全问题的终极要点在于系统管理，应简化程序、减少选择，将人为造成的错误降到最低。该院连续两届在全国医院品管圈大赛中获一等奖，并在多部门参与的全国患者安全大会上报典型病例并行大会分会场主持及交流。2015 年，该院获中国最佳医院管理团队奖和三个五星管理板块奖，分别为“医院形象与传播”“医疗质量与安全”和“患者服务与体验”。该院开展的围绕患者安全的相关研究获得了江苏省卫计委、南京市卫计委及南京大学医院管理研究所多个部门研究课题的资助。

4.7 浙江省台州恩泽医疗中心

浙江省台州恩泽医疗中心于 2005 年开始在全集团范围内实施警讯事件报告制度，在医疗安全和质量促进方面发挥了重要作用。2009 年，基于集团质量发展战略，将警讯事件报告改为不良事件报告，建立了医疗安全（不良）事件报告系统，将不良事件分为强制报告、自愿报告和免责报告三类。收集来自社会各方、患者及家属，以及医师、护士、行政和后勤等一线医务人员和从业人员的报告，以发现日常工作中的缺陷，改进医疗服务质量。但系统在运行中也暴露出局限性，不利于问题的发现、暴露、改进和提高。2013 年，集团针对存在的问题，运用卓越运营模型，围绕结果—共识—培养—授权实施路径，在不良事件管理中收到了良好的效果。

2009 年，医疗中心开始在各院区实行“患者安全目标认证”工作，项目包括严格执行查对制度，提高用药安全，正确执行医嘱和严格执行手卫生等 17 个大项。后来医院又采取了一系列持续改进措施，包括建立质量目标，实施过程管理；建立质量看板，定期通报质量信息；举办质量月活动，搭建分享平台，及时分享改进案例等举措，目的在于营造人人参与质量改进的氛围。

2015年，医疗中心下属的4家医院和24个试点科室开展了精益医疗工作，用精益管理思想保障患者安全。

4.8 华中科技大学同济医学院附属协和医院

华中科技大学同济医学院附属协和医院以医疗风险的预防为重点，全力推进医疗安全（不良）事件报告体系，开展医疗安全防范巡讲以及医疗隐患日常排查，将全院病例大讨论与安全防范相结合，开展了多种形式的医疗风险预防工作。医院重点关注高风险患者的患者安全，对超过30天住院、非计划再次手术以及高额费用等高风险患者进行专项管理，作为日常监管的重点。开展重大手术患者院内随访（术后连续3天），重点关注高风险手术患者的患者安全。同时，注重医疗纠纷案件的事后评价和总结分析，遵循PDCA[即计划（plan）、实施（do）、检查（cheek）和行动（action）]循环理念，形成管理闭环，分别经由医疗组自评、科室总结分析和院内专家鉴定等程序，充分从纠纷案例中吸取经验教训，做到“五个不放过”：一是不排除安全隐患不放过；二是不找出纠纷原因不放过；三是不明确责任人不放过；四是不汲取经验教训不放过；五是不制订整改措施不放过。

4.9 上海市第六人民医院

上海市第六人民医院于2008年制订了行政谈话制度。医院采取行政谈话，通过医务管理部门的介入，对治疗方案进行把关，对临床高风险诊疗行为实行监管，强化患者告知，保障患者权益，从而达到预防医患纠纷、降低治疗风险以及提高诊疗质量的目的。

自2008年实施该制度以来，年谈话量已由原324人次上升至2015年的947人次。经谈话后，患者能充分理解并接受手术风险与疗效。对于死亡患者，患方均未因行政谈话过程中所谈及的各项问题与医院发生医疗纠纷和医疗争议。

4.10 吉林大学白求恩第一医院

吉林大学白求恩第一医院结合了医院多年在医疗质量安全管理过程中形成的专业化管理方法，开发出了医疗安全管理系统。该系统包含了投诉管理、不良事件上报和危机值管理等模块。每个模块均按照国家卫计委关于等级医院评审的要求进行规范化设计，包括规章制度、处理流程、整改上报、督导检查、效果分析和持续改进等流程。通过规范化和信息化的管理，使医院主管部门的处理效率进一步提高，效果进一步增强。大幅度降低了行政管理部门和临床医务人员在处理上述事件过程中耗费的时间和精力；缩短了响应时间，重视了患者的诉求，提升了患者满意度。

4.11 山东大学齐鲁医院

山东大学齐鲁医院在患者身份识别、用药管理、用血管理、核心制度落实和患者安全教育等方面加大管理，充分发挥委员会职能，有力地保障了患者安全。质量管理办公室联合医院九个部门（医务处、护理部、医院感染处、法规处、医保办、门诊部、医师培训处、监察处、信息网络中心、后勤保障处和质量控制办公室）进行两周一次的全院查房，由各个处室的正职分头带领进行，以确保患者安全各项措施的落实。

5 患者安全研究计量学分析

为了解掌握患者安全方面的研究动态，本研究采用文献计量方法对2000 — 2017 年有关患者安全方面的文献进行分析。

5.1 数据来源

在中国医院信息总库（China Hospital Knowledge Databale，CHKD）中国期刊全文数据库网络在线版中，选择“题名”和“关键词”两个检索项，检索词为“患者安全”或“病人安全”，组配方式为“或者”，发表时间选择从 2000 年到 2017 年，以提高查全率。匹配方式选择为“精确”，以提高查准率。其他限定条件为数据库默认设置。共检索出 1815 篇文献，剔除重复文献 75 篇，指南、目标、会议通知、新闻快讯和常识报道 52 篇，列入此次分析研究的文献共计 1688 篇。

5.2 研究方法与工具

采用文献计量学的研究方法，应用数据挖掘技术和信息抽取技术对患者安全文献进行统计分析，选择的分析软件有 BICOMB 2.0 和 Excel 2010。

5.3 患者安全研究结果与分析

5.3.1 年载文量

从文献角度看，2000 — 2005 年发文量均在 50 篇以内，可视为萌芽阶段；2006 — 2007 年发文量在 50~100 篇以内，可视为初期发展阶段；自 2008 — 2011 年，发文量均保持在 100 篇以上，并逐年上升，可视为加速发展阶段；自 2012 年开始，发文量稳步保持在 150 篇以上。2016 年发文量高达 198 篇，故可将 2012 年至今视为高峰发展阶段。文献发表的发展阶段与国家在推广患者安全理念的节点相一致，2007 年中国医院协会推出了患者安全十大目标；2008 年，原卫生部在“2008 年医院管理年活动重点工作”中明确要求“落实病人安全目标（2008 年版）”，在以后的医院管理年和医疗质量万里行活动中皆有此要求；2011 年，国家卫计委启动了等级医院评审工作；2014 — 2015 年，中国患者安全协作网和中国患者安全联盟成立，中国患者安全大会召开，相关协会也相继成立。患者安全研究平均载文量每年约 94 篇，2016 年文献量最多，达 198 篇，2000 年和 2001 年文献量最少，仅有 5 篇（图 1）。

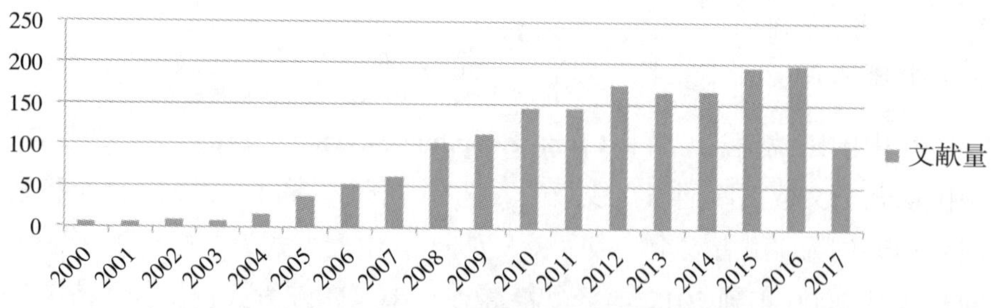

图 1 2000—2016 年患者安全研究年载文量

注：2017 年的数据截止到 2017 年 6 月 30 日。

5.3.2 来源期刊

1688 篇文献发表在 346 种期刊上，平均每种期刊的发文量约为 5 篇。其中收录 20 篇以上论文的期刊有 19 种，11~20 篇以内论文的期刊有 16 种，2~10 篇论文的期刊有 149 种，仅收录了 1 篇论文的期刊有 162 种。因篇幅有限，本文仅呈现收录 20 篇以上论文的期刊明细表（表 1）。

表 1　2000—2017 年患者安全文献发表期刊统计情况

期刊名称	频次	在所研究的文献中所占比例%
中国医院	82	4.86
护理学杂志	64	3.79
护理研究	60	3.55
中国护理管理	54	3.20
中国医院管理	52	3.08
中医药管理杂志	41	2.43
解放军护理杂志	38	2.25
中国卫生质量管理	35	2.07
护理实践与研究	34	2.01
护理管理杂志	32	1.90
世界最新医学信息文摘	28	1.66
中国医药指南	27	1.60
齐鲁护理杂志	27	1.60
中国循证医学杂志	26	1.54
护士进修杂志	23	1.36
护理学报	22	1.30
江苏卫生事业管理	21	1.24
全科护理	20	1.18
内蒙古中医药	20	1.18
合计	706	41.82

5.3.3 高产作者

所谓高产作者和核心作者是指某一研究领域的主要推动者或活跃

者[9]。本文用普赖斯定律对 2000 — 2017 年研究患者安全的作者进行了分析。在 1688 篇论文中，共有 3497 位作者，每位作者的发文量在 1~22 篇，合作度为 2.07。其中有 1025 篇论文为 2 名或多名作者共同完成，合作比率占 60.7%。根据普赖斯定律，N=0.749 ×（Nmax）1/2；Nmax 为 2000 — 2017 年最高产作者的论文数，N 为论文篇数，发表论文篇数在 N 篇以上的作者被称为核心作者[10]。2000 — 2017 年，患者安全最高产作者的论文数为 22 篇，依据普赖斯定律：N=0.749 ×（Nmax）1/2=0.749 ×（22）1/2=3.5 ≈ 4。经统计，2000 — 2017 年研究患者安全的作者中共有 93 位发表论文在 4 篇以上，共计发表论文 579 篇，平均每人约发表 7 篇文章（表 2）。因篇幅有限，该表仅呈现发文 10 篇以上的高产作者。因为绝大多数科研活动都是以团队的形式完成的，故在对高产作者进行统计时，本文没有局限于统计第一作者发表的科研论文。

表 2　2000—2017 年患者安全研究的高产作者统计情况

高产作者	作者单位	论文篇数（篇）
肖明朝	重庆医科大学附属第一医院	22
赵庆华	重庆医科大学附属第一医院	19
叶旭春	第二军医大学	19
张鸣明	四川大学华西医院	15
毛静馥	哈尔滨医科大学	15
王　莉	四川大学华西医院	13
刘义兰	华中科技大学同济医学院	13
周　立	第二军医大学附属长征医院	12
吴国松	哈尔滨医科大学	11
姜　贺	天津医科大学	11
姜安丽	第二军医大学	10
李幼平	四川大学华西医院	10

5.3.4 基金来源

在 1688 篇论文中，共有 271 篇获得国家级、省部级、院校级横向共计 180 个类别的基金资助，48 篇文章获得了 2 项及以上基金资助，资助基金排前 5 位的依次是国家自然科学基金 32 篇，国家临床重点专科建设项目 11 篇，重庆市卫生局资助项目 9 篇，上海市卫生局资助项目 8 篇，中澳卫生与艾滋病项目 7 篇，卫生部科学基金 7 篇。

5.3.5 地区以及单位

对 1688 篇文章中第一作者的单位地址所属省份进行了统计分析。结果显示，在 34 个省级行政区中，除香港特别行政区外，其余省份均发表了患者安全相关的文献，发文量最多的地区是北京，其次是江苏（表 3）。经统计，发表文章在 20 篇以上的单位有四川大学华西医院（40 篇）、重庆医科大学附属第一医院（30 篇）、第二军医大学（25 篇）、华中科技大学同济医学院附属协和医院（24 篇）和哈尔滨医科大学（21 篇）。

表 3　2000–2017 年患者安全相关论文的地区分布

地区	论文篇数（篇）
北京	183
江苏省	163
浙江省	118
上海市	120
广东省	101
四川省	100
湖北省	99
山东省	74
河南省	62
重庆	62
广西壮族自治区	57
黑龙江省	51
湖南省	46
新疆	33
河北省	30
吉林省	30
山西省	30

（续表）

地区	论文篇数（篇）
天津	29
福建省	27
辽宁省	26
安徽省	24
陕西省	23
内蒙古	20
云南省	18
甘肃省	18
贵州省	16
江西省	15
宁夏自治区	8
海南省	7
青海省	6
台湾	5
西藏自治区	1
澳门	1

注：另有 17 篇文章第一作者的地址署名为国外机构，有 48 篇文章的作者无详细地址，故未进行统计。

6 思考与建议

综上分析可见，从国家、行业协会机构到个人层面，我国在患者安全方面做了大量工作。但患者安全理念仍有待进一步推广，患者安全的保障力度有待进一步加强，国家在保障患者安全方面还需要形成进一步的合力，患者安全文化氛围还没有完全形成。借鉴其他国家的经验与做法，结合我国现状，本文特提出以下建议：

6.1 促进患者安全立法

政府的支持能极大地促进患者安全工作的开展。丹麦、美国、英国、澳大利亚和加拿大等国家于 2003 年开始相继颁布了患者安全相关法案，并实施了不良事件非惩罚性上报措施，有效地推动了患者安全工作的进行。目前我国尚无关于患者安全的相关立法。我们可借鉴其他国家的先进经验，加强对患者安全的关注及立法研究，逐步完善落实患者安全立法，确保患者安全得到制度保障，通过法律引导和规范人们的行为，促进患者安全[11]。

6.2 加强不良事件上报与分析

2006年，我国初步建立了医疗（安全）不良事件报告系统（试行）。该系统仅向自愿申请参加的会员医院开放。该报告系统开通至今，仅在国家卫计委医政医管局《国家医疗服务与质量安全报告2015》和《国家医疗服务与质量安全报告2016》中对上报的医疗质量安全（不良）事件进行了一定的数据分析，但报告的受众不广，分析也有待进一步深入。

建立不良事件网络报告系统是促进患者安全的关键措施。通过对大量上报的不良事件进行根本原因分析，从而发布警示信息，提出改进建议并实施，在错误中不断学习，以避免今后犯类似的错误。这一做法已被很多国家及地区所采用[12]，例如，美国的国家患者安全报告系统（Patient Safety Reporting System，PSRS）及英国的报告与学习系统（National Reporting and Learning System，NRLS）等。

目前，国家卫计委医疗管理服务指导中心正在调研建立国家患者安全报告和学习系统，以期通过自愿、非惩罚性上报不良事件，了解我国患者安全的现状，并得出中国患者的安全目标，实行患者安全预警，希望其能顺利地实施并不断完善和改进，为推动我国患者安全发挥引领性的作用。

6.3 充分发挥评审评价对患者安全的作用

医院评审评价工作是国家监管和提升医疗质量的有效手段，也是推进全国医院患者安全的核心方式。我国现行的等级医院评审标准充分借鉴了国际先进的医院评审评价体系。本轮评审评价坚持以患者为中心，关注医疗质量、安全和服务，确保患者安全是评审的主要目的。据悉，新的评审评价标准即将出台。希望我国能按照现行医院评审办法，并借鉴国外经验，对医院评审标准进行周期性的修订与完善，医院评审评价也周期地由具有公信力的独立第三方评审机构进行。这样，我国的患者将会享受到更加安全的医疗服务[6]。

6.4 推动患者安全协会与组织的成立与发展

为了应对患者安全的风险和挑战，在一些国家第三方机构相继建立了患者安全组织。据统计，美国有关患者安全的组织多达70余个，如美国质量论坛（National Quality Forum，NQF）和美国急救医学研究所（Emergency Care Research Institute，ECRI）等，通过质量改进、评审评价工作和专题研究报告等手段，有效地促进患者安全[11]。

在国家卫计委医疗管理服务指导中心和中国医院协会的推动下，我国先后成立了中国患者安全教育与研究协作网和中国患者安全联盟，部分省市也成立了相应协会。但目前各协会与组织的成效有待进一步检验，需要在今后在国家层面鼓励与支持更多的协会与组织成立与发展，发挥真正的智囊和第三方监管作用。

6.5 加强患者安全教育

患者安全工作应当从根本抓起，从医学生阶段就开始进行系统的患者安全教育培训，让安全的意识整合于医疗服务的各个环节中，以促进医务人员自觉遵守患者安全行为。早在2005年，澳大利亚卫生保健安全及质量委员会就制定了“国家患者安全教育框架”（The National Patient Satety Education Framework，NPSF）。2006年，澳大利亚悉尼大学率先将患者安全教育纳入本科医学教育课程中。2007年，欧洲医学教育协会（Association for Medical Education in Europe，AMEE）呼吁患者安全教育应纳入本科医学教育课程，让医学生在入学后第一学年了解和培育患者安全基本理念与文化知识。2009年，WHO颁布了医学本科生患者安全教育指南。2010年，WHO患者安全联盟在全球11所医学院校试行医学本科生患者安全教育指南[13]。

目前，我国的本科医学课程尚未纳入患者安全教育。然而，值得欣慰的是，重庆医科大学和首都医科大学等医学院校开始了相关探索与实践，积累了宝贵的经验。建议更多的医学院校积极参与，共同研究与促进患者安全师资培养、课程设置和教材建设等内容，最终推动国家出台相关规定，将患者安全教育纳入医学生教育课程，以尽早且更为广泛地推进患者安全。

6.6 加强患者安全研究

对我国患者安全文献的计量分析发现，我国的患者安全研究起步较晚，2000 – 2004 年共计发表 38 篇文献。自 2005 年开始，随着政府、医疗各界及社会团体对患者安全的重视，有关患者安全的文献呈逐年上升的趋势，但每年的发表量仍然较低，需要得到政府和社会的高度重视和支持。

对文献获得的资金来源进行分析后，可见在 2000 – 2017 年的 1688 篇文章中，仅有 271 篇文章获得资助，占总文献量的 16.05%，而且国家级基金类别的资助较少，更多的为省级和院校级资助项目。因此，为了进一步促进患者安全的发展，需要得到各级科管部门的大力支持。

对高产作者和主要研究单位进行统计分析后可知，患者安全研究的核心团队已初步形成。但患者安全方面的研究文献合作度为 2.07，合作率为 60.7%，低于 2013 年医学用户信息领域的合作度（2.9）和合作率（63.76%）[14]。由此可见，患者安全研究的科研合作有待进一步加强。未来的患者安全研究需要各级医疗团队共同关注，参与其中，同时，也需要部分有代表性的学者和机构形成核心研究团队，指引患者安全的发展方向。

6.7 强化医疗保险的监督与促进作用

随着全球老龄化进程的加速，患者安全管理的风险不断增大，美国政府逐步加大了以医疗保险和医疗补助制度的支付手段。2003 年，美国国会通过了《医疗保险处方药改进和现代化法案》（Medicare Prescription Drug，Improvement，and Modernization Act）。该法案指定美国医疗保险和医疗补助服务中心（Centers for Medicare and Medicaid Services，CMS）将医疗质量与医疗保险支付最优化耦合起来。通过评价医院实现的质量指标，来分配其医疗保险报销比例。2007 年，CMS 宣布将停止为过多的可预防的错误支付额外费用，包括那些性质明确（可明确识别和衡量）、后果严重（导致死亡或明显残疾）并且通常可以预防的不良事件，即“绝不事件”（Never Events）。如今，许多国家和私人保险公司也纷纷效仿 CMS 的这一举措，倒逼各医疗机构更加重视患者安全[11]。

2014 年，我国发布了《人力资源社会保障部关于进一步加强基本医疗保险医疗服务监管的意见》，强调将医疗服务监管内容纳入定点服务协议，同时探索将监管延伸到医务人员，建立定点医疗机构医务人员诚信档案，对违约情节严重及主观故意性强且造成医疗保险基金损失的，将暂停其医保实时结算资格或拒付其提供的医疗服务费用。我国已初步将“绝不事件”不纳入医保报销，还需要各级政府部门制定出更加全面的细则，以发挥医疗保险制度对患者安全的保障作用。

6.8 推动健康信息技术促进患者安全

健康信息化技术（health information technology，HIT）的使用是一把双刃剑，在给我们带来支持临床决策、加强医疗人员间的沟通以及减少医疗错误发生等流程优化的好处时，HIT 系统的设计、使用和维护不完善也可能产生新的安全风险。2013 年，美国医疗卫生技术在线（Healthcare Technology Online，HTO）进行了 HIT 行业十大趋势预测，显示患者健康信息安全的重要性高居第二。怎样有效地使用 HIT，最大程度地降低安全风险及促进患者安全，是 HIT 设计和使用过程中应考虑的核心问题，也是信息技术供应商和医疗机构的共同责任。目前，我国医疗机构对 HIT 的利用尚不完善和成熟，借鉴先进国家 HIT 发展的经验，结合我国医疗行业的发展现状，最优化、安全地使用 HIT 以促进患者安全是我国医疗机构需要优先考虑的问题之一。

6.9 构建患者安全文化

研究显示，在患者安全持续改进的过程中，安全文化培育是提高医疗质量和改善患者安全的核心要素，安全文化与医疗结果之间（并发症及感染）有着密切的联系[12]。为了保障患者安全，各医疗机构应该将培育自身的患者安全文化作为优先完成的目标。传统观念认为犯错是可耻的，犯错者应受到责备和批评，甚至处罚。但相关研究显示，绝大部分医疗差错都是由系统因素造成的。人都会犯错。医疗机构在处理患者安全事件时应将重点放在系统和程序的改进上，而不是责备或惩罚某一个人，即应采取“非惩罚性”原则，以鼓励一线医务人员主动报告医疗安全（不良）事件。调查显示，我国大多数医院还是以惩罚性文化为主，患者安全文化尚未形成[7, 12]。只有通过从领导层到员工的全面参与，鼓励“非惩罚性”不良事件上报，规划及推动各项患者安全活动的开展，逐步形成患者安全文化，从而保证患者安全。

21 世纪以来，患者安全在全球范围内越来越受到重视，“首先不要受到伤害”已成为共识并被医务人员所遵从。患者安全文化不仅在医疗机构兴起，对社区、家庭和个人也造成影响。中国在推进患者安全的过程中，在保障患者安全的同时，医务人员的自身安全也日益受到关注。通过国家、各类协会组织与医疗机构的合力，着力打造患者安全生态圈建设，推动全员参与，一点点地进步和进展，保障患者安全这一宏伟愿景终将实现。

参考文献和注释

[1] Kohn LT, etc, Corrigan JM, Donaldson MS. To err is human: Building a safer health system. Institute of Medicine Report. Washington DC: National Academy Press, 1999.

[2] James Killingsworth. WHO全球患者安全联盟. 中国医院, 2005, 9(12): 2-3.

[3] 健康界. 2015中国患者安全大会: 患者安全、共同责任. (2015-12-19)[2016-9-21] http://www.cn-healthcare.com/article/20151219/content-480539.html.

[4] 卫生部新闻办公室. “加强病人安全管理和教育项目”启动. 中国护理管理, 2006, (5): 60.

[5] 中国护理管理编辑部. 中国参加“全球患者安全倡议活动”启动仪式暨“医院感染与患者安全研讨会”概况. 中国护理管理, 2008, 8(1): 7-8.

[6] 滕苗, 吕富荣, 徐玲, 等. 医院评审评价中的患者安全.中国医院, 2016, 20(12): 10-12.

[7] 李颖，王玲玲，赵萍，等. 中国医院患者安全文化现状及思考. 中国医院，2017, 21(7):1-3.

[8] 李跃荣，滕苗，徐玲，等. 营造患者安全文化的探索与思考. 中国医院，2016, 20(12):7-9.

[9] 张世怡. 国内大数据研究文献计量分析. 情报探索, 2015, 3: 25-27.
[10] 贾路, 张云军, 胡英化. 近10年包虫病研究的文献计量学分析. 预防医学情报杂志. 2013, 29(12): 1103-1105.
[11] 肖玲, 赵庆华, 滕苗, 等. 我国开展患者安全工作的实践与思考. 中国医院, 2016, 20(12): 4-6.
[12] 郑双江, 周泓羽, 滕苗, 等. 重庆市6所医院患者安全文化影像因素分析与对策建议. 中国医院, 2017, 21(7): 8-10.
[13] 张鸣明, 断玉蓉, 李静, 等. 病人安全教育: 21世纪医学教育的重要内容之一. 中国循证医学杂志, 2010, 10(6): 637-639.
[14] 刘敏敏, 姜传丽, 曹高芳. 基于医学信息用户的期刊论文定量分析. 预防医学情报杂志, 2015, 31(6) :4 87-492.

医生，你不该说的10句话

王　岳

早在1989年，世界医学教育联合会（World Federation for Medical Education，WFME）在《福冈宣言》中指出："所有医生都必须学会交流和人际关系的技能。缺少共情（同理心）应该看作与技术不够一样，是无能的表现。"然而，传统医学教育都是希望将医生培训成为绝对理性、冷静干练甚至是准军事化的特殊职业群体。因此，在传统的医学教育中，老师往往要求医学生必须与患者保持"职业距离"，防止和避免发生"移情"。然而近几年来，各大医学院校纷纷开设了医患沟通方面的课程，可见医患沟通技能在中国今天的临床医学教育中已经引起重视。实际上，绝大多数医患纠纷是由沟通不当造成的，其中一个突出的现象就是医生"不会说话"，不擅长了解和捕捉患者的"需求"。希腊医学先驱希波克拉底曾说过，医生有三件法宝——语言、药物和手术刀。在此，我们建议医生不该说以下这10句话，以有效地促进医患沟通。

1."啥事儿？"（"哪儿不舒服？"）

[反面举例]

医生："啥事儿？"（"哪儿不舒服？"）

患者：……

[分析解释]

医生在门诊见到患者时往往喜欢以"啥事儿？"（"哪儿不舒服？"）开场，这是非常不礼貌的做法。患者进入诊室后，医生应通常用一个开

王岳，法学博士，北京大学卫生法学副教授，兼任中国政法大学卫生法研究中心研究员，研究方向为卫生法学和医患关系。

放式问题开场。如果是初次见面，医生应该先做自我介绍，并请患者坐下。医生一般会问："我能帮您什么？" 最有效的一个技巧，就是不打断患者，让他们先讲够 1~2 分钟，即使你觉得自己的时间非常紧张。

[正面建议]

医生："我是内科的王某某医生，我能帮您什么吗？"

患者：……

2. "不知道。"（"没有办法。"）

[反面举例]

患者："医生啊，我什么时候可以住院？"

医生："不知道。"

患者："这个检查能快点儿吗？"

医生："没有办法。"

[分析解释]

"不知道""没有办法""不可能" 或 "做不到" 等用语都应该成为医生的 "禁语"。因为一句 "不知道" 或 "做不到"，让患者感到的是医生对自己的冷漠和漠不关心。患者对医生的信任感荡然无存。实际上，医生是在给自己与患者日后的交往制造麻烦。

[正面建议]

患者："医生啊，我什么时候可以住院？"

医生："我帮您了解一下。"

患者："这个检查能快点儿吗？"

医生："我看看能不能帮您尽量加快些。"

3. "这事不归我管，您问别人吧。"

[反面举例]

患者："医生，您看我这个化验该在哪里检查呀？"

医生："我不管这事，您问别人吧。"

患者家属：“医生，您看我爸是不是该换药了？”

医生：“我不管你爸，您问您自己的医生。”

[分析解释]

可能由于医生的一句“这不是我管的事”，患者就要跑很多冤枉路。这看起来是一件小事，却会严重影响患者或家属的就医体验和感受。这些琐事引发的气愤可能会积蓄下来，最终发泄给医务人员。所以，医务人员要有帮助患者的意识，要有团结互助的团队意识，切不可“事不关己，高高挂起”。

[正面建议]

患者：“医生，您看我这个化验该在哪里检查呀？”

医生：“我帮您看下啊……”

患者家属：“医生，您看我爸是不是该换药了？”

医生：“我帮您问一下他的责任医生，他更了解您爸爸的情况。”

4.“您没看到我正忙着呢，在外面等着。”

[反面举例]

患者：“医生，我想问一下……”

医生：“您没看到我正忙着呢，在外面等着。”

[分析解释]

希波克拉底说过：“我应像尊敬自己的父母一样，尊敬那些传授我行医之术的老师——患者。”可见，在2000余年前，西方医学之父就告诉我们“尊重”对于医患关系是何等重要。只有学会去尊重患者在先，我们才可能赢得患者对我们的尊重与信任。对于在诊疗其他患者时受到的打扰，医务人员应当建议医院管理者通过叫号系统、遥控碰锁及免打扰提示牌等技术手段减少此类事件的发生。

[正面建议]

患者：“医生，我想问一下……”

医生：“抱歉，您先在外面等一下，我先给这位患者看完病好吗？谢谢！”

5.“您是医生还是我是医生？您要是不信我，就不要找我看。”

[反面举例]

患者：“医生，我听说是不是用激素治疗不好啊？”

医生：“您是医生还是我是医生？您要不信我，就不要找我看。”

[分析解释]

在传统的“家父式医患关系”中，医生的身份使其具有不可撼动的绝对权威。然而，随着社会的发展与进步，以及患者受教育水平的不断提高，特别是互联网技术的普遍应用，使医务人员对专业知识垄断的时代结束了。如果想构建和谐的医患关系，就不能再靠身份维系信任，而必须靠尊重维系信任，并通过与“学习型患者”分享专业知识，充分互动沟通，最终共同参与并形成临床决策。

[正面建议]

患者：“医生，我听说是不是用激素治疗不好啊？”

医生：“您说的很对，使用激素确实会有副作用。其实，所有的药物都是有副作用的。我会权衡您的病情，严格地把激素的使用剂量控制在合理范围内。”

6.“这个手术非常简单，我保证术后会比现在好。”

[反面举例]

患者：“医生，这个手术有啥风险吗？术后效果怎样？”

医生：“这个手术非常简单，我保证术后会比现在好。”

[分析解释]

医疗行为从法律上被称为“手段行为”而非“结果行为”，即医生永远不能对医疗行为的结果进行承诺，而仅能对医疗行为的手段进行承诺。所以，哪怕是再简单的手术，医生也不能对治疗的最终结果进行保证和承诺。否则一旦结果不佳，很容易被患者或家属认为受到了欺骗，非常容易激化矛盾而引发纠纷。

[正面建议]

患者:“医生，这个手术有啥风险吗？术后效果怎样？”

医生:“这个手术确实不属于高难度手术，我们科也开展很多年了。但是任何手术都是存在一定风险的，因为有很多因素会影响最终的手术效果，所以医生是不能保证手术最终结果的。当然，我们一定会尽全力的，让我们一起努力争取一个最好的结果。”

7.“您来晚了，没治了。”(“我也没办法了。”)

[反面举例]

患者:“医生，您看我这病严重吗？”

医生:“您来晚了，没治了，我是没办法了。”

[分析解释]

有时医生尽管说的都是实话，但是作为医生，他们应该给患者以希望，特别是如果从“帮助患者”的角度去审视医生的职责，而非局限于“治病救人”的狭隘职责范围，医生就一定能想出帮助患者的办法来。医生要让患者或家属知道医生在与他们一起共同进退，他们并不孤单，医生会帮助他们的。如果医生对患者说“我也没办法了”，无疑患者就如同被宣判了死刑，那会让患者的内心更加痛苦甚至绝望。

[正面建议]

患者:“医生，您看我这病严重吗？”

医生:“您的病情确实比较严重，但是您放心，我会尽力帮助您的。”

8.“说了您也不懂，您只需要信任我，其他的您都不用管，按我说的做。”

[反面举例]

患者:“医生，我想问一下……”

医生:(打断患者的询问)“说了您也不懂，您只需要信任我，其他的您都不用管，按我说的做。”

[分析解释]

如前所述，随着社会的进步，“家父式医患关系”必然要被“朋友式医患关系”所替代，所以我们不应当抱怨没有时间，不应当抱怨说了患者也不懂，而是应当积极、主动地改变我们与患者沟通的方式，更多地去运用多媒体课件、录像、动画或应用软件提高教育患者的效果和效率，使患者与医生在专业知识方面缩小认知差距，杜绝重大误解。

[正面建议]

患者：“医生，我想问一下……”

医生：（不打断患者的询问）“您问的问题非常重要，我这里有个鼻窦的塑料模型，我给您演示一下这个手术是如何操作的啊……您还有其他什么问题吗？”

9.“我该说的都说了，您看怎么治吧？”

[反面举例]

医生：“我该说的都说了，您看怎么治吧？”

患者：……

[分析解释]

这些年，为了减少眼前的纠纷，医疗行业往往以消极保护思想去应对眼前的问题。个别医院已经将“手术同意书”改为“手术志愿书”。再仔细看看患者签字栏，几乎都以“要求”二字开头，即“要求切除双侧卵巢”或“要求输血小板”等。这让我不由得想起某位著名医学专家在中国南方国际心血管病学术会议上所说的话：“今天，我们的医生已经不会给患者看病了，因为为了减少纠纷，他们只记得两句话：可查可不查的一定要查，可救可不救的一定别救。”话音刚落，下面居然掌声一片。医生们为什么会鼓掌？我估计是因为他们觉得这样说很解气。尤其是在医患纠纷频发的当下，如此“看病”似乎可以对医生起到一种“消极保护”的作用。但是，很快地，你会发现，“手术志愿书”和“要求”并不能减轻一丝医务人员对患者应尽的法律责任，反而会令医患关系变得对立、疏远甚至冷漠。

[正面建议]

医生："我把您的病情和可以选择的三种治疗方案都说了，您还有什么不太懂的地方吗？"

患者："医生，我懂是懂了，但是我还拿不定选择哪种治疗方案。您如果是我，您选择哪种啊？"

医生："其实结合您的病情和您的经济状况，我个人比较倾向于您选择保守治疗，先不一定着急手术，再观察一段时间看看。您说呢？"

10."他们科的医生怎么能这样呢？唉……"

[反面举例]

患者："医生，我爸在急诊时是不是应该早些做个脑部CT检查呀？"

医生："他们科的医生老出问题，我不看都能猜得到。他们怎么能这样呢？唉……"

[分析解释]

医生要以维护患者利益和社会利益为基本点。维护患者的健康和生命是医学职业的天职。在医疗活动中，医生在与同行打交道时要坚持平等和公正的原则。在评价同行医生的品格和能力时要客观和诚实，既不能包庇和袒护同行，也不可诋毁或以不正当的手段损害同行的工作，更不能因此而损害到患者的利益。其次，医师与同行之间应在人格上相互尊重，在专业上相互学习，彼此支持，并且也应该相互监督。

[正面建议]

患者："医生，我爸在急诊时是不是应该早些做个脑部CT检查呀？"

医生："因为我不清楚其他医生做过怎样的治疗，当时是在具体怎样的情况下，所以我不能草率地对医疗细节作出任何评价。但是我会尽力帮助你们完成后续治疗。"

我常常告诉我们学校的医学生："控制情绪，管住嘴巴，微笑服务。"患者来到医院，如果看到医生板着面孔，估计连病都不想看了，甚至在心里抱怨自己倒霉，碰上这么个冷血医生。在医患沟通中，最初的"七秒钟”起决定性的作用。有些患者确实会很固执，但是您一定要忍，因为您是专业人士，要把这些少数固执的患者视为一种“考验”。到了最后，患者往往会说一句“这个医生，不错！”这句话一定会让作为医生的您很开心。为了最终的这一丝幸福，我们要耐心地去经历这种“考验”。

第六部分　医患关系与社会学

医患关系链社会文化与知识权力

赖立里[5]

显而易见，医患关系并非只跟医师和患者有关。然而，大多数关于医患关系的讨论依然集中于医方和患方两个群体。比如,《伦理百科辞典》指出，狭义的“医患关系”指医疗过程中医师与患者个体间的特定医治关系，广义的“医患关系”则是指医师为主体的医方和患者为主体的患方之间的人群关系。本文通过梳理社会学和人类学关于医患关系的讨论，认为需要打破简单的医患二元关系，避免将医方与患方划分为截然不同（甚至对立）的两个群体，应将提高医务人员的素质和服务质量作为改善医患关系的一端，将提升患者的自身修养及公众医学知识作为另一端。本文认为，只有突破医患间简单的二元关系，将其置于所处的社会、文化及特定的历史背景之下，才能更好地把握医患关系的现状，并对其未来可能的发展作出具有预见性的干预。

诚然，也有不少研究注意到了医患关系问题不可能简单地存在于医方和患方，除了医方与患方各自的原因外，影响医患关系的因素还包含制度原因（如卫生经费不足、法制不健全、卫生保障制度不完善、行政管理体制和社会调节机制落后等）以及社会原因（如医学知识的普及与医生专业权威的消失、新闻媒体的效应扩大作用等）[1-5]。但是这样的研究依然倾向于将“外部条件”如制度和社会原因放在一边，将医方与患方两个群体的“内部因素”放在另一边。这样割裂开来讨论问题，并不能触碰到医患关系的内核。医学社会学及人类学认为，研究医患关系不能脱离医师和患者都身处社会之中的事实，医患关系的方方面面是纠缠和交织在一起的。特定的社会文化历史形构了当下的医患关系，而医患关

赖立里，北京大学医学人文研究院，副教授研究方向为身体、日常生活及知识人类学。

系同时也体现了当下的社会文化和历史阶段。

1“患病角色”

健康不是纯生物医学的问题，社会、文化、政治和经济诸多因素都会对其产生影响。甚至如何定义疾病，也与特定的社会与文化相关。社会学家帕森斯（T. Parsons）在《社会系统》（*The Social System*）一书中提出了“患病角色”（sick role）概念，即将疾病视为一个社会角色，而不只是一种生物性的存在或生理经验。“患病角色”已经成为医学社会学教科书中的经典概念。具体来说，其内涵包括：①患者因患病而得以免除“正常社会义务”。②患者同时也免除了保持自己身体健康的责任（已然患病）。③患者有义务尽快恢复健康。④患者应当寻求专业性的帮助并且与医师合作，以脱离患病状态，回归社会。由此可见，帕森斯将身心的疾病状态及其消极作用与社会体系在总体上保持平衡的需要关联起来。医患关系在根本上成为社会关系，医师总是站在“保持社会平衡的一个战略性位置”[6]。患者也不仅仅存在于相对于医师的二元关系中。对患病角色来说，医师的角色仅出现于上述第四条，而且是在患者积极寻求专业救助的情况下才得以显现。

因此，患病过程不仅仅是躯体上患病状态的感受，而且应该将其认为是一种偏离正常社会角色的状态。当患者因为生病而不能承担正常的社会角色时，便会主动寻求帮助，力争回归“正常”。可以看出，帕森斯的“患病角色”和“患者角色”（patient role）是不同的概念。患者角色是相对医师而言的，而且要在法定的医师确诊之后才能得以承认；患病角色则是在社会总体状况下相对于“正常社会角色”而言的状态，医疗体系只是其中的一部分。从这样的角度来看待医患关系，就不再简单地将医师看作控制病情乃至操控患者的强势一方，而是肩负着帮助患者返回社会的任务。进而，我们也可以重新考虑医疗与国家体系的关系，即医师并不仅是在医院中工作的一个职业人员。后文将会讨论我国的医疗改革与医患关系变迁的关系。

总的来说，帕森斯将社会看作一个可以维持自平衡的稳态系统，即结构稳定且社会成员各司其职的一个静态社会。这样的观点其实来自于早期在社会文化人类学中占主导地位的结构功能主义学派[7]。结构功能主义学派认为总体社会结构决定了各社会角色的功能。此学派的人类学家持文化的“整体观”(holistic culture)。在对非西方社会的人类学考察中，他们认为非西方社会的传统医学、民间医师及治疗疾病的巫师所承担的角色不仅仅是疗愈患者，在治疗的同时他们更多地维持了当地部落及社会的稳定。疾病不仅仅是身体性的，更是社会性的。他们从当地的医疗体系入手，看到的是当地社会的整体状态。

将人类学家对于非西方社会医疗体系的认识带入自身所处的现代西方社会，帕森斯的“患病角色”概念也从类似的认识出发：医师被社会赋予了类似于牧师的社会控制功能，即控制患者对“正常社会义务”的偏离。这样的分析，即将疾病解读为社会偏离以及将“患病角色”解读为调控这种偏离的社会机制的解释法，是医学社会学发展史上相当重要的贡献，已成为医学社会学的学生必须掌握的基本概念。社会学家萨其曼(EA. Suchman)于 1965 年成功地利用帕森斯式分析法，将患者从患病开始扮演“患病角色”到接受医疗，再到回归正常社会角色的各个阶段进行了明晰的描述并加以图示[8]。这一案例直至今日仍重复出现在医学社会学教科书和参考书中。在医学界，许多医师和护士也认为这是一个相当实用的概念。

由此，医学社会学通过这一视角，将医患双方带入特定的社会角色、社会态度和社会行动的框架内来加以分析。尤其重要的是，在“患病角色”中，医师并非一定占据举足轻重的位置，这对我们在当下中国的特定情境中重新定位和思考医患关系具有切实意义，将在后文进行简要分析。

2 解释模式

帕森斯的“患病角色”概念受到了早期社会文化人类学的结构功能主义的影响。而在医学社会学将“患病角色”用于分析现代西方社会自身的医患关系并显示出这一概念的力度之后，于 20 世纪 70 年代逐步发展起来的医学人类学也开始借鉴“患病角色”概念，对医患关系从社会文化的视角进行了考量。

医学人类学家凯博文（A. Kleinman）于20世纪70年代末、80年代初来到改革开放初期的中国，对当时频繁出现的“神经衰弱”患者进行了考察，将患者与当时特定社会的历史、文化和政治背景相联系，提出了“社会苦难”（social suffering）这一著名的命题[9]。他于1976年提出了“解释模式”（explanatory model）这一医学人类学概念，强调患者的主体性[10]。后来在《疾痛的故事》（*The Illness Narrative*）中更是将患病的主体经历与患者的社会经历区别开来，对帕森斯的结构功能主义式的被动概念“患病角色”进行了重要修正[11]。“解释模式”强调医患沟通中患者和医师对于疾病各自不同的叙述和解释，尤其是患者基于自身所处的社会和文化情境对所患疾病的解释，并建议医师注意倾听患者的疾痛叙述，从而尽力促进医患沟通。

具体说来，解释模式以复数形式出现，包括医师、患者及家属各自对于以下五个方面的解释：病因、发病症状、病理生理学、患病过程和治疗。对于非专业人员——患者和家属而言，这五个方面也可以表述为怎么得病（how），什么时候发病（when），有什么症状（what），为什么得病（why），以及求治过程五个方面。凯博文认为，医师、患者和家属各自的解释模式与其特定的知识体系以及所处的社会层面和保健体系的价值观相关，是历史和社会政治的产物[10]。对医患关系的研究可以通过观察不同解释模式之间如何交涉，以及比较持有者所处的知识体系和社会结构的位置，从而达成更为深入的理解。

凯博文进一步指出，因为患者对所患的疾病有植根于其自身文化的解释，应当对“疾痛”（illness）和“疾病”（disease）进行区分。前者有文化含义，后者则是生物医学意义上的本真含义。只有先了解患者及家属对疾痛的主体性感受并从文化上加以理解而非简单拒斥，医师才可以与患方实现真正的临床沟通，为进一步推动患病主体配合医嘱以及接受治疗打好基础。

解释模式概念提醒医师群体尊重患者及家属的特定文化和知识体系，尤其强调这不仅是临床沟通的前提，更是达成有效治疗的前提。虽然不容否定这一概念的积极意义，但其背后隐含的患者及家属代表外行“文化”，而医师群体代表内行“科学”的隐形二元划分，以及由此内含高下之分的价值判断，受到了以陶斯格（M. Taussig）为代表的人类学家的批评[12]。解释模式对“疾痛”和“疾病”的区分，表面看来是尊重患者对自身病痛的主体性解释，但实际上起到的作用只是为了让患者能够更加配合，或者说听从医师的指示。而医师因为已有自身掌握着“科学依据”的前提，依然不会真正关注患者对自身疾病的表述。

陶斯格认为，患者的疾痛表述不仅含有患者对自身疾病的切身感受，还有患者使用社会语言（非医学语言）描述的一系列社会关系和处境。这些都不能被简化为对于某一病名所代表的“疾病”的单纯“文化”所认识，其中还蕴含了社会政治以及权力关系。陶斯格的路径力图揭示的是生物医学（即西医）在认识论上的局限性。他借用了马克思主义的“物化”（reification）概念对其加以总结，称为“患者的物化”（reification of patients）：一旦作出诊断，患者即退到疾病之后，人为的病名概念在医师眼中成为真实的存在；而患者的生活、情感、历史和经历则几乎被忽略。这甚至可以被称为“认识论暴力”（epistemetic violence）。

医学界大部分关于医患关系的讨论都集中在患者是否配合医师上。解释模式虽然要求医师注意倾听疾痛叙述，但同时隐含了医患之间不可忽视的权力关系，即医师的强势及其要求患者的服从（compliance）。对权力关系的提醒会让我们反思，患者的服从是和谐医患关系的核心问题吗？

3 知识/权力

美国医学人类学家谢珀休斯（NV. Scheper-Hughes）明确地指出“解释模式”概念背后隐含的权力关系问题[13]。她认为凯博文推崇的通过“解释模式”达成的医患沟通实际上是医师对患者的操控，尤其凯博文明确提到，当患者的观点不符合医师对疾病的认识时，患者的解释模式是可以被忽略的。尽管“解释模式”要求医方对患方的认识要有一定的“文化敏感度”（cultural sensitivity），但是在强大的“科学即代表无上真理”的科学主义价值观面前，“文化解释”往往脆弱得不堪一击。

关于“科学”与“文化”的二元对立关系自20世纪40年代开始即有诸多讨论，科学社会学（Sociology of Science）乃至21世纪以来发展得如火如荼的“科学学”（Science Studies）都已经有连篇累牍的讨论。这里介绍“科学学”中一个重要的观点，即科学并不代表真理或者追求真理唯一正确的路径。“科学”本身是一个历史事实，是认识世界的众多途径之一。放到医患关系的具体语境中，当患者或患方自身的“文化解释”与医方的“科学解释”有冲突甚至违背时，并不意味着患方的认识是谬误的。造成疾病的原因复杂多样，社会关系和文化因素对疾痛以及疾病的各种形式都可以产生相当深远的影响，这恐怕不是医疗化和个体化就可以解决的。也就是说，医师应当注意倾听患者的疾痛叙述。这与凯博文在“解释模式”概念中强调的是一样的。但是倾听并不是为了寻找让患者接受医师治疗的突破口，而是真正地放低身段，尊重患者对自身疾痛认识的倾听。这背后隐含了医师对于自己的“知识/权力”地位的自觉，即医师明白自己是因为掌握了“科学知识”而被社会赋予在疗愈疾病方面比患者拥有更加强势的地位，但是这样的权力应当是可以被患者及家属质疑和挑战的。

这样的认识，对医师来说，无疑有不小的挑战。生物医学知识体系总是与客观、理性的“科学知识”紧密联结。而医师作为医学知识的践行者，他们在接受专业训练的过程中，不由自主地会将自己视为理性的化身。哈佛大学医学人类学家古德（B. Good）在考察了哈佛大学医学院学生的学科训练后指出，医学院的训练本身可以改变学生的世界观，生物医学其实是以“一种文化上独特”（即西方特有）的方式来说明人体及疾病[14]。然而，这种“文化上独特”的方式却被当作普世的方式被医学生乃至医师奉为至高无上的真理。朱剑锋进一步指出：“疾病的生物性在医学院培训中已经成为不可动摇的根深蒂固的基本定理，而疾病的社会性和文化性却鲜有提及。”[15]拥有了生物医学知识，就拥有了凌驾于患者自身认识之上的权力，这是医患关系中根深蒂固的权力不平等关系。

当然，这种对科学的信奉同样存在于患者当中。当疾病不能被治愈时，他们往往首先想到的是医师没有尽职尽责、医术不够高超或医疗设备不够先进，而很少反思生物医学自身是“一种独特文化”的产物及其局限性。对其寄予的期望越高，则失望越大。大量医患矛盾的产生正是来自于对生物医学不切实际的期待。然而，从另一个角度说，也正是生物医学自身给自己戴上了客观、理性和科学化身的桂冠，才导致了这种现象。

4 结语：将医患关系置于特定历史阶段的社会文化政治情境

当下中国的医患关系状况与中国的医疗体制乃至社会变迁密切相关。布鲁门索尔（D. Blumenthal）等将中国医疗体制的变迁分为四大阶段，皆与社会体制的变迁相关。

从中华人民共和国成立至改革开放为第一阶段[16]，此时中国的医疗体系完全是国有化的。

1984—2002 年为第二阶段。在这一阶段，虽然医院仍属于国有，但医院的经营基本上交给了市场，此时医院的行为基本上是逐利的企业行为。正如布鲁门索尔指出的，当医师面对当时出现的经济利益刺激时，由于中国现代医疗体制的历史相对较为短暂，尚未形成医师职业的伦理传统，并且缺乏一个独立于体制之外的行业协会，以制订关于医师执业精神的基本规范与标准，因此，直接暴露于商品经济大潮中的医师也很快成为资本经济中的“企业家”。有人开始收受红包，以经济利益为导向。在这一阶段，医患关系恶化露出了端倪。同时，这一阶段也是中国经济高速增长的时期，国民收入普遍增加，社会阶层的分化尚不明显。尽管在相对贫困的农村地区，缺医少药的状况已经引发了普遍的注意，一些地方也出现了伤医事件，但还没有像今天这样泛化，而且这些伤医事件更多得是出现在城市和相对富裕的地区。在这个阶段，医疗体系没有充分承担帮助患病角色回归正常社会的任务。养生热和保健热的流行也从另一个角度说明，对于普通民众来说医疗资源的门槛相对较高。国家体制没有将医疗放在足够重要的位置，而是将其交给了市场。对医院乃至医师经济行为的纵容，为当下医患关系的恶化埋下了伏笔。

2003 — 2008 年属于第三阶段。这是中国医疗体制变迁的重要分界线，标志性事件就是“非典”时所显露出来的中国基础医疗体制存在的严重问题。2003年开始的第三阶段启动了医疗保险制度，尤其是农村开始试行新型农村合作医疗，以缓解广大农村因病返贫、因病致贫的严重状况，但这样的改变并没有触及医疗体系的逐利导向。直至2008年，政府才开始重新思考市场导向的医院经济问题。

从2009年至今属于第四阶段。不难想象，要触动以三级医院为主体的大型医院的经济利益和经济行为，医疗改革困难重重。同时，在政府对医疗体系忽视多年的背景下，市场经济并不鼓励基础医疗体系建设，还缺乏大量的基层社区医务人员。医疗资源集中在少数大中型城市是典型的逐利资本运作的结果。这也导致大型医院长期聚集着过于集中的人群。已有很多学者讨论了造成目前医患冲突的直接原因：过少的医师接待了过多的患者，进而造成患者医疗成本的上升及医院医疗质量的下降。

到了2009年，中国已经改革开放了30年，此时中国的社会阶层逐步固化，底层向上层社会流动的机会越来越少。同时，城乡分隔带来了巨大的社会问题。相当多的医患冲突发生在处于不同阶层的医师与患者之间，这实际上已经超越了单纯的医患纠纷，背后隐含的是由于社会分化与不公所带来的社会信任与稳定问题。

5 结语

医患关系固然直接涉及医师与患者两个群体，但更应在当下的社会、历史和政治背景中考量这一问题。对医疗界自身来说，恐怕亟须对待的是如何培养医师职业精神，逐步改变在多年市场经济氛围下形成的精英思维及逐利惯性[17]。

参考文献和注释

[1] 余琳，涂玉香，黎捍花. 浅论市场经济条件下的医患关系. 江西中医学院学报，1996，8卷增刊.

[2] 李春明. 医患关系：一种综合性法律关系. 医学与哲学，1999，20(7)：29-53.

[3] 李正关，冷明祥. 医患关系研究进展综述. 中国医院管理，2009，29(3)40-43.

[4] 傅兴华, 肖水源、唐友云. 我国医患关系研究现状. 中国社会医学杂志, 2010, 27(4): 197-198.
[5] 陈倩雯,郑红娥. 国内外医患关系研究述评. 医学与哲学, 2014, 35(3A): 44-48.
[6] Parsons, T. The social system. Glencoe, IL: Free Press, 1951.
[7] Burnham JC. Why sociologists abandoned the sick role concept. History of the Human Sciences, 2014, 27(1): 70-87.
[8] Suchman EA. Stages of illness and medical care. Journal of Health and Human Behavior, 1965 6: 114-128.
[9] 凯博文著. 郭金华译. 苦痛和疾病的社会根源: 现代中国的抑郁、神经衰弱和病痛. 上海: 三联书店, 2008.
[10] Kleinman A. Concepts and a model for the comparison of medical systems of cultural systems. Social Science & Medicine, 1978: 12: 85-93.
[11] Kleinman A. Patients and healers in the context of culture: An exploration of the border land between anthropology, medicine, and psychiatry. Berkeley, Los Angeles, and London: University of California Press, 1980.
[12] Taussig MT. Reification and the consciousness of the patient. Social Science & Medicine, 1980, 14B: 3-13.
[13] Scheper-Hughes N. Three propositions for a critically applied medical anthropology. Social Science of Medicine, 1990. 30(2): 189-197.
[14] 古德著. 吕文江编译. 学、理性与经验：一个人类学的视角. 北京: 北京大学出版社, 2009.
[15] 朱剑锋, 何煦. 文化与文化能力: 浅析医学人类学对医学人文教育对贡献. 复旦教育论坛, 2014,12(5): 107-102.
[16] 编者认为, 从中华人民共和国成立到1984年都属于布鲁门索尔所说的第一阶段。
[17] Blumenthal D, Hsiao W. Lessons from the east-China's rapidly evolving health care system. The New England Journal of Medicine April, 2015, 2: 1281-1285.

医疗领域的暴力维权及其治理
——基于 2002—2015 年媒体报道的内容分析

姚泽麟　赵皓玥　卢思佳

1 引言

近 20 年来，我国的医患关系不断恶化，医疗纠纷、医疗诉讼与医疗暴力事件都呈现出不断上升的趋势 [1-5]。原卫生部的统计数据显示，全国由于医患纠纷引发的冲击医院等恶性事件，2002 年有 5000 多起，2004 年上升到 8000 多起，2006 年则将近 10 000 起。2008 年，一个关于医疗纠纷的全国性内部会议披露，全国每年发生医疗纠纷达百万起，并以 100% 的速度增长 [1]。同一年，一项在 10 省 60 家医院开展的调查显示，超过半数的医护人员被辱骂过，近 30% 的医护人员被威胁过，还有 3.9% 的医护人员被患者或家属殴打过 [6]。由医生行业协会组织的多项调查数据表明，“医闹”在中国医疗领域中已经变得常态化。2014 年调研结果显示，59.79% 的医务人员受到过语言暴力，13.07% 的医务人员受到过身体上的伤害，仅有 27.14% 的医务人员未遭遇过暴力事件。有 73.33% 的医生要求在《中华人民共和国执业医师法》修改时加强对医生的权益保护 [7]。

所谓的“医闹”实际上包含两种含义 [8]：一种是患者、家属和其他相关人员利用医疗事故或对医疗服务的不满，以暴力或暴力威胁的手段寻求赔偿的行为（本文亦称为“医疗暴力事件”）；另一种含义则是指一

姚泽麟，华东师范大学社会发展学院讲师，主要研究方向为医学社会学与职业社会学；赵皓玥，华东师范大学社会发展学院本科生，主要研究方向为医学社会学；卢思佳，伦敦政治经济学院社会学系硕士研究生，主要研究方向为民俗学。

基金项目：本文系国家社科后期资助项目（15FSH007）、教育部人文社会科学研究基金项目（14YJC840040）和上海市哲学社会科学规划课题（2014ESH001）的阶段性成果。

种人或者一种职业，是一群人以“医闹”为业或为生的人（本文称之为“职业医闹”）。作为医疗暴力事件含义的“医闹”，可粗略地分为两类形式：一种是针对医院的“闹”，比如在医院拉横幅、摆设灵堂、打砸财物或设置障碍阻挡患者就医。另一种是跟随、纠缠、殴打和伤害医务人员，或在诊室、病房、医师或领导办公室内滞留等。参与医闹的患者、家属与相关人员企图通过妨碍医疗秩序、扩大事态以及给医院造成负面影响的方式，达到迫使医院和医生赔偿的目的。

“医闹”一词最早大约出现在2006年。原卫生部发言人毛群安在记者会中使用了该词，实际上有为该词“正名”的效果。至此之后，“医闹”便在医疗卫生体系中“如影随形”。不过，作为一种现实存在，实际上“医闹”早在20世纪80年代便已出现[9]。1986年10月30日，由原卫生部与公安部联合发布的《关于维护医院秩序的联合通告》规定，“禁止任何人利用任何手段扰乱医院的医疗秩序，侵犯医务人员的人身安全，损坏国家财产”“患者要严格按照医嘱进行检查、治疗，不得在自己的要求未满足时寻衅滋事”。这一通告折射出当时发生在医疗场所的暴力事件已非罕见，今天我们所见到的各种医闹形式，包括拖欠费用、占用病床（“压床”）、违规停尸、院内祭奠、打砸医院、强拉横幅及殴打医护等，在30年前的通告中都能得到直接的反映。其后，根据我们的梳理，2001年、2012年、2013年、2014年、2015年和2016年，原卫生部曾联合其他部委下发专项文件，要求维持医疗服务场所的秩序，严禁患者、家属及其他人员无理取闹、侮辱、殴打和杀害医护人员（表1）。有关部门发文频率的增加，加上媒体的曝光，事实上都反映出即使在新医改之后，医闹事件还在呈现出不断上升的态势。

需要指出的是，医患关系的恶化与医疗纠纷的上升并非中国独有的情况。譬如，自20世纪60年代开始，因不当治疗而导致的医疗纠纷与诉讼的案例在北美不断增加，由此导致的赔偿数目飞速上升[10]。中国的医疗诉讼存在一定的限制[11]，存在“医闹”这么一个较为独特的应对医疗纠纷的方式。虽然在医疗机构中暴力行为是全球性现象[12]，但以此种方式来试图解决医疗纠纷是极富中国特色的。

表1　政府部门关于维护医疗机构秩序的专项文件（1986—2016年）

发布时间	专项文件名	发布单位
1986年10月30日	《关于维护医院秩序的联合通告》	卫生部和公安部
2001年8年3日	《关于加强医疗机构治安管理维护正常诊疗秩序的通知》	卫生部和公安部
2012年5月1日	《关于维护医疗机构秩序的通告》	卫生部和公安部
2013年12月20日	《关于维护医疗秩序打击涉医违法犯罪专项行动方案》	国家卫生计生委、中央综治办、中宣部、最高人民法院、最高人民检察院、公安部、民政部、司法部、工商总局、中国保监会和国家中医药局
2014年4月28日	《关于依法惩处涉医违法犯罪维护正常医疗秩序的意见》	最高人民法院、最高人民检察院、公安部、司法部、国家卫生计生委
2015年10月9日	《关于深入开展创建“平安医院”活动依法维护医疗秩序的意见》	国家卫生计生委、中央综治办、中宣部、最高人民法院、最高人民检察院、公安部、民政部、司法部、工商总局、中国保监会、国家中医药管理局
2016年3月30日	《关于进一步做好维护医疗秩序工作的通知》	国家卫生计生委、中央综治办、公安部、司法部
2016年7月8日	《关于严厉打击涉医违法犯罪专项行动方案》	国家卫生计生委、中央综治办、中宣部、中央网信办、最高人民法院、最高人民检察院、公安部、司法部、中国保监会

不过，由于“医闹”事件在一定程度上的敏感性[13]，并不容易获得有关“医闹”的数据。我们只能从媒体的报道中了解有关医疗暴力事件的残缺数据与断续趋向，抑或只对个别医疗机构的医疗纠纷与暴力事件进行研究，这些都导致我们难以认识医闹事件的整体情况与大致趋势。可以说，这一直是既有研究的一个遗憾。因此，本文试图通过最大程度地搜集媒体上有关“医闹”的报道来回应以下问题：21世纪以来，我国的医闹事件呈现出怎样的分布特征与发展趋势？受害者与实施者分别有着

怎样的特点？此外，医闹有哪些不同的暴力形式？由此表现出怎样的内部异质性？在认识与理解这些问题的基础上，我们应如何调整政策以治理“医闹”？

2 文献综述

目前对医闹的研究主要集中在医疗卫生领域。这些研究者主要来自卫生事业管理[14]、医学伦理[6]和卫生法学[15]等学科，亦有来自社会科学领域[8]。根据研究方法与数据来源，我们将既有的相关研究分为以下五个类别：第一类研究采用问卷方法，通过向医患双方发放问卷，收集关于医疗服务、医患关系和医疗暴力等方面的经历与态度，进而对数据进行整理分析与描述，以呈现出医疗暴力发生的基本特征，并尽力挖掘和归纳各方面的原因[6,14,16]。第二类则用思辨的方法，或引用一些官方数据、零星的媒体报道或暴力事件个案，来推导医闹发生的特征、趋势与根由[17-21]。第三类研究则是以某个医院的医疗纠纷与医疗暴力数据为基础，分析医疗暴力事件发生的特点与前因后果[8,15]。第四类是研究者从社会问题的角度对医患矛盾、医疗纠纷与医疗暴力事件进行总体上的梳理，归纳特征与趋势，剖析原因并提出对策建议。第五类是研究者从其自身学科的问题意识出发，依托田野调查资料，对医闹事件进行描述与分析，探究背后的原因和制度根源。他们都将医闹视为患者在面对医患信息与权力不对等、为追求自身权益时而诉诸的一种较为有效的策略，而且即使试图通过法律途径解决问题的患方都可能应用这一策略（表 2）[3,22]。

无论是上述哪一类研究，他们均认为医疗暴力事件在近些年来已成为遍及全国的现象，而且呈现不断上升与恶化的趋势。上述研究亦概括了一些特征：比如，在各类医务人员中，医生所受到的威胁、侮辱、责骂、殴打和伤害最为严重。不过这些研究对此特征背后的原因并未予以解释，似乎研究者将医生受到暴力威胁最为严重这一事实视为理所当然[6]。又如，在各层级医疗机构中，发生医闹最多的是三级医院，然而研究者同样未对原因予以详细的解释[4,6]。

表2 五类有关医疗暴力事件的文献概括

类别	研究方法与数据来源	主要发现与结论
第一类	医患双方的问卷调查，一般为数百人的样本	医闹多发生在医生身上和三甲医院；成因包括医疗资源分配不公，媒体报道失实，职业人文精神缺失，救济制度不完善，患方期望过高，医疗纠纷解决渠道不畅
第二类	思辨，兼用零星的官方数据和媒体报道	成因包括医疗资源分配不公，媒体报道失实，医生职业伦理丧失，患方期望过高，医疗纠纷解决渠道不畅
第三类	单个医院的数据	医闹是患者维权的一种策略。关键原因是患者对现有的医疗纠纷解决机制不信任
第四类	理论框架构建	医患矛盾包括医疗结果、医疗技术、服务态度、医疗费用、医疗时间和医疗贿赂六个方面。特点是增速快，强度大，多分布于三甲医院
第五类	田野调查	医闹是患者维权的一种策略。医患冲突愈演愈烈是政府不作为的结果

对“医闹”的研究，核心在于剖析这种事件的成因，并且提出相关对策。但在对成因的剖析方面，多数既有的文献追求面面俱到，却也导致因果推断较为笼统。综合来看，他们将导致“医闹”发生的原因归纳为体制因素（相应的法律制度不健全，用于应对医疗纠纷的正式制度存在诸多不足，医疗体制不健全，以及维稳体制下政府与公安机关的缺位等）、社会因素（社会信任缺失，职业医闹的介入，媒体的催化作用等）、医方因素（医院自负盈亏，以营利为目的，医患沟通不足等）、患方因素（患者的不信任，患者对医疗服务效果的期望过高）等。研究者继而提出了相应的、较为泛化的对策建议。实际上这些研究较为全面地罗列了发生“医闹”的一些必要条件，为本文进一步讨论奠定了基础，并留下了推进的空间。

这些必要条件只是为医疗暴力事件的发生提供了一些可能性。有这些条件，暴力事件可能发生，但并不一定会发生。那么，在这些类似必要的条件下，为何有的省份医闹事件曝光频繁，有的省份却保持零记录？为何有的机构和部门就容易发生医闹，而有的则很少发生？为何有的患者和家属最后采取暴力行动，而大部分患者并没有采取暴力行动？因此，我们同样应该探究的是，在处于相同的结构性因素与条件时，什么样的地区、机构、医生以及患者容易遭遇医疗暴力事件。因而，本文在既有研究成果的基础之上，尝试通过对 329 篇医疗暴力事件新闻的内容分析，概括出 21 世纪以来我国“医闹”发生的主要特征，并尝试剖析这些被曝光的医疗暴力事件内部的异质性。

3 研究方法

本文采用内容分析方法，对搜索到的有关医疗暴力事件的新闻报道进行了编码与分析。

3.1 样本界定及数据收集

我们以百度的新闻搜索系统检索有关医疗暴力事件的报道，事件跨度为 2002 年 1 月至 2015 年 3 月。百度新闻所收录的新闻来源较为广泛，既包括报纸和杂志，也包括电视台和网络。该搜索系统较好地满足了本文研究内容的时间跨度，因而检索较好操作，数据可得性较强。我们并不简单地以“医闹”为关键词进行检索，因为这样会漏掉许多报道中没有使用“医闹”一词而事实上确实是医疗暴力事件的报道。因此，取而代之，我们在百度新闻的“高级搜索”中，在“包含以下全部的关键词”一栏中输入“医院”或者“医生”，而在“包含以下任意一个关键词”一栏中，则根据《关于维护医疗机构秩序的通告》的分类[24]，分别键入“威胁”“辱骂”“殴打”“伤害”“灵堂”“纸钱”和“花圈”等。在时间设定上，为了避免混乱，我们都是按年搜索，比如 2014 年的新闻报道检索就设定为“20140101–20141231”。在勾选限定关键词时为位于“在新闻全文中”，并默认百度新闻的全部新闻源作为我们的搜索源，最后点击“搜索”。

显示搜索结果后，我们默认“按焦点排序”，然后对报道逐条查看。我们尽量选取对事件的各个要素描述完整的报道，并排除缺少对事件大致过程的完整描述的报道以及重复出现的新闻报道。面对海量的搜索结果，我们采取了如下方法进行筛选：通常在浏览数十页网页之后，内容相关性就会越来越弱，且重复报道增多。如果连续数页没有一条新闻入选，我们就放弃该年的新闻筛检工作。经过这样的筛选之后，我们得到了从 2002 年 1 月至 2015 年 3 月符合本研究需要的新闻报道共 329 篇，作为本研究的样本。

3.2 样本编码

根据研究目标，笔者共设立了 16 个内容分析的变量，包括年份、省份、医院级别和暴力形式等。使作者三人都参与编码。为了保证编码的准确性，进行了两次校验。编码的基本情况如表 3 所示：

表3 医疗暴力事件编码表

序号	变量	赋值
1	年份	直接数字赋值，如 2015、2014 等
2	省份	直接文字赋值，如浙、豫、京等
3	医院级别	1= 三甲医院，2= 三级其他，3= 二甲医院，4= 二级其他，5= 一级或社区医院，6= 其他
4	临床部门	1= 普通门诊，2= 急诊，3= 住院，4= 其他
5	暴力形式	1= 伤害，2= 扰乱秩序，3= 杀害，4= 其他[a]
6	受害者是否为医生	1= 是，2= 不是，3= 不全是
7	受害医生是否与患者有关	1= 有关，2= 无关
8	实施者是否为个人	1= 是，2= 不是
9	实施者的性别	1= 男，2= 女，3= 有男有女
10	实施者是否来自外地	1= 是，2= 不是
11	患者是否有过手术	1= 涉及手术[b]，2= 没有手术
12	实施者是否被判定有精神疾病	1= 是，2= 不是
13	实施者是否有预谋	1= 激情作案，2= 预谋作案[c]
14	实施时是否有职业医闹参与	1= 是，2= 不是
15	患者是否死亡	1= 死亡，2= 未死亡
16	有无诉诸正式途径解决纠纷	1= 有，2= 没有

注：a “伤害”是指患方对医方采取暴力行动，比如殴打医生，但并未造成人员死亡的情况；“扰乱秩序”指患方做出一些干扰正常医疗秩序的行为，如在医院拉横幅或停尸等；“杀害”是指患方造成医务人员死亡的情况；“其他”是指除上述情况之外的其他医疗暴力行为。

b “涉及手术”即患者在该医疗机构的就医过程中是否进行过手术。

c “激情作案”即是否是在情绪激动情况下的冲动行为，“预谋作案”即暴力事件的发生是否是蓄意为之。

3.3 数据偏误的纠正策略

采用媒体关于医患冲突与“医闹”的新闻报道作为分析的数据时，难以避免会受到媒体报道偏误的影响。这是由于新闻媒介为了吸引读者，势必会选取情节上最为吸引人的细节加以报道以增加点击量、阅读量和发行量，在报道中也不可避免地会出现与事实不相符的情况。但与此同时，新闻报道也是受众了解和感知医患关系现状最直接和最有效的途径，也是我们目前可得到的有关“医闹”最为便捷的数据源。这种媒体报道的偏差可以通过增加案例数量和拉长案例的时间跨度来缩小与缓解[25]。我们在搜集样本的过程中就使用了这种策略。

3.4 分析方法

在对收集到的样本数据进行编码处理后，我们建立了一个“医闹”事件的数据库。利用统计软件 SPSS 21.0，我们对样本进行了描述统计、交叉分析和相关检验等操作，以系统地分析被曝光的医闹事件的时空分布、受害者特征、实施者特征、暴力形式及其解决途径等。

4 研究发现

4.1 “医闹”事件的时间分布

既有文献的研究结果与我们的直观感受一致。我们的研究显示，在2002—2014 年[26]，我国各类医疗暴力事件呈明显上升趋势。从 2002 年媒体上只有一起有关医疗暴力事件的报道，到 2006 年报道 30 起，形成了一个小高峰，其后又呈现平稳趋势。而自 2012 年开始，“医闹”事件的报道出现了火速上升的趋势，从而在图 1 中呈现出一条极为陡峭的直线。2006 年的报道较多，这可能与 2005 年政府宣布旧的医改失败、新一轮医改开始征集方案有关。这亦可能与医患关系和医闹事件本身的发展规律有关。这些年来，“医闹”事件从无到有，医患矛盾不断积累。相应的，媒体报道量也会增加。讽刺的是，2009 年新医改开始后，“医闹”事件并未减少。尽管 2010 年和 2011 年的“医闹”报道维持在低位，但自

2012年开始，“医闹”报道量有增无减。同样的趋势亦出现在对杀害医生事件的报道趋势上。在新医改之前，杀害医生事件的报道只有3起，分别发生在2003年、2004年和2008年；新医改开始后，杀医事件的曝光反而增加，2009年有1起，2010年有2起，2012年有5起，2013年有4起，2014年有3起。这实际上折射出新医改存在问题，因为医患关系的好坏是反映医药卫生体制改革成效的重要指标。

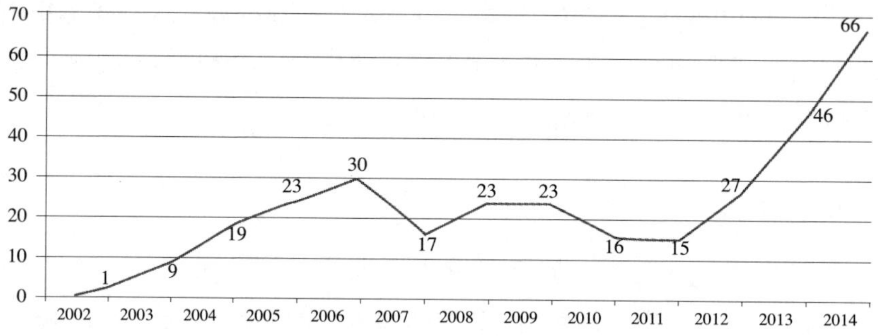

图1 2002—2014年我国医闹事件的发生趋势

4.2 医闹事件的空间分布

从地区分布上来说，21世纪以来，“医闹”被曝光最多的是广东，共46起，其次分别是四川、浙江、江苏与北京，曝光最少的则是天津、青海、新疆和吉林（图2）。“医闹”曝光较多的省市通常都是优质医疗资源较为集中的地区，这可能导致大量本地与非本地患者到这些地方就医，从而增加了医患矛盾、医疗纠纷和医疗暴力事件发生的风险。之所以如此推测，是因为我们发现，医疗暴力事件被曝光的数量与该省三甲医院的拥有量存在一定的关系。“医闹”报道最多的广东、四川、浙江、江苏与北京分别拥有91家、62家、62家、61家、45家三甲医院，而报道最少的西藏、宁夏、天津、青海、新疆和吉林分别只拥有2家、3家、29家、10家、16家、27家三甲医院[27]。我们将31个省、市、自治区的医闹报道位次与所拥有的三甲医院位次做了一个比较，结果发现两者的名次较为吻合（表4）。

表 4　医闹事件的报道数量与优质医疗资源拥有量的分省分布

省份	广东	四川	浙江	江苏	北京	吉林	新疆	青海	天津	宁夏	西藏
医闹报道数	46	32	25	24	22	2	2	2	1	0	0
医闹报道数全国位次	1	2	3	4	5	26	26	26	29	30	30
三甲医院数	91	62	62	61	45	27	16	10	29	3	2
三甲医院全国位次	1	3	3	7	10	22	27	28	20	30	31

资料来源于国家卫生和计划生育委员会，2015:14。

4.3 “医闹”受害者的特征

我们对“医闹”报道的分省分布原因的推测主要来源于这些报道在医院层级上的分布。我们所搜集到的“医闹”事件显示，有 56.66% 的“医闹”事件发生在三级医院，共 149 起，其中发生在三甲医院的有 127 起，占总数的 48.29%（表 5）。

表 5　“医闹”受害者的特征

项目		频次	百分比（%）
医疗机构层级	三甲医院	127	48.29
	三级其他	22	8.37
	二甲医院	65	24.71
	二级其他	12	4.56
	一级与社区医院	37	14.07
合计（缺失值 =66）		263	100
临床部门	普通门诊	80	26.32
	急诊	143	47.04
	住院	81	26.64
合计（缺失值 =25）		304	100
受害者是否为医生	是	202	62.15
	不是	13	4.00
	不全是	110	33.85
合计（缺失值 =4）		325	100
受害者是否与患者有关	有关	284	88.75
	无关	36	11.25
合计（缺失值 =9）		320	100

受害人与患者有关的医疗暴力事件共有284起，无关的有36起，仍有11.25%的医务人员受害者与患者无直接关系（表5）。此类事件中最知名的恐怕就是2012年哈尔滨医科大学附属第一医院的悲剧事件。被害者王浩虽是风湿科实习医生，但与患者并无任何交集，却不幸死于患者李梦南的刀下。在此种事件中，医务人员成为患者纯粹泄愤的对象。

4.4 “医闹”实施者的特征

在很多人的印象中，医疗暴力事件的实施者常常品性糟糕甚至有精神病症状；这些事件经常有职业医闹的介入与参与，非本地居民可能成为医疗暴力事件的主要实施者；医疗暴力事件的起因往往是涉及手术或患者死亡。但统计发现情况并不如此。在329篇媒体报道中，实施者为男性的事件占61.41%，共191起事件；实施者为女性的事件共22起，占7.07%；有男有女的共98起，占31.51%。实施者中为本地居民的事件共247起，占90.81%；由非本地居民实施“医闹”的事件较少，共25起，只占9.19%（表6）。

大部分被报道的“医闹”事件并未涉及手术。涉及手术的暴力事件只有50起，占16.67%。但患者死亡的事件为113起，占34.56%（表6）。

实施者是患者或家属个人的事件比例是43.77%，共144件；实施者不是个人的比例更高，达56.23%，共185件。所有事件中，一时冲动、激情作案的有214起，占比高达65.05%；而经过策划、准备乃至求助于他人的预谋作案共115起，占34.95%。这亦与是否有职业医闹介入的数据相呼应。有职业医闹介入的只有17起，占比5.50%，并不如我们印象中得那么高。此外，实施者中最后被判定患有精神病的有12起，占3.80%，均出现在伤害型与杀害型医疗暴力事件中（表6）。

4.5 “医闹”的暴力形式及其发生特征

为了更详细地区分医疗暴力事件，参考徐昕与卢荣荣[15]关于医疗暴力事件的“情感宣泄型”与“暴力索赔型”的分类，我们将“医闹”细分为三种暴力形式。第一类是扰乱秩序型，包括摆设灵堂、焚烧纸钱、停

表 6 “医闹”实施者的特征

项目		频次	百分比（%）
性别	男	191	61.41
	女	22	7.07
	有男有女	98	31.51
合计（缺失值 =18）		311	100
是否外为地人	是	25	9.19
	不是	247	90.81
合计（缺失值 =57）		272	100
是否涉及手术	涉及手术	50	16.67
	没有手术	250	83.33
合计（缺失值 =29）		300	100
患者是否死亡	死亡	113	34.56
	未死亡	214	65.44
合计（缺失值 =2）		327	100
是否预谋	激情作案	214	65.05
	预谋作案	115	34.95
合计（缺失值 =0）		329	100
是否有职业医闹介入	是	17	5.50
	不是	292	94.50
合计（缺失值 =20）		309	100
实施者是否被判定为精神病	是	12	3.80
	不是	304	96.20
合计（缺失值 =13）		316	100

放尸体和围堵医院等，这是针对医疗服务机构的违法行为，通常表现为多人参与的“群体性事件”，以威胁机构及获得赔偿为目的。此类事件中，扰乱秩序只是他们的手段而非目的。第二类与第三类分别为伤害型和杀害型事件。这两类亦可视为一类，都是针对医务人员个体的行为，但存在参与人数和暴力后果等差别。与扰乱秩序型事件不同，通常伤害

类事件中的暴力行为本身就是目的，是患者或家属为了泄愤、报复和出气等做出的举动。在我们的统计中，扰乱秩序型事件共有 81 起，占 24.62%；伤害型则达 229 件，数量最多，占 69.60%，包括恐吓、辱骂、殴打和逼迫下跪等。第三类则是杀害医务人员的恶性事件，共 19 起，占总数的 5.78%（表 7）。

表 7　医闹的暴力形式分类与比例

暴力形式	频次	百分比（%）
扰乱秩序型	81	24.62
伤害型	229	69.60
杀害型	19	5.78
合计	329	100

患者死亡是导致医疗纠纷与医疗暴力事件极为重要的诱因。患者家属常常以患者死亡为理由，向医疗机构和责任医生提出索赔，或以暴力形式维权。数据显示，患者是否死亡与家属采取何种暴力形式存在明显的相关关系。扰乱秩序型的医闹事件多发生于患者死亡的情形，其比例高达 97.50%。在 80 起扰乱医疗场所秩序的暴力事件中，只有 2 起是在患者未死亡的情况下发生的。而伤害型或杀害型的暴力事件则与患者死亡牵涉不强，其比例分别只有 14.91% 和 5.26%（表 8）。

表 8　暴力形式与患者是否死亡列联表

暴力形式	患者是否死亡		合计
	死亡	未死亡	
扰乱秩序型	78	2	80
伤害型	34	194	228
杀害型	1	18	19
合计	113	214	327

当然，这并不是说患者死亡一定会导致扰乱秩序类型的“医闹”事件的发生。我们想强调两者并非因果关系。不过，我们根据数据的确可以推测，患者死亡给了患者家属一个契机，为他们的暴力维权提供了更

能让人接受的理由，从而更有可能引发扰乱秩序型的医疗暴力事件。

一般而言，扰乱秩序型的医疗暴力事件需要经过策划、筹备和动员，而伤害型与杀害型暴力事件则多是患者或家属一时冲动、激愤难耐所致。我们的数据支持了这一推断（表 9）。伤害型与杀害型暴力事件都是以实施者激情作案为主，是患者或家属在激愤的情况下做出的“不理智行为”。两者激情作案的比例分别为 78.60% 和 84.21%。而扰乱秩序型的医闹中，有 77.78% 的事件都经过预谋。对两组变量进行 χ 检验显示，“暴力形式”与“是否预谋”存在显著的相关关系（ χ 值 86.67，$P<0.001$ ），Cramer’s V 系数值为 0.514。

表 9　暴力形式与实施者是否预谋列联表

暴力形式	是否预谋		合计
	激情作案	预谋作案	
扰乱秩序型	18	63	81
伤害型	180	49	229
杀害型	16	3	19
合计	214	115	329

这与表中反映的情形相呼应（表 10）。在扰乱秩序型医闹中，有职业医闹参与的比例最高，达到 11.43%。“专业人士”的鼓噪、煽动、精心策划和周密安排，成为对医疗机构运营秩序的一大威胁。相比之下，伤害型与杀害型暴力事件中有职业医闹介入的比例分别只有 4.09% 和 0，说明职业医闹参与这两种类型的“医闹”较少。

表 10　暴力形式与是否有职业医闹参与列联表

暴力形式	是否有职业医闹参与		合计
	是	不是	
扰乱秩序型	8	62	70
伤害型	9	211	220
杀害型	0	19	19
合计	17	292	309

这一基本特征亦反映在表 11 中，扰乱秩序型的暴力事件多由两人及以上的实施者群体实施，其比例高达 92.59%。伤害型暴力事件由个体和群体实施的比例基本持平。而杀害型暴力事件均由个体实施。相比群体而言，个体更易采取非理性的极端行为泄愤和报复，而且不计任何后果。

表 11 暴力形式与实施者是否为个人列联表

暴力形式	实施者是否为个人		合计
	是	不是	
扰乱秩序型	6	75	81
伤害型	119	110	229
杀害型	19	0	19
合计	144	185	329

特别值得一提的是，在 324 起“医闹”事件中，实施者曾经诉诸正式途径以解决医疗纠纷的高达 137 起，占 42.28%（表 12）。总体而言，未诉诸正式途径的居多，这在各种暴力形式中都是如此。不过，在伤害类事件中，有近一半的患者与家属曾经求助于正式制度。我们猜想大约是求助途径较为费时、费力，导致这些求助者最后采取了极端行为。尽管合计有四成多的实施者在实施医闹前曾经求助过有关部门，试图以正式制度解决问题，但是最后无疾而终，抑或如李本 [23] 所说，可能是在求助正式制度的同时，实施暴力抗争（尤其是扰乱秩序的行为），以达到所希冀的结果。

表 12 暴力形式与有否诉诸正式途径列联表

暴力形式	有否诉诸正式途径		合计
	有	没有	
扰乱秩序型	29	48	77
伤害型	104	124	228
杀害型	4	15	19
合计	137	187	324

5 总结与讨论

5.1 研究结论

通过对这 300 余起“医闹”案例的分析，我们发现医疗暴力事件还处于不断上升的趋势，即使2009年开始的新医改也未扭转这一趋势。“医闹”曝光较多的省市，可能与该地拥有较多的优质医疗资源有关。当下，患者对优质医疗资源趋之若鹜，从而导致优质资源集中之地存在更多的医疗风险。这清楚地反映于医闹事件在医疗机构的层级分布。而在具体的临床部门中，急诊发生的医疗暴力事件最多，意味着急诊的医务人员面临着更多的医疗纠纷与医疗暴力的风险。而个体受害者多是为患者提供过诊疗服务的医生，但也有与患者无任何瓜葛的无辜医生。

被曝光的“医闹”事件多为本地居民所为。虽大部分事件未涉及手术，但有三成与患者死亡有关。由个体与群体发起的医疗暴力事件基本持平。超过六成的事件是实施者一时冲动、激情作案。有职业医闹介入的事件以及实施者最后被判定为精神病的事件均为极少数。

我们将具体的暴力形式分为扰乱秩序型、伤害型与杀害型三类。前一类以医闹为手段，而以获得赔偿为目的，后两类则以医闹为目的，实施暴力就是为了泄愤，但存在参与人数和暴力后果等差别。我们发现，被曝光的伤害类事件最多，占了近七成的比例。患者是否死亡与暴力形式有着明显的关联。在患者死亡的情况下，发生扰乱秩序型事件最多，而伤害型与杀害型事件则较少。“医闹”实施者甚至会“借尸抗争”，以博取同情及取得合理性。扰乱秩序型事件多经过实施者事先的策划、筹备与动员。因为该类事件多为群体行为，而伤害型与杀害型事件则多为实施者激愤、冲动所致。有意思的是，实施暴力事件的患者与家属并非一意孤行。我们发现，他们中有四成多曾诉诸处置医疗纠纷的正式制度，然而，大概由于正式制度费时、费力且无法有效地回应，他们最终才走向了暴力维权的道路。因此，暴力也许是在医患双方权力不对等的条件下，作为“弱者”的患方所能采取的维权策略。

5.2 讨论

首先，我们的研究发现，医闹事件多集中于三甲医院，这已为诸多文献所证实。比如，Yu 等通过谷歌搜索显示，在总共 101 起医疗暴力事件中，有 67 起发生在三级医院 [4]。我们认为，这是由于我们现行的医疗卫生体制由行政主导来分配医疗资源，从而导致优质医疗资源过度集中在三级尤其是三甲医院。这就造成了三甲医院的“虹吸现象”，即三甲医院除了吸纳了大多数先进的医疗仪器与设备和高水平的医务人员外，还吸引了大量患者前去就医 [28-29]。另一方面，基层医疗机构由于医疗硬件配置与医务人员配备较差而无法吸引患者前往就医，甚至基层机构的医生为了规避潜在的医疗风险而主动“拒绝”患者，将其推向高层医疗机构 [30]。种种原因都导致三甲医院吸纳了基数庞大的患者以及同样数量庞大的疑难杂症与危重症患者。这就造成三甲医院的医疗风险上升，其发生医闹事件的概率一般要高于其他级别的医疗机构。

其次，在被曝光的医疗暴力事件中，医生是被袭击最多的目标。这与李曌懿等 [6] 的研究结果一致。更令人担忧的是，当下部分“医闹”事件的受害对象并不是为实施医闹的患者一方提供诊疗服务的医生或其他医务人员，这意味着所有的医务人员都可能由于普遍的医患信任的缺失 [15] 而受到人身威胁（2016 年甚至还发生了患者伤害医生子女的案件）。作为医疗服务的直接提供者，在就医时患者直接接触的最重要的专业人士就是医生。这就使得患者在心怀不满和愤懑以及情绪失控时，医生最有可能成为暴力行为的受害者。

再次，我们发现患者死亡与扰乱秩序型事件存在较强的相关关系。我们推测，在患者死亡的情况下，家属暴力维权时更为“理直气壮”，有些家属甚至以患者的尸体进行抗争。他们将患者的尸体停放在医院大厅，甚至摆上香烛和花圈，将医院变成了灵堂。“借尸抗争”并非医闹者的新创。在中国的丧葬文化中，“入土为安”才是整个丧礼完成的标志。相反，未顺利完全一系列步骤，最后不能“入土”的尸体就变成一种极为危险的存在，而“任何妨碍这种连续进程的人们，往往就会被视为在不当阻挠尸亲履行将死者入土为安的伦理义务，因此将会受到来自社会的沉重压力。”[31]所以，抗争者以尸体抗争，可能博取更多的同情，甚至会影响舆论与司法判决的结果[23]。

最后，有相当一部分医疗暴力的实施者并非一开始就诉诸暴力进行维权，而是求助于正式的制度安排。但非常可惜，这部分患者和家属最终还是走向了暴力维权。尤其是在伤害类事件中，有近半数的患者与家属曾经求助于正式制度。因此，总体而言，尽管有四成多的实施者在医闹前曾经求助过有关部门，试图以正式制度解决问题，但是最后无疾而终，抑或如 B. Liebman[23] 所说，可能是在求助正式制度的同时，实施暴力抗争（尤其是扰乱秩序的行为），以达到自己所希冀的结果。

这就不得不让我们深思现有的处置医疗纠纷的正式制度安排。一般来讲，社会中的纠纷解决有多种多样的方式，比如自助（self-help）、逃避、协商、第三方调解、忍耐以及诉讼[32]。当事人采取何种方式应对纠纷取决于所处社会与事件的具体情况。我们可以将医闹这种暴力维权看作一种“自助”方式。通过暴力的手段，患者及其家属不仅以单方面的攻击行为（unilateral aggression）来表达他们的不满与愤怒[32]，而且在他们意识到其权利被丧失职业道德的医生损害时来保护自身的权利[15]。

我们认为，这种方式的选择与“医闹”实施者对处置医疗纠纷的诸种途径的成本 - 收益的比较有关。当下，我国医疗纠纷的处理主要有三种制度化方式：当事人双方协商、行政调解和司法诉讼[15,33]。这些制度化的路径在目前医疗纠纷处理的主要法律依据——《医疗事故处理条例》第四十六条中有极为明确的表述：“发生医疗事故的赔偿等民事责任争议，医患双方可以协商解决；不愿意协商或者协商不成的，当事人可以向卫生行政部门提出调解申请，也可以直接向人民法院提起民事诉讼。”然而，这三种方式都不能回避医患之间一个基本的权力格局：“医患双方在医学专业知识的掌握、信息的收集、疾病的认识能力上地位悬殊，患者处于弱势，和解（协商）必然在医疗机构主导下完成，对患者而言难以保证公平。”[34]而且，医疗鉴定的公正性问题一直为大家所诟病。此外，诉讼方式所需的时间往往非常漫长，如中国医院协会医院维权部主任郑雪倩所言：“患者通过法院诉讼，法定时间是 6 个月，但中间还要除去做鉴定的时间。这样一拖，一般的案件处理下来需要两年时间，最快的是1年多，慢的话有时候3年。”[35]因此，许多患者和家属最后不是忍气吞声，就是以暴力的形式，充分利用对自身有利的道义与情感因素，向医疗机构与医生讨要说法、寻求赔偿。这是在正式制度维权无门的情况下，作为“弱者”的患者的“武器”[5,8]。

5.3 研究贡献与局限

医患关系和谐与否直接反映出新医改的成效，而医疗暴力事件则直接折射了医患关系的质量。然而，由于信息的敏感性，有关医疗暴力事件的信息极为难得。作为替代，本文以大众媒体上的公开报道为信息源，通过百度新闻搜索搜集了2002年1月到至2015年3月共329起医闹事件，制定编码表，形成数据库。以此为基础，我们对这些数据进行了描述统计与交叉表分析，从而为从整体上认识我国医疗暴力事件的分布特征、发展趋势与内部差异提供了参考。

但是，本文从研究方法上来讲，存在三个局限。其一，我们所搜集的样本并不能推论至整体。换句话说，我们并不能依靠本文的数据来准确推论我国“医闹”的整体状况，因为这并不是通过严格抽样而获得的样本，我们也不知道总体是什么。其二，由于我们所搜集的数据是新闻报道，因此更确切地说，本文所描述的是大众传媒对医闹事件的呈现而非医闹事件本身。也就是说，这只是一定程度上对医闹事实的反映，但这种反映会受到各种因素尤其是媒体本身的影响。这是因为，各式各样的媒体报道为受众呈现出了“媒介现实”。它以客观现实为反映对象，不管传播者的主观作用如何发挥，其中所包含的“客观”内核总是存在的。但与此同时，媒介提供的现实是一个经过选择和建构的世界。在受众和客观现实之间，其实有一个真实的世界被媒介所包装、润饰和过滤[36]。媒介现实可能会与客观现实之间产生偏差，这是本文作者与读者都需要警醒的问题。其三，本研究在搜集数据过程中并未进行“三角互证”（triangulation）的检验[3]，而只是由一位作者完成数据的搜集整理工作，这对数据的效度可能会有一定的影响。

5.4 政策启示

综上所述，本文的分析结果在一定程度上为正在进行的新医改与对医疗暴力事件的治理至少提供了两点参考：

第一，探索行之有效的分级诊疗。目前行政主导的医疗资源分配体制导致大医院集中了绝大多数医疗资源，而基层机构却门庭冷落。这使得目前的分级诊疗系统形同虚设，亦致使患者无序就医，最终都集中于三甲医院。由此，三甲医院及其医生不堪重负，医患双方都不满意[36]。加之疑难杂症与危重患者聚集，大量医疗风险也就集中于三甲医院。因此，应当尽快充实基层机构的医疗资源，尤其是医术上值得信赖的全科医生，使患者下沉到基层。如此，患者与全科医生建立长期稳定的关系，患者得到合理分流，这将有效地减少医患矛盾与医疗纠纷。

第二，建立可靠的处置医疗纠纷的正式制度。我们的数据表明，一部分患者之所以采取暴力形式，很大程度上源于他们求诸正式制度无果。由于医患之间巨大的权力差异，加之医疗事故的鉴定缺乏独立的第三方操作者，以及现有的正式途径费时、费力、费财，应对医疗纠纷的调解、仲裁与诉讼时都未能发挥应有的作用。这甚至导致求助过正式制度的患者和家属更加不满、愤怒甚至怨恨，或者干脆以医疗暴力事件为要挟，从而最后激发了此类事件。因而，在法律制度上完善处置医疗事故与医疗纠纷的相关制度安排乃是当务之急。

不过，我们应当看到，当前医疗纠纷与暴力行为的迅速增加和医患关系的恶化，根源在于医患之间信任关系的缺失。这与社会转型密切相关，但亦与现行医疗卫生体制的问题相联系。因此，唯有使整体医疗卫生体制改革的不断推进，才能从根本上解决医患信任缺失与医患冲突加剧的难题。

参考文献

[1] 柴会群.《〈医疗事故处理条例〉当休矣》. 南方周末网, (2010-08-19)[2016-05-02]http://www.infzm.com/content/49104.

[2] 刘俊, 刘悠翔. 中国医疗暴力史. 南方周末网(2013-11-07)[2015-12-03]http://www.infzm.com/content/95720.

[3] 朱力, 袁迎春. 现阶段我国医患矛盾的类型、特征与对策. 社会科学研究, 2014(6): 85-87.

[4] Yu, Pan To be or not to be a Doctor, that is the Question: A review of serious incidents of violence against Doctors in China from 2003-2013" . Journal of Public Health, 2015(23): 111-116.

[5] 涂炯. 医闹的道义和权力"游戏". 甘肃行政学院学报, 2016(1): 82-85.

[6] 李曌懿, 王志杰, 张新庆, 等. 暴力侵犯医生权利现状的原因分析. 中国医学伦理学. 2009(4): 52-57.

[7] 中国医师协会: 中国医师执业状况白皮书, 《中国医师协会》, (2015-05-28)[2016-07-04]http://www.cmda.net/xiehuixiangmu/falvshiwubu/tongzhigonggao/ 2015-05-28/14587.html, 2015-05-28。

[8] 聂洪辉. "医闹"事件中"弱者的武器"与"问题化"策略. 河南社会科学, 2010(5):58-61.

[9] 杨震. 独家解读: 九部门联合发文——"保护医院"三十年历史.《医史鉴微》公众号, http://mp.weixin.qq.com/s?__biz=MjM5 ODI4MjcyOA==&mid=2651982971&idx=1&sn=26a164a21369c5f576e9cbc13fc7ec38&scene=1&srcid=0802gjxVgpCYSZZKlNkLU2oh#wechat_redirect, 2016-07-10.

[10] Edward S. Doctors and their patients: A social history. New Brunswick and London: Transaction Publishers. 1993.

[11] He, Alex Jingwei. The Doctore-patient relationship, defensive medicine and overprescription in Chinese public hospitals.: Evidence from a Cross-sectional Survey in Shenzhen City. Social Science and Medicine, 2014(123): 64-71.

[12] Cai, Weisheng, Wei Wang, et al. Analysis of Compensation for 233 Medical Disputes. China Health Law, 2008(16): 38-41.

[13] 这种敏感性可从两个方面来理解。其一是对医疗机构与医护当事人的敏感性, 他们不愿意该类事件曝光, 因该类事件对他们而言并不光彩, 且背后往往牵涉医疗纠纷甚或医疗事故, 会直接牵涉他们的利益。其二是对政府的敏感性, 因这类事件亦可被视为维权事件, 尤其是涉及多人参与时, 便成为群体性事件, 其性质更加敏感。

[14] 张跃铭. 医疗纠纷调查与预防解决机制的完善——以东莞市13家公立医院为例. 中国卫生事业管理, 2014（10）: 55-56.

[15] 徐昕, 卢荣荣. 暴力与不信任——转型中国的医疗暴力研究: 2000–2006. 法制与社会发展, 2008(1): 34-36.

[16] 李大平. 基层医疗机构医疗纠纷现状实证研究——对东莞市4家基层医院的调查. 证据科学, 2013(2): 33-35.

[17] 王璠, 杨小明, 江启成. 医疗暴力的危害、原因及对策. 医学与哲学, 2005(11): 57-

59.
[18] 马亚楠,何钦成. “医闹”产生的原因及防范对策. 医学与哲学, 2007(3): 32-36.
[19] 田丰. 医疗暴力：原因及应对. 医学与哲学, 2014(8): 57-59.
[20] 刘振华. “医闹”事件的反思与防控机制重构. 广西社会科学, 2015(6).
[21] 肖柳珍. 域外视野：中国医闹之医疗纠纷解决机制探讨—兼与哥伦比亚大学李本教授商榷, 证据科学, 2016(3).
[22] 袁迎春. 医患冲突：目标、手段与类型. 社会科学战线, 2016(3): 34-36.
[23] Liebman, BL. Malpractice Mobs: Medical Dispute Resolution in China. Columbia Law Review, 2013(113): 181-264.
[24] 卫生部和公安部于2012年5月1日联合发布《关于维护医疗机构秩序的通告》, 其中第七条规定: “有下列违反治安管理行为之一的, 由公安机关依据《中华人民共和国治安管理处罚法》予以处罚; 构成犯罪的，依法追究刑事责任”。其中的第四点明确规定其中一类人员是“侮辱、威胁、恐吓、故意伤害医务人员或者非法限制医务人员人身自由的”。
[25] 公婷, 吴木銮. 我国2000–2009年腐败案例研究报告——基于2800余个报道案例的分析. 社会学研究, 2012(4): 44-48.
[26] 由于2015年只有三个月的数据，因此我们在趋势描述中未列入2015年数据。
[27] 国家卫生和计划生育委员会. 2015中国卫生和计划生育统计年鉴. 北京: 协和医科大学出版社, 2015.
[28] 姚泽麟. 行政、市场与职业: 城市分级诊疗的三种治理模式及其实践. 社会科学, 2016(6).
[29] 朱恒鹏, 林绮晴. 改革人事薪酬制度，建立有效分级诊疗体系, 中国财政, 2015(8): 56-59.
[30] 姚泽麟. 城市医生的防御性医疗实践: 以北京为例. 中国社会学年会(武汉), 2014.
[31] 尤陈俊. 尸体危险的法外生成——以当代中国的藉尸抗争事例为中心的分析. 华东政法大学学报, 2013(1).
[32] Black, D. Sociological Justice. New York and Oxford: Oxford University Press, 1989: 267-268.
[33] 曹实. 浅谈我国医疗纠纷的行政调解制度, 中国卫生法制, 2010(5): 58-61.
[34] 王君鳌, 刘瑜. 从暴力索赔分析医患矛盾难以缓解的深层次原因, 医学与社会, 2007(5):93-96.
[35] 周颖. 医院要用法律途径应对医闹—— “直面医患矛盾升级，寻求化解良策”多方对话（之二）. 中国医院院长, 2007(17): 73-76.
[36] 张克旭, 臧海群, 韩纲, 等. 从媒介现实到受众现实——从框架理论看电视报道我驻南使馆被炸事件, 新闻与传播研究, 1999(2):58-61.
[37] Shiyou Wu, Hui Huang, Fei Sun, Is social work really being recognized? Problems with social work employment opportunities in Mainland China. Social Work Education: The International Journal. 2016, 35(2), 186-203.

关系空间理论视野下的医患关系生产及其启示

冯　磊

1 关系空间理论：一个解释医患关系的新视野

自 20 世纪 70 年代以来，在列斐伏尔（H. Lefebvre）、福柯（M. Foucault）、布迪厄（P. Bourdieu）和吉登斯（A. Giddens）等一批社会理论家的共同推动下，空间概念逐渐成为社会学理论的核心概念之一。较早地进行空间理论研究的列斐伏尔将空间分为空间实践、空间表象和表现的空间，分别意指被感知的维度（即物质空间）、概念的维度（即生产关系和秩序空间）和象征的维度（即象征和符号系统的形而上空间）[1]。列斐伏尔在后续的研究中不断强调，空间不仅是物理构成，而且也是社会生产关系和秩序的产物。空间不停地进行着生产活动，而非仅仅是在空间中的生产。空间的生产在一定程度上也是一种主导权力的生产[2]。将空间作为社会分析的工具并与行动相联，也开启了所谓"关系空间"的理论创新。关系的概念意涵丰富[3]，但从最本质意义上，关系即联系，也就是人与人在社会交往中形成的联系和互动，它既是静态的结构，也可能是动态的变迁；既发乎于心并饱含情感，又锱铢计较并形成策略；既是个人生活所需，又是社会存在必需；既有世相浮绘的万种风情，又是自古贯今的文化延续。

空间与关系的联系更成为空间理论中最引人瞩目的明珠。在《空间：社会产物与使用价值》（Space: Social product and use value）一文中，列斐伏尔对于空间的关系性给予了具体的说明。他认为空间是一种社会关系，社会关系不仅弥漫在空间中，并且被生产关系所形塑，是一种生产

冯磊，重庆医科大学公共卫生与管理学院，研究方向为卫生法学和卫生政策。

关系和社会关系的再生产[4]。更具影响力的福柯和布迪厄等继续对空间所蕴含的"关系"要素予以理论延伸。福柯分析了"监狱"和"疯人院"等特定空间中的权力运行，并考察了权力与知识在空间中的联系。在他看来，"一旦知识可以通过区域、领域、置入、移置和易位来加以分析，人们就可以把知识作为权力的一种形式而发挥作用。"[5]布迪厄则更强调空间社会性产生的关系偏好。他认为，空间是一个关系的体系，人们居于一定的社会空间后会形成一定的个人地方感，并由此会形成这一共同地方比较一致的惯习。惯习将使社会空间构成各不相同的场域，产生类似的实践和性情系统[6-7]。

在大多数研究中，"医疗"中的关系要素主要以"医患关系"的面目出现，偏于静态解释，在立场上以医患当事人视角为中心，存在不同程度的价值偏倚。而在"医疗"的空间中，现实医患关系的脉络其实枝蔓交错——除了是医者和患者之间关于疾病和健康的互动之外，还可能是社会政治、经济和文化因素的延伸；不仅是静态的，还在不断的变化中。这就需要我们以更广阔的视野、更中立的价值立场对之予以解释。开创"医疗"空间关系生产研究先河并产生重大影响的是福柯。他敏锐地将医疗空间的形成与诊断的权力运行结合起来。在福柯看来，医院以及病区的划分形成了一种空间技术，由同一病种构成的病区建构了整齐划一的医疗秩序。在医学专业人士的管理下，患者的社会关系被切断（指与家庭和外界的联系）和重塑（与医疗照护者的关系）。藉此，"医疗"空间充分占了监控、规训和再生产等权利方式[8-9]。国内学者中，杨念群对医疗过程中身体—制度—空间之间互动的研究是典型代表。他强调西医"空间"介入对中国"地方性知识"的冲击和影响，同时揭示了中国"地方性知识"对西医"空间"的改造和支配，建构出了一个超越疾病与治疗意义的关系空间[10]。由上述研究可见，借助"医疗空间"所营造的关系生产过程，可以对传统意义上的"医患关系"予以拓展解释，既着眼于医疗过程中医患关系的现实特征，也超越医疗过程探究医患关系的应然属性，从中探寻关系生产对医疗纠纷发生或消弭的意义。

2 医患关系生产的过程：从知识图景到生活世界

医疗空间中产生的医患关系首先与医疗知识息息相关。医学成为具有垄断意义的专业知识始于18世纪中后期。随着专业医疗机构的兴起和实验室医学的发达，医学逐渐成为科学知识的重要组成部分，并开始排斥外行参与。英国学者朱森（ND Jewson）形象地将之描绘为“患者的消失”（disappearance of the sick）的过程。他将1770 — 1870年西欧工业化时期的医学发展与变迁划分为三个阶段：18世纪后30年的“床边医学”（bedside medicine），大体以苏格兰爱丁堡大学为中心；19世纪头30年的“医院医学”（hospital medicine），以法国巴黎的医院学校为中心；19世纪中叶的“实验室医学”（laboratory medicine），以德国的大学为中心。朱森认为在医学专业性加强的过程中，患者的意见日益受到忽略[11]。福柯有一段关于这一转变的精彩描述：“这个新结构体现在一个细小但决定性的变化上：18世纪的医生总是以这样一个问题开始与患者的对话：‘您怎么不舒服？’但是这种问法被另一种问法所取代：‘您哪儿不舒服？’我们从中可以看到临床医学的运作及其全部话语的原理。”[18]而与所有在专业分化中逐渐成为超越常识的知识一样，医学知识又凭借常人难以理解和触及的诊断论证过程和实验科学及其形成“外包装”的术语体系，获得了某种程度的“不明确性”（indeterminacy）。这使得医学知识成为仅仅通过技术性模仿（如按照书籍指引亦步亦趋地复制）难以复制的专业话语。而在美国学者加穆斯（H. Jamous）看来，某个专业的专业知识所具有解释的“不明确性”的比例越高，则相对技术性更强，社会地位也就更高；而若该专业的社会地位越高，其专业性和知识性就越受到社会的肯定。医学就属于不明确性较高的专业，因此，求诊者在面对医疗专业者时，就越无力抗拒其权力[12]。

正因为如此，医疗空间中的医患关系具有独特性。医生在医疗过程中必须掌握疾病图谱和专业词汇。这成为进行职业诊断、治疗和预后的基本要求。以此为基础，医师借助精密的仪器辅助和独特的从医经验形成了一整套医疗技术。患者的意见，尤其是参与诊疗的意愿，则被逐渐边缘化。“许多现代的医生们因此似乎是按这样的等级顺序来排列医学证据的价值：通过复杂的科学诊疗得到的事实，他们认为这是最准确以及与诊断结论关系最密切的证据；他们凭经验感知发现的实施；最后才是患者自述的事实。”[13]可见，在医疗空间中，以医学知识为基础的内部关系显示出了一边倒的结构。然而，需要注意的是，医生并非有意忽略患者的意见，而是根据其所受的科学训练和从医经验而形成的内心上的确信并对患者的意见与医学知识进行比照。当两者明显不能叠合时，医师可能会将患者的意见过滤掉，以确保作出的医学决策符合职业教育形成的知识体系。实现此类医患关系的空间技术包括病区划分与委托管理。前者实现了对患者的分类管理和隔离看护，后者则以住院、委托监护（在儿科治疗中存在）等方式实现了对不谙医学知识的亲属干涉的排除。这些技术借助医学知识的垄断性特征获得了认可。有学者通过白描的方式，深入地描述了现代医疗机构中的空间技术对加强医疗话语权威的意义：“医院是一个特殊的场所，它不仅是使患者康复的人道机构，也是一种隔离机构，把患者还原成孤立无援的身体所有者……病房是一个狭窄、秩序井然和刻板寂静的空间；病床不仅是患者的眠床，也是观察台和手术台。患者在病床上被当做一个机体或番号，仅有病历而不计其他的人……医生（或和蔼，或严峻，或冷漠）却见得多想得少，不易被患者的痛苦震惊而保持着不凡的冷静和矜持，信心十足地支配着患者。”[14]

这样的关系在一定程度上是受医方欢迎的，因为在仪器、技术和程序的支持下，以客观方式避免了医疗的主观色彩以及由此带来的不确定性，以躯体和器官为单位的疾病分解一方面形成了专业隔膜（即所谓的“隔行如隔山”），另一方面也提供了对诊疗方案更明白无误的解释，从而巩固了医疗的权威。但也可能出现的结果是，由医学知识巩固的权威造成了医患之间强弱有别的不对等关系：“在门诊医患会话交际中，医生通常用发问、阐述和指令类言语行为来行使自己的职责，以体现其权威性和权势的优越感；而处于权力弱势地位的患者却常用问答、表达和阐述类言语行为来表现对医生的顺从和尊敬。”[15]这一不对等关系在治疗效果尚可时也许波澜不惊，但当治疗效果不佳时，身处弱势地位的患方更可能“想不开”，将健康受损的怒火一股脑地倾泻到医方身上。现以温岭暴力杀医案中的肇事者连恩青为例。在中央电视台的访谈节目中，已被宣判死刑的连恩青态度激动地回溯了自己对医方话语权的认识过程：

连恩青：他们什么都要讲究证据。

董倩：你先回答我的问题，假如医生错了，由谁来纠正医生的错误？

连恩青：也是他们狼狈为奸所造成的。

董倩：谁和谁狼狈为奸？

连恩青：好，说得好。问题又来了，杭州浙大邵逸夫医院医生，也就是那个汤建国，他来了温岭第一人民医院。当时我一进去，我那个心情真高兴啊，以为我这事情有希望了，有希望了。我抓住他的手使劲地摇啊摇啊摇，结果他接下来说出来的话又让我心里冰凉冰凉的。当时我坐着，首先告诉他我目前得了什么病："医生啊，我现在头疼，每次呼吸都头疼，还腰疼、胸疼，很难受，还流鼻涕，反正比上次手术还要差、严重，效果还要恶劣。"他问："你做什么工作？你游不游泳？"说到第三句话还更有意思："你有没有老婆？"你说这是不是推诿和敷衍，是不是敷衍[16]？

从连恩青的陈述中可以得知，尽管在现有的医学知识体系中连恩青的手术是成功的，但他个人的体验与医学知识意义上的"成功"显然无法形成对接——他关注的是健康的感受，而医方关注的是是否以符合科学标准的方式对疾病进行了诊治。在所有的鉴定和检验中，疾病被一次次地还原为各种指标和证据。换言之，尽管医方可能否认，但在现代医学知识体系中，疾病而非罹患疾病的人成为医生潜意识中的治疗对象。接下来的谈话进一步印证了这一点。我们可以推测的是，当通过躯体指标不能推导出治疗有误时，明智的医生（汤建国）可能迅速转向了对连恩青精神状态和心理状态的诊断，这又是一次符合医学知识体系的诊疗，但此举更加强化了连恩青对于医生"冷漠""狼狈为奸"的想象，成为潜在暴力冲突的新刺激。

与医方相对单纯的技术诊断相比，患方对医疗的理解更加多元化，其中认知的来源也更加复杂。美国学者阿特金森（JW. Atkinson）指出：“（生物医学）在形式上是化约的，在多方生物结构和过程中寻求造成反功能的解释。生物医学重视这类解释，却忽略了社会、文化和个人经历的解释。”[17] 美国学者米什勒(EG. Misler）用“医疗的声音”vs.“生活世界的声音”（voice of medicine vs. voice of life world）来解释现实中医患关系的互动。米什勒认为，患方发出的“生活世界的声音”可以提供很多丰富的素材以供医疗者在治疗时作为参考。若医疗专业者不倾心聆听，只是一味地让“医疗的声音”主导诊治，结果必然不可能达到医疗预期的效果。因此，“人的照顾”（human care）便成为重要的医疗过程，医方应当了解并且认知到疾病对患者和其生活世界造成的影响，以及对患者的意义[18]。关于中国的实证研究表明，患方对于疾病的认知是多元化的，包括社会文化背景、教育层次、求医经历和自我想象等。这些话语构成了与医方专业知识足以博弈的互动策略[19]。以连恩青为例，“狼狈为奸”“收钱不办事”“法律无能为力”等想象可能与其在生活中接收的关于医疗甚至社会各界的负面信息相关，而其相对匮乏的收入与医疗花费之间的紧张又加剧了这一想象造成的刺激。

所以，从关系意义上，医疗空间内的治疗过程远比单纯地对身体的诊疗更为复杂。科里斯（H. Collins）等指出，医学是科学，同时也是救助手段。作为科学的医学必须想方设法得到正确答案，不管花费多少时间，而作为救助手段的医学必须当下就给出答案，减轻痛苦或提供帮助的手段[20]。作为救助手段的医疗本身是对患者个体及其生活世界的回应。美国学者罗森伯格(C. Rosenberg）指出，诊疗所隐含的权力与服从属性可能构成“诊断的暴政”。如果想要消解“诊断的暴政”，必须将诊断看成“是一种连接医患双方的感性和认知的仪式，并通过其确立了医生和医疗体制的权威性，同时促进临床决策以及从文化上为个人体验提供双方共同商定的意义。”“诊断不仅是一种仪式，同时也是一种交流方式……”[21] 换言之，必须看到，诊断作为关系生产的“发动机”，既是事实性的，也是关系性的；既能够传递医学专业知识体系对疾病的认知，也应能承载医方对作为人及其生活世界代表的患者的注视。医患关系的融洽在一定程度上取决于诊断过程中医方话语与患方话语融洽的程度，取决于医学专业知识在多大程度上能够被生活世界建构的经验所理解、包容、信任和遵从。

3 启示：医患沟通与纠纷预防

以关系空间理论解释医患关系，是从医疗技术层面向关系生产层面的转向，是实现医学知识社会建构的过程。诊疗、健康和疾病就此成为广泛意义的社会行动而非仅仅是静止、封闭的单一技术行为。从这一意义上，作为社会冲突的医疗纠纷或作为社会关系的医患关系，才能与本属于自然科学、数字量化和试验指征的医学知识产生交集，进而形成两者的共鸣。

从上文对医患关系生产的分析中我们可以认识到，医患之间良好的沟通可以在一定程度上预防甚至消弭暴力的萌芽。正如对连恩青的访谈中可以看出，冲突的过程是连续累积怨恨的过程。未得到患者认可和信任的医学专业知识可能并无失误之处，但与失误的诊疗所引发的冲突后果却并无不同。如果医方能够通过沟通，及时对其予以疏导和关怀，结果可能会有所不同。

尽管人们日益重视医患沟通，但在现实中仍然面临一些较为关键的问题。从宏观层面看，卫生体制及其改革的缺陷、医学人文教育的缺失、社会信任的匮乏及利益分化形成的不平等现象等社会问题亟待改变已经成为此类讨论的共识，但是笔者将放弃对这些问题的泛泛讨论（请注意，并不是不讨论），一方面，过于宏大的讨论往往只能停留在意识层面——先验性的理想图景很美好，但实现理想的路径却不能仅仅以先验性为依据；另一方面，作为医疗空间的外围，这些讨论与医患沟通的直接关联显得稍弱——我们不能在研究任何物理问题时都拿出牛顿力学或相对论论证一下，同样，我们不能在讨论社会问题时总是把体制等宏大问题作为最重要的因果联系而忽略了更直接、更有效的因果路径。从微观层面上，普遍认为，医务人员应加强沟通意识和沟通技能。我赞同上述结论，但沟通意识有了，技能培训了，是否就真的完全解决了医患沟通可能出现的问题？从关系空间的医患关系生产出发，我们发现，现实中医患沟通存在的具体障碍主要包括：

首先，医务人员主观的沟通意愿难以得到实现。这仿佛不仅是一个关乎技巧的问题。邱泽奇等对医患关系进行的社会学研究发现，医务人员在主观上具有与患者沟通的愿望和动机，阻碍医患沟通的因素主要是医患双方的认知差异。研究列举的访谈记录表明：医方（一位医学教授）认为没有检查就推断病情是不准确的，而且解释每一个在医学上存在的假设非常困难，也不可行；而患方则觉得医方有义务向其进行解释，并认为“几句话就可以告诉我的，你不愿意告诉我”。与此同时，医学检查的价格也强化了患方的疑虑：“我就想了解清楚，不然我为什么要去做这个检查？这个检查要上千块。”[22] 而在类似的实证研究中，研究者同样发现，医患沟通的相互期望存在落差：“患者最期望医生能够态度和蔼。但是事实上，在患者看来，医生却不如理想中的那么热情、友好。同样，医生希望患者能够听从医嘱，给予他们足够的尊重和信任。但是实际上，从问卷数据来看，在医生看来，并不是所有的患者都足够真诚。”[23] 不得不承认的是，医患冲突强化或逼迫了医方重视沟通的动机，但从沟通效果来看仍有不尽如人意之处，甚至有时越沟通，就越误解。

是沟通不到位吗？有可能。因为良好的医患沟通不仅仅包括对所涉医学知识信息的解释。通常认为，医患之间的沟通应包括以下内容：第一，工具性行为，如提供医疗方面的专业信息咨询和风险告知等；第二，社会情感性行为，如表示同情、关注、称赞、认真倾听、自我介绍、积极鼓励、热心帮助及发表个人评论，等等；第三，咨询的情感品质，如说话口气是否友好、亲切、耐心和诚实，是否微笑服务，是否表现出兴趣等[24]。在医患沟通的研究中，实现后两者的方式往往被称为“共情”或“移情”。在实践中，它们都是强调情感沟通的方式。

但将医务人员与患者沟通不畅的结果归于情感沟通上的缺失可能有点草率。从医疗空间的关系生产而言，医患关系可以通过沟通而融洽，但其中关乎医疗知识的部分本来就不可能完全信息对称，情感沟通能解决一部分问题，但未必能解决全部问题。指望态度解决问题，这本身就可能是一种不负责任的态度。甚至我们可以推测，这种信息不对称是双方的，医生也绝不可能了解患者情感形成的全部生活根据。所谓的情感沟通，可能最多的是尽力而为。无论是“共情”抑或“移情”，在患者或医方的心中，极可能是传统的“救死扶伤”或“为人民服务”的另一种表达。情感沟通质量的评价标准没有那么复杂，大多数情形下被转化为道德评价，而道德评价对于实践中的医务工作者而言是有必要的，但也有可能是一种负担。以“移情”为例，过度移情可能会干扰医生的判断，甚至影响医生的身心健康：“在长期的医疗工作中，医生为了自身的身心健康不受患者影响而建立起了一道心理防线，即医生的自我反移情，医生的自我反移情的临床作风的形成与医生工作的对象以及面对的问题相关。”[25] 而因此建立的适度移情又可能成为被指责冷漠的原因。

同样，患者的成本支出提高了情感沟通的要求。医疗支出仍是决定患者满意度的重要因素。相应的，患者认为属于额外开支的过度检查占有重要位置[26]。患者对医疗开支的重视必然会导致关乎此类行为的情感认知相对敏感。医方尽管可能通过态度热情和诚恳的交流消解部分疑问，但与前文相似，在医疗空间中的医患关系之间的知识壁垒在本质上是难以消融的，这也让我们质疑情感沟通究竟能在多大程度上取得效果。

另外，客观上医务人员缺乏沟通时间。这是一个更为严重的问题。不同层次和不同范围的调查或事例显示，在较大的医院，患者的就医时间非常短暂，与等待就医的时间严重不成比例[27-28]。这表明，即便医方有强烈的意愿、足够的耐心和充分的技巧，却可能因为时间仓促而无法实施有效的沟通。现实中，医生在大量的诊疗工作中精疲力尽，燃尽激情，能够完成基本的医疗服务、少出差错已属奢求，更别说进行有质量的沟通了。

别小看客观条件对于医患沟通的制约，这仍是作为关系生产空间的“医疗”本身所具备的特质。马克思就认为：“空间是一切生产和一切人类活动所需要的要素。”这意味着，空间仍然受到诸如生产力和行为能力等客观条件的制约，所生产的关系也将即时地打上客观条件的烙印。

因此，在这里，从关系生产空间的视角，除了继续强调重视沟通、加强医学人文素养和沟通技巧等沟通基础外，要解决的核心问题有两个：

3.1 建立医患之间相对稳固的沟通关系

这是目前弥补主观或客观沟通障碍的最好方式。所谓稳固的沟通关系，是指医患双方通过反复的接触，形成以信任为基础的为双方所能理解的沟通关系。在生活中，“路遥知马力，日久见人心”，医患沟通其实也有类似之处。对于主观上因知识壁垒和成本支出等形成的沟通障碍，以及客观上因沟通时间短暂形成的沟通障碍，必须经由多次反复沟通才能予以克服，也就是形成空间内有效的“关系交换”：“关系交换只能产生于彼此相互熟悉的两方之间。……构成熟悉性的因素有相互信任和相互负责，这两个因素通过确定对发展关系的动议的心领神会而为关系铺平道路。”[29] 在中国的医疗传统中，建立在“熟悉”基础上的医患沟通古来有之。台湾学者叶永文在梳理了传统社会中医生与患方之间的信任关系之后发现，在传统社会，通常医生与患者是熟识的，往往也会认识患者全家，因此医生不但熟知患者的病史，也往往熟知全家的健康状况[30]。也有观点认为，建立于熟人社会基础上的“一对一”诊疗模式及医疗科技的匮乏，使得古代的医生更注重了解患者的基本生活、思想观念及家庭背景等资料，从而建立起以人情默契和道德信任为主的医患关系[31]。这样的医患沟通在当代社会也仍有延续。房莉杰所做的关于村医和乡镇卫生院的医患互动的田野观察指出，农民对乡镇卫生院医生和村医有不同的角色期待——农民将前者当作专业权威看待，将后者当作半熟人和半专业权威看待。即便患者承认专业技能上的差别，但在医患沟通上，与作为半熟人的村医沟通时更为顺畅，更易接受其医疗建议[32]。这表明，建立在“熟悉”基础上的稳固的医患沟通一般较为顺畅，也鲜见纠纷。

但要做到这一点并不容易，建立稳固的医患沟通与医疗资源的合理配置有关。大医院人满为患，而基层医疗机构门可罗雀，使沟通常常呈现“非不愿也，实不能也”的尴尬局面。医疗资源优化配置的核心则是分级诊疗制的建立和有效运行。所谓分级诊疗制度，就是要按照疾病的轻、重、缓、急及治疗的难易程度进行分级，不同级别的医疗机构承担不同疾病的治疗，实现基层首诊和双向转诊。我国分级诊疗制度的建立和完善一直是医疗卫生体制改革的重要目标，但目前尚在积极推进中。医疗资源集中化的倾向虽然有所缓解，但情势仍然严峻，以卫计委2014年1－11月的统计为例，经核算，公立医院有13 343个，诊疗人次达23.5亿人次，同比提高8.2%，平均诊疗量17.6万人，其中三级医院1898家，诊疗人次12.1亿，平均诊疗量63.8万，同比提高13.8%；基层医疗卫生机构92.2万个，诊疗人次39.2亿人次，同比提高3.4%，平均诊疗人次4.2万人；其中社区卫生服务中心（站）3.4万个，诊疗人次5.9亿，同比增长3.3%，平均诊疗人次1.7万。无论是对比增长比例还是平均诊疗人次，都会看出之间的差距巨大，呈现出"倒三角形"结构。目前的共识是，未来应当从制度系统的角度继续完善分级诊疗制[33]，但这一定需要时间的沉淀。分级诊疗制对于医患沟通的意义在于，从关系生产空间的视角，在基层医疗机构内更容易实现相对稳固的沟通——既基于地缘上的接近，也基于人缘上的亲近，是建立在"熟悉"和"反复"基础上的沟通。如果不能实现基层医疗机构初级诊疗的普遍化和普及化，患者继续蜂拥至大型公立医院，那么对于无暇、也无动力进行医患沟通的大型医院来说，所有技术层面的改进都可能收效甚微。

3.2 医患沟通的重点应从疾病转向体验

在关系生产空间内的医患沟通必定基于一定的关系共识。关系共识"支配着人与人之间交往的基本社会过程，其据源是基于人性和本能的需要，如作为个体间吸引的感情及获得各种报酬的欲望之基础的过程"[34]。希冀好的诊疗结果肯定构成医患共识的组成部分，即"获得报酬的欲望"，这是外在的沟通激励。但对于诊疗结果尚未确认的诊治过程中的沟通，情感上的吸引将更为重要，从而构成了内在的沟通激励。如果处理不好，将形成巨大的沟通障碍。

这与上文讨论的"移情"或"共情"有类似之处。但正如前文所述，这两者的宽泛界定可能使医患沟通无所适从——如何"移情"或"共情"？是否要了解其全部"生活世界的声音"？其实情感沟通的关键在于从疾病的症状中适当脱身，去感受患者的疾病体验。人类学学者凯博文（A. Kleinman）曾就医患交流中的"病痛"与"疾病"的分歧进行了细致的分析："当患者去看医生的时候，临床交流的渠道是出于同一种文化圈的医患双方对共享病痛含义的常识性理解，因而一开始，医患之间的谈话就是一种病痛的语言。但是，在临床交流的过程中通常会发生一种根本的变化，医生开始把患者的问题解析为疾病，使用专业术语系统把患者的问题当做一种特定的异常来感知、标签、解释和对待。"[35] 在另一本著作中，凯博文进一步指出，医师在专业训练养成的过程中，被鼓励去相信"疾病"(disease) 比"病痛"(illness) 更为重要。他们所需要的只是生物医学知识，而不是病痛叙事。生物医学系统以科学化"硬性的"知识，来替代被判定为"软性的"心理社会学的意义关怀；硬性的部分被高估，软性的部分被低估。这个价值转换是现代医学的严重缺失[36]。

就医患沟通而言，医方必须清楚，患者的体验是具体而独特的。有学者认为，生病主要表现为一种根本的整体感的丧失，表现为对躯体的紊乱和损伤的感受。这种感受不是简单地意识到某种特殊症状的存在，而是对于身体完整性丧失的一种深刻感受。同时，生了病的人是处于一种不协调、不平衡、失去能力和不舒适的状态。这种状态体现了一种熟识世界的丧失感，包括对日常生活及其事件的破坏感，对空间控制的破坏感等[34]。换言之，在诊疗过程中，患者身携病痛、体弱，兼具无助、恐慌、渴求、期待、疑虑、脆弱、猜忌、易怒及烦躁等多种情感因素。著名内科医生罗森鲍姆(EE. Rosenbaum) 曾详细地描绘了其在生病后接受治疗的患者体验，包括对医生话语权力中冷漠的体会、等待时的焦虑及被误诊时的愤怒等，从兼具医生和患者的视角论证了上述情绪的真实存在[38]。这都需要医方在沟通时予以注意。

从技术层面，重视体验的沟通必定重视患者的叙述，更为关注其陈述中的体验。在陈述中，患者会详尽地描述生病对其产生的意义。这些意义可能超越了现代医学可量化的病症指征，更多地指向情感体验。对叙述的重视推动了人类学衍生"病患叙事"的研究主题，将抽象的、指标化的疾病具体化为患者带有主观性的陈述，包含了患者对疾病症状的个体感知、生活经验和文化信仰等多重要素[39]。目前，叙事医学已经逐渐引起了学界的关注相关学者，从基本原理、实践应用和教育革新等方面进行了许多有益的探讨。仅从医患沟通的视角，叙事医学最主要的功能是建立关系生产空间内情感的共鸣，实现诊疗视阈与体验视阈、科技进步与人文关照、疾病关注与生命关怀的统一，最终形成有效且和谐的医患沟通。

参考文献和注释

[1] Lefebvre B. The production of space. Oxford: Blackwell Publishing Ltd, 1991: 6-7.

[2] 郑震. 空间——一个社会学概念. 社会学研究, 2010, (5): 178-179.

[3] 关系研究大致可以分成儒家社会理论的立场、社会学的立场和人类学的立场等。参见: 翟学伟.关系研究的多重立场和理论重构. 江苏社会科学, 2007, (3): 118-129. 另有学者将其分为关系本质、关系类型、关系管理、关系运作和关系结果等。参见: 曾国权. "关系" 动态过程的理论建构. 社会, 2011, (4): 96-114.

[4] 夏铸九, 王志弘. 空间的文化形式与社会理论读本. 台北: 明文书局股份有限公司, 2003: 20-21.

[5] Gordon C. Foucault: Power/knowledge. New York: Pantheon Books, 1980:45.

[6] [法]皮埃尔 · 布迪厄. 李猛, 李康译. 实践与反思——反思社会学导引. 北京: 中央编译出版社, 1998: 131-135.

[7] 文军, 黄锐. "空间" 的思想谱系与理想场景: 一种开放性实践空间的建构. 社会学研究, 2012, (2): 50.

[8] [法] 米歇尔·福柯. 临床医学的诞生. 刘北成译. 北京: 译林出版社, 2001.

[9] [法]米歇尔·福柯. 刘北成等译. 疯癫与文明. 北京: 三联书店, 1999.

[10] 杨念群. 再造病人——中西医冲突下的空间政治(1832-1985). 北京: 中国人民大学出版社, 2013: 608-616.

[11] Jewson ND. The disappearance of the sick-man from medical cosmology, 1770—1870. International Journal of Epidemiology, 2009, (38): 622-633.

[12] Jamous H. Changes in the French University-Hospital System//J. A. J Jackson. Professions and Professionalization. Cambridge; Cambridge University. Press, 1970:111-152.

[13] Reiser, SJ. Medicine and the reign of technology. New York: Cambridge University Press, 1978: 267.

[14] 吴亮. 医院简略图//汪民安主编. 身体的文化政治学. 河南: 河南大学出版社, 2004: 158-162.

[15] 陈海庆, 李慧帧. 言语行为视阈下医患会话权势不对等关系探析. 中国海洋大学学报(社会科学版), 2011, (4): 93.

[16] 浙江温岭杀医凶犯接受采访: 医生自作孽不可活. (2014-04-07)[2016-09-01]. http://news. qq. com/a/20140407/000525. htm.

[17] Atkinson, Paul. From Honey to Vinegar: Levi-Strauss in Vermont// P. Morley and R. Walli. Culture and Curing. Pittsburgh: University of Pittsbugh Press, 1978: 180.

[18] Mishler EG. The discourse of medicine: dialectics of medical interviews. New Jersey: Ablex Publishing Corporation, 1984.
[19] 王路, 杨镒宇等. 医患关系的认知人类学解读——基于广州市儿童医院的调查事例. 开放时代, 2011, (10): 22-136. 台湾地区也有类似的研究。如通过具体事例的考察, 成令方认为, 患方具有的一定程度的医学知识, 社会建构知识(取决于地方、历史、性别、族群、阶级和文化等)与个人隐晦的知识, 成为患方行为选择的基础。参见[台]成令方. 医"用"关系的知识和权力. 台湾社会学刊, 2002, (3): 11-71.
[20] [英] 哈林 · 科里斯, 特雷弗 · 平奇著. 雷瑞鹏译. 勾勒姆医生——作为科学的医学和作为救助手段的医学. 上海: 上海科技教育出版社, 2009: 2.
[21] [美] 查尔斯 · 罗森伯格著. 杨璐玮译. 诊断的暴政——特殊疾病与个体体验//余新忠, 杜丽虹主编. 医疗、社会与文化读本. 北京: 北京大学出版社, 2013: 67.
[22] 邱泽奇、徐玲等. 医患关系现状的社会学研究//卫生部统计信息中心. 中国医患关系调查研究(第四次国家卫生服务调查专题研究报告(二). 北京: 中国协和医科大学出版社, 2010: 174-175.
[23] 姜鸿文, 王凌云, 孙少晶. 医患期望及沟通能力研究: 基于深度访谈与问卷调查. 新闻大学, 2013, (3): 94.
[24] LOng LM, De Haes JC, Hoos AM, et al. Doctor-patient communication: A review of the literature. Social Science & Medicine, 1995, 40(7): 903-918.
[25] 邹文君. 移情对建立新型医患关系伦理模式的利与弊. 中国医学伦理学, 2006, (6): 46-47.
[26] 在卫生部组织的第四次国家卫生服务调查中,"医疗费用高"在门诊就诊患者最不满意的项目中排第二, 在住院患者中排第一。参见: 卫生部统计信息中心. 中国医患关系调查研究(第四次国家卫生服务调查专题研究报告(二). 北京: 中国协和医科大学出版社, 2010: 44。在吕兆丰等开展的实证调研中, 患者期望过高和承担不起医疗费用分别列"影响医患关系的患方要素"的前两位。参见吕兆丰, 王晓燕, 张建主编. 医患关系现状、原因及对策研究——全国十城市医患关系调查研究报告. 北京: 中国书店, 2010: 48.
[27] 参见: 实地调查: 某医院平均问诊时间只有5~7分钟. (2009-07-30) [2016-09-01]. http://health.sohu.com/20090730/n265599155. shtml.
[28] 我国医生平均看病时间382秒, 专家提醒注重交流. (2014-12-18)[2016-09-01].http://news.39.net/yltx/141218/4539438.html.
[29] [美]杨美惠著. 赵旭东, 孙岷译. 礼物、关系学与国家——中国人际关系与主体性建构. 南京: 江苏人民出版社, 2009: 97.
[30] 叶永文. 医病关系: 一种信任问题的考察. 台湾医学人文学刊, 2012, (5): 97-98.
[31] 李丛. 古今医患关系的社会学对比分析. 中国医学伦理学, 2007, (5): 21.
[32] 房莉杰. 半乡土社会的医患互动: 以抗生素使用为例的研究//中国健康传播大会优秀论文集. 2011: 189-199.

[33] 代表性的官方观点主要包括: 一是完善区域卫生规划, 优化区域内医疗资源配置, 明确不同级别医疗机构的职能定位和疾病诊疗范围, 为分级诊疗制度的建立奠定基础。二是通过重视全科医生培养、加强基层医生的继续教育与专业培训、鼓励大医院医生到基层多点执业、组建医疗联合体、构建合理的补偿与激励机制等措施, 全面提高基层医疗队伍的专业技术水平和医疗技能。三是加大对基层医疗机构的财政投入, 改善基层医疗机构的医疗条件和设施。四是充分发挥医疗服务价格和医保报销比例的经济杠杆作用, 通过对不同级别医疗机构实行差异化的收费和医保报销标准, 对患者的就医行为进行引导。五是完善转诊标准和转诊流程, 建立不同级别医疗机构之间的分工协作机制, 保持双向转诊通道顺畅有效。六是通过健康教育与媒体宣传, 转变群众就医观念, 积极引导患者在基层首诊。参见: 李立明, 王波. 以分级诊疗解决看病难. 人民日报, 2015-5-28(05).

[34] [美]彼得·布劳. 社会生活中的交换与权力. 北京: 商务印书馆, 2008: 22.

[35] [美]凯博文. 苦痛和疾病的社会根源——现代中国的抑郁、神经衰弱和病痛. 郭金华译. 上海: 三联书店, 2008: 48.

[36] Kleinman A. 遵不遵医嘱: 国家偏远医疗治理与达悟族精神失序者的“混乱叙事”. 台湾社会研究季刊, 2013, (9): 83.

[37] 屈英和. “关系就医”取向下医患互动的错位与重构. 社会科学战线, 2010, (2): 244-245.

[38] Rosenbaum EE. A taste of my own medicine: When the doctor is the patient. random house. 1988: 67-83.

[39] [美]拜伦·古德. 医学、理性与经验——一个人类学视角. 吕文江, 余晓燕, 余成普译. 北京: 北京大学出版社, 2010: 201-242.

第七部分　医患关系的新挑战

互联网医疗相关概念辨析

陈志华

近几年来，互联网医疗在我国发展迅猛，尤其是在智能手机等移动设备的移动医疗服务的基础上，各类为患者提供医疗健康信息服务的移动互联网应用程序（application，APP）不断涌现。据艾媒咨询（iiMedia Research）《2016 第一季度中国移动医疗健康市场监测报告》显示，截至 2016 年底，中国移动医疗健康用户规模预计将达到 2.93 亿人，市场规模预计将会达到 74.2 亿元，2018 年将达到 184.3 亿[1]。

然而，互联网医疗在为患者提供医疗服务、服务平台及医生等参与者各自获取收益的同时，亦会产生相应的法律风险。例如，原卫生部于 2009 年发布的《互联网医疗保健信息服务管理办法》规定，互联网医疗保健信息服务提供者只能向用户提供医疗保健信息咨询服务，不得从事网上诊断和治疗活动。但是，“网上诊疗”与“健康咨询”的区别在何处，一直是最困扰互联网医疗参与者的问题，尤其是医生等服务提供者更是提心吊胆，生怕逾越了这个界限不明的鸿沟而承担行政甚至刑事责任。类似的概念还包括移动医疗、远程医疗、健康档案及电子病历等。为此，有必要对上述与互联网医疗相关的概念和术语进行辨别和分析，确定其内涵和外延，以尽可能降低参与者的相关法律风险，保障患者的安全。

1 互联网医疗与移动医疗

1.1 互联网医疗

互联网医疗更为准确的叫法应为“互联网医疗服务”。顾名思义，互

陈志华，北京市陈志华律师事务所主任，执业律师，研究方向为医事法学。

联网医疗是指利用互联网平台及相关技术手段为患者提供医疗服务。然而，从法律角度讲，目前“互联网医疗”在我国是一个内涵及外延均模糊不清并且在不断丰富和发展变化的概念。

我国首次提及“互联网医疗”这一术语的官方法律文件，是原卫生部于2001年1月3日发布并施行的《互联网医疗卫生信息服务办法》[1]。但是，在该规章中，立法者并没有使用“互联网医疗”这个概念，而是使用了“互联网医疗卫生信息服务”，其范围要明显小于“互联网医疗”。根据《互联网医疗卫生信息服务办法》第二条规定，互联网医疗卫生信息服务是指通过开办医疗卫生网站或登载医疗卫生信息，向上网用户提供医疗卫生信息的服务活动。从此规定可以看出，官方并没有对“互联网医疗”进行定义，而是对其下位概念即“互联网医疗卫生信息服务”进行了界定，并与该办法第四条规定的“医疗卫生信息服务只能提供医疗卫生信息咨询服务，不得从事网上诊断和治疗活动”相对应。同时，该办法还规定，利用互联网开展远程医疗会诊服务属于医疗行为，只能在具有“医疗机构执业许可证”的医疗机构之间进行。

原卫生部根据互联网医疗信息服务的发展情况，于2009年5月1日制定并发布了《互联网医疗保健信息服务管理办法》，之前的《互联网医疗卫生信息服务办法》同时废止。新办法规定：互联网医疗保健信息服务是指通过开办医疗卫生机构网站、预防保健知识网站或者在综合网站设立预防保健类频道，向上网用户提供医疗保健信息的服务活动；开展远程医疗会诊咨询及视频医学教育等互联网信息服务的，按照卫生部相关规定执行；不得从事网上诊断和治疗活动。

通过比较上述两个文件可以看出，互联网医疗的外延有所扩展，服务范围从原来的提供“医疗卫生信息”扩大至提供“医疗保健信息”，因为后者的外延较前者要大得多；服务方式从“医疗卫生网站”扩展至“医疗卫生机构网站、预防保健知识网站、综合网站设立的预防保健类频道”，同时仍然禁止从事网上诊断和治疗活动。

然而，随着近几年移动互联网的高速发展，各类移动互联网应用APP信息服务的出现，使既往的规定无法满足快速发展的互联网医疗产业。为此，国家卫计委于2014年初启动了《互联网医疗保健信息服务管理办法》的修订工作，目前这项工作仍在进行中[2]。

鉴于互联网与各领域的融合发展，即人们通常所说的“互联网+”所具有的广阔前景和无限潜力，顺应世界上“互联网+”的发展趋势，充分发挥我国互联网的规模优势和应用优势，国务院于2015年7月1日发布了《关于积极推进“互联网+”行动的指导意见》，以官方文件的形式提出了“互联网+医疗”的概念，要求大力推广在线医疗卫生新模式。该指导意见明确提出：①发展基于互联网的医疗卫生服务，支持第三方机构构建医学影像、健康档案、检验报告及电子病历等医疗信息共享服务平台，逐步建立跨医院的医疗数据共享交换标准体系。②积极利用移动互联网提供在线预约诊疗、候诊提醒、划价缴费、诊疗报告查询和药品配送等便捷服务。③引导医疗机构面向中小城市和农村地区开展基层检查和上级诊断等远程医疗服务；鼓励互联网企业与医疗机构合作，建立医疗网络信息平台，加强区域医疗卫生服务资源整合，充分利用互联网和大数据等手段，提高对重大疾病和突发公共卫生事件的防控能力。④积极探索互联网延伸医嘱及电子处方等网络医疗健康服务的应用。⑤鼓励有资质的医学检验机构和医疗服务机构联合互联网企业，发展基因检测和疾病预防等健康服务模式。

国务院办公厅于2016年3月4日发布的《关于促进医药产业健康发展的指导意见》提出了积极开展智能医疗服务，基本内容同前[3]。第十二届全国人民代表大会第四次会议于2016年3月16日批准的《中华人民共和国国民经济和社会发展第十三个五年规划纲要》亦提出推动互联网医疗、互联网教育及线上线下结合等新兴业态的快速发展，提升健康信息服务和大数据的应用能力，发展远程医疗和智慧医疗。可以看出，国务院的指导意见及第十三个五年规划在丰富互联网医疗服务概念内涵的同时，亦极大地扩展了其外延范围。

据此，我们可以将互联网医疗进行定义：“互联网医疗是以互联网为载体、以信息技术为手段（包括移动通讯技术、云计算、物联网及大数据等），与传统医疗健康服务深度融合而形成的一种新型医疗健康服务业态的总称。”[4] 互联网医疗包括但不限于以互联网为载体和技术手段的在线健康教育、医疗信息查询、医疗保健咨询、电子健康档案、电子处方和远程医疗（包括远程会诊及远程治疗等）等多种形式的医疗健康服务。

1.2 移动医疗

移动医疗是与互联网医疗相近甚至经常被混用的概念。所谓移动医疗是指通过移动互联网向用户提供医疗服务的活动，其典型的实现方式是移动互联网 APP。根据国家互联网信息办公室于 2016 年 6 月 28 日发布的《移动互联网应用程序信息服务管理规定》，所谓移动互联网 APP 是指通过预装和下载等方式获取并运行在移动智能终端上、向用户提供信息服务的应用软件。因移动互联网属于传统互联网的特殊形式，故移动医疗仍属于互联网医疗之范畴。然而，由于近来年移动医疗的快速发展，大量 APP 的出现，使“移动医疗”几乎变成了“互联网医疗”的代名词。目前人们所说的互联网医疗基本上都是指移动医疗。

2 远程医疗

“远程医疗”为“远程医疗服务”的简称，其出现明显早于互联网医疗，且内涵和外延也在不断发展变化。原卫生部早在 1999 年 1 月 4 日就发布了《关于加强远程医疗会诊管理的通知》，提出了远程医疗会诊的概念。所谓远程医疗会诊，是指应用计算机及网络、通讯技术进行异地医疗咨询活动。远程医疗会诊属于医疗行为，必须在取得“医疗机构职业许可证”的医疗机构内进行。

国家卫计委于 2014 年 8 月 21 日发布的《关于推进医疗机构远程医疗服务的意见》则明确提出了远程医疗服务的概念。所谓远程医疗服务，是指一方医疗机构邀请其他医疗机构，运用通讯、计算机及网络技术等信息化技术，为本医疗机构诊疗患者提供技术支持的医疗活动。医疗机构运用信息化技术，向医疗机构外的患者直接提供的诊疗服务属于远程医疗服务。远程医疗服务项目包括：远程病理诊断、远程医学影像（含影像、超声、核医学、心电图、肌电图和脑电图等）诊断、远程监护、远程会诊、远程门诊、远程病例讨论及省级以上卫生计生行政部门规定的其他项目。除此之外，远程医疗服务还应包括医疗机构之间运用信息化技术，在一方医疗机构使用相关设备，精确地控制另一方医疗机构的仪器设备（如手术机器人），从而直接为患者进行实时操作性的检查、诊断、治疗、手术和监护等医疗活动。

据此可以看出，实质上远程医疗仍然是利用互联网信息技术提供相应的医疗服务，故其应属于互联网医疗的范畴。远程医疗的突出特点在于其属于医疗行为，只能由持有“医疗机构执业许可证”的医疗机构进行，其他非医疗机构不得从事远程医疗服务。

鉴于远程医疗所具有的优势，我国政府和卫生计生行政部门对其高度重视。例如，2014 年国家卫生计生委专门发布了《关于推进医疗机构远程医疗服务的意见》，要求地方各级卫生计生行政部门将远程医疗服务体系建设纳入区域卫生规划和医疗机构设置规划，积极协调同级财政部门为远程医疗服务的发展提供相应的资金支持和经费保障，协调发展改革、物价和人力资源社会保障等相关部门，为远程医疗服务的发展营造适宜的政策环境。鼓励各地探索建立基于区域人口健康信息平台的远程医疗服务平台。2016 年国务院办公厅在《关于促进医药产业健康发展的指导意见》中提出，政府要引导医疗机构运用信息化和智能化技术装备，面向基层、偏远和欠发达地区开展远程病理诊断、影像诊断、专家会诊、监护指导和手术指导等远程医疗服务。

国务院办公厅在 2016 年 6 月 21 日下发的《关于促进和规范健康医疗大数据应用发展的指导意见》中提出了全面建立远程医疗应用体系：实施健康中国云服务计划，建设健康医疗服务集成平台，提供远程会诊、远程影像、远程病理和远程心电诊断服务，健全检查检验结果互认共享机制。推进大医院与基层医疗卫生机构、全科医生与专科医生的数据资源共享和业务协同，健全基于互联网和大数据技术的分级诊疗信息系统，延伸放大医疗卫生机构的服务能力，有针对性地促进“重心下移、资源下沉”。

3 在线诊疗与健康咨询

3.1 在线诊疗

“在线诊疗”系“在线诊断和治疗”的简称。之所以在此专门讨论这一概念，是因为原卫生部发布的《互联网医疗保健信息服务管理办法》第十三条第三款规定，互联网医疗保健信息服务提供商不得从事网上诊断和治疗活动，即不得从事互联网或在线诊疗活动。另外，2015年国家卫计委发言人宋树立在例行新闻发布会上表示，基于安全考虑，将禁止进行互联网医疗诊治，只能做健康方面的咨询。宋树立解释，由于远程医疗不同于面对面的诊治，国家卫计委为了确保远程医疗的质量和安全监管，对相关机构和人员都有着严格的要求。国家卫计委宣传司司长毛群安也公开表示，在政策出台之前，卫计委就考虑过限定远程医疗主体所带来的影响，最终决定限定为医疗机构是出于保证医疗安全的考虑。目前医生在非医疗机构中可以开展网上咨询服务，但如果更进一步地涉及诊断和治疗等，则必须在医疗机构中进行[5]。

我国现有的多部法律及法规提及了“诊疗活动”这一概念。例如,《中华人民共和国侵权责任法》第五十四条规定：“患者在诊疗活动中受到损害，医疗机构及其医务人员有过错的，由医疗机构承担赔偿责任。”《医疗机构管理条例》第二十四条规定，任何单位或者个人，如未取得“医疗机构执业许可证”，不得开展诊疗活动。

何为“诊疗活动”？原卫生部发布的《医疗机构管理条例实施细则》第八十八条第二款对“诊疗活动”进行了定义：所谓诊疗活动，是指通过各种检查，使用药物、器械及手术等方法，对疾病作出判断和消除疾病、缓解病情、减轻痛苦、改善功能、延长生命及帮助患者恢复健康的活动。据此，所谓的在线诊断和治疗，应指医师采用互联网技术为上网的患者进行疾病判断并提供治疗建议的活动。但是，目前我国互联网医疗服务提供者及参与医生很难满足上述条件，因为《中华人民共和国执业医师法》第二十三条明确规定：“医师实施医疗、预防、保健措施，签署有关医学证明文件，必须亲自诊查、调查。”在互联网环境下，尽管条件允许时可采用视频方式进行咨询，但这种方式仍无法满足法律所规定的医师应当亲自诊查的条件。为此，有研究者认为，诊疗活动的概念应当是具有执业资格的医师，利用自身的医学技术，在法定医疗机构中开展医疗活动的行为，而互联网医疗只是将互联网技术运用到诊疗活动中来，因此，互联网诊疗活动也应当满足上述条件[6]。专家根据咨询人的文字描述或者图片展示进行疾病的判断，这一过程虽然免去了挂号排队，却增加了就医时的安全风险，降低了疾病判断的准确性[7]。但是，亦有学者对此持不同观点。例如，有学者认为，传统中医诊疗疾病所采用的望、闻、问、切的特点和方法与网络是可以结合的，传统中医的网络诊疗是可行的，原卫生部制定的《互联网医疗卫生信息服务管理办法》第四条对传统中医网络诊断的简单、武断的禁止性规定是错误的[8]。

3.2 健康咨询

与在线诊疗密切相关的另外一个概念是健康咨询，这也是互联网医疗服务提供商的核心业务。然而何为“健康咨询”，至今仍没有任何立法和司法解释。

所谓健康，系指人体正常的生理、心理活动和良好的社会适应性所呈现的稳定、有序状态，是医学中的基本概念之一，也是医学追求的主要目标[9]。所谓咨询，系指询问、请教和征求意见，起顾问和参谋的作用，即咨询方根据委托方提出的要求，以其专门知识、信息、技术和经验，选用科学的方法和先进的手段，进行调查研究和分析预测，客观地提供最佳的或几种可供选择的方案、建议或报告等，帮助委托方解决复杂或困难问题的服务活动[10]。据此，可以将“健康咨询”定义为咨询者根据被咨询者的请求，就其提出的有关自身或他人生理或心理健康状态的相关问题，提供相应的意见或建议的活动过程。其特点是咨询者提供的意见或建议是参考性的，最终由被咨询者自我决定是否采纳。

在现实中，互联网医疗服务提供商的健康咨询多采用“在线问诊”的方式进行。在线问诊有免费和付费两种形式。付费服务往往是采用“一对一”的方式进行，付费价格往往由医生自行决定，差别极大。同时，提供问诊平台的服务商将从问诊者支付的费用中提取一定比例的佣金作为其主要的收入来源。艾瑞咨询发布的《2015 年中国在线问诊行业研究报告》显示，从 2015 年 1 月至 10 月，中国在线问诊行业 APP 端月度覆盖人数在 450 万人左右波动，在 3 月份达到最高值 565.7 万人[11]。其中，

“春雨医生”是典型代表。据报道，“春雨医生”成立于2011年，是中国最早、也是目前最大的移动医患交流平台。截至2015年底，“春雨医生”平台累计注册用户9200万人，入驻医生50万人，医生活跃度为20%左右，在线问诊解决问题数6000万左右。2015年线上问诊业务实际收入1.3亿元，盈利3000万元，计划分拆打包上市[12]。

另外，据“好大夫在线”创始人王航介绍，我国的在线问诊可分为两大阵营，第一个是轻问诊服务（由年轻医生解决健康类的问题），第二个是重问诊的服务（由专家解决医疗级的问题）。目前大多数平台提供的都是轻问诊服务。但是，轻问诊主要针对的是健康人群，后续就医需求转化率非常低，用户商业含金量低。想要实现规模化盈利，轻问诊必须转向重问诊，并向线上诊疗深化[13]。

目前，尽管据称所有的互联网医疗服务提供商仅提供健康咨询，但其实际运作方式大多超越了纯咨询的范畴，打法律的“擦边球”。这种运行方式导致相关参与者面临着潜在的法律风险。

4 健康档案与电子病历

4.1 健康档案

原卫生部于2009年5月15日发布的《健康档案基本架构与数据标准（试行）》[14]规定，健康档案是居民健康管理（疾病防治、健康保护及健康促进等）过程的规范、科学记录，是以居民个人健康为核心，贯穿整个生命过程，涵盖各种健康相关因素，实现多渠道信息动态收集，满足居民自我保健、健康管理及健康决策需要的信息资源。

4.2 电子病历

原卫生部于2010年3月4日发布的《电子病历基本规范（试行）》规定，电子病历是指医务人员在医疗活动过程中，使用医疗机构信息系统生成的文字、符号、图表、图形、数据和影像等数字化信息，并能实现存储、管理、传输和重现的医疗记录，是病历的一种记录形式。电子病历包括门（急）诊电子病历、住院电子病历及其他电子医疗记录。电子病历系统应当为患者建立个人信息数据库（包括姓名、性别、出生日期、民族、婚姻状况、职业、工作单位、住址、有效身份证件号码、社会保障号码或医疗保险号码及联系电话等），授予唯一标识号码并确保与患者的医疗记录相对应。

健康档案与电子病历既有区别，又有联系。电子病历是健康档案的重要信息来源和组成部分，健康档案对电子病历的信息需求并非电子病历的全部，具有高度的目的性和抽象性。

互联网医疗服务提供商在经营过程中会产生大量有关消费者的数据，尤其是与健康状态相关的数据。如何有效地利用这类数据，不仅是经营者需要考虑的问题，亦是政府应当加以重视的问题。为此，国务院办公厅在 2016 年 6 月 21 日下发的《关于促进和规范健康医疗大数据应用发展的指导意见》中提出，加快建设和完善以居民电子健康档案、电子病历和电子处方等为核心的基础数据库，探索推进可穿戴设备、智能健康电子产品和健康医疗移动应用等产生的数据资源规范接入人口健康信息平台。该指导意见为规范和有效地利用包括经营者持有的健康大数据提供了可能，尽管如何在实践中消除条块分割及保证数据安全的问题并非易事。同时，《互联网医疗保健信息服务管理办法》第十二条第四款规定："非医疗机构不得在互联网上储存和处理电子病历和健康档案信息。"在现实工作中，部分互联网医疗服务在提供服务的过程中，已经获取了用户大量的健康信息，形成了现实版的健康档案。这些"健康档案"信息的使用及安全问题，随着互联网医疗的发展而变得越来越突出和重要。

本文简单地介绍并分析了互联网医疗及相关的移动医疗、远程医疗、在线诊疗、健康咨询、健康档案和电子病历等概念。可以看出，尽管近几年我国互联网医疗得到了迅速发展，但相关概念的内涵及外延还不甚明确，尤其是健康咨询、在线问诊与在线诊疗之间的区别。因此，有必要尽快通过立法确定相关概念的定义，以减少相关的法律风险，促进互联网医疗的发展。

参考文献与注释

[1] 《互联网医疗卫生信息服务办法》已被原卫生部于2009年5月1日发布的《互联网医疗保健信息服务管理办法》废止。而在该文件发布之前,原国家食品药品监督管理局于2001年1月11日发布了《互联网药品信息服务管理暂行规定》,提出了与“互联网医疗卫生信息服务”概念相近的“互联网药品信息服务”。因本文主要讨论传统的医疗服务,故不涉及药品相关服务.

[2] 佚名.《互联网医疗保健信息服务管理办法》修订稿征求意见. 吉林医学信息, 2014, 30(12): 29.

[3] 国务院办公厅《关于促进医药产业健康发展的指导意见》提出了开展智能医疗服务,包括: 发挥优质医疗资源的引领作用,鼓励社会力量参与,整合线上线下资源,规范医疗物联网和健康医疗APP管理,积极开展互联网在线健康咨询、预约诊疗、候诊提醒、划价缴费及诊疗报告查询等便捷服务。加强区域医疗卫生服务资源整合,鼓励医疗服务机构建立医疗保健信息服务平台,积极开展互联网医疗保健信息服务. 引导医疗机构运用信息化和智能化技术装备,面向基层、偏远和欠发达地区开展远程病理诊断、影像诊断、专家会诊、监护指导及手术指导等远程医疗服务.

[4] 孟群,尹新,梁宸. 中国互联网医疗的发展现状与思考. 中国卫生信息管理杂志, 2016, 13(4): 356-363.

[5] 朱萍. 互联网医疗概念频遭爆炒,卫计委“诊治禁令”或助降温. 21世纪经济报道, 2015-04-14, 第017版.

[6] 曹艳林,魏占英,陈伟,等. 互联网医疗相关概念. 中国医院, 2016, 20(1):1-2.

[7] 邓勇,刘威,李桐萱. 移动医疗APP 运行现状及其法律监管问题初探. 中国医疗设备, 2015, 30(8):119, 141-143.

[8] 方林. 传统中医网络诊疗是否可能——对卫生部《互联网医疗卫生信息服务管理办法》第四条的质疑. 上饶师范学院学报. 2008, 28(2):19-22.

[9] 杨平,肖进,陈宝珍主编. 医学人文科学词汇精解. 上海: 第二军医大学出版社. 2002: 15.

[10] 韩明安主编. 新语词大词典. 哈尔滨: 黑龙江人民出版社, 1991: 650.

[11] 胡睿. 投资热点: 在线问诊量高取胜——2015年1—10月在线问诊APP端月覆盖破560万. 医药经济报, 2016-02-17, 006版.

[12] 胡芳. 得终端者得天下——春雨医生开放在线问诊核心资源. 中国医药报, 2016-08-09, 008版.

[13] 刘宇,郭秀娟. 轻问诊是在线医疗的盈利踏板——专访好大夫在线创始人王航. 北京商报, 2016-08-09, C02版.

[14] 该文件已被原卫生部于2011年8月2日发布的《关于发布<卫生信息数据元目录>的通告》(卫通〔2011〕13号)废止.

“网络医托”侵权救济与多维监管探讨

邓　勇　李　殊

《新京报》曾刊登了一篇名为“网络医托围城”的报道[1]，揭露北京两家医疗咨询机构有600多员工假扮医生，通过微信、营销QQ等新媒体软件以及商务通软件，为英才集团旗下至少20家医院招揽患者。对于每名患者，一线城市的相关人员可平均提成1200元，而医院则通过网络医托，平均从每名患者身上赚取高达6000元的诊疗费。在这6000元诊疗费中，一半花在“竞价排名”上，即通过向“百度”“360”和“搜狗”等网络信息服务平台“竞价”[1]，以维持医院在信息服务平台上靠前的位置，尽可能地给医院导入流量、创造对话，最终形成到诊。“网络医托”现象对社会造成了严重的危害，进一步激化了岌岌可危的医患信任关系，对正规医疗单位在形象和品牌上造成了伤害。因此，从侵权救济与多维监管的角度，对“网络医托”违法犯罪行为进行全面、系统和深入的研讨，具有重要的理论研究和现实意义。

1 “网络医托”的出现背景和基本特点

1.1 “网络医托”在出现上具有社会现实性

“网络医托”是特定主体与关联医疗机构之间形成的一种利益输送模式。特定主体以互联网作为依托，使用具有欺骗性的方式引诱患者及家属前往关联医疗机构就诊，然后，关联医疗机构在诊断过程中通过过度医疗及虚假医疗等手段牟取高额医疗费用，而关联医疗机构一般在事先或者事后会给予特定主体以报酬，最终实现“双赢”的局面。在“网络医

邓勇，北京中医药大学人文学院法律系讲师，法学博士。主要研究方向为行政法和医药卫生法学等。李殊，中国政法大学民商经济法学院民商法学硕士研究生，主要研究方向为民商法学。

托”中存在不为人知的利益链和推手。在市场竞争机制中，公立医院和民营医院同样追求医院利益最大化[2]。相较于民营医院，公立医院的经营成本较低，医疗资源丰富，医护人员水平普遍较高。此外，政策性的补贴或优惠被更多地给予了公立医院。无论民营医院如何发展，都无法与公立医院长期形成的医疗资源垄断地位相抗衡。为了在夹缝中求生存，民营医院不得不通过各种宣传推广活动提高知名度，从而吸引患者前来就诊。互联网具有信息传播快及影响范围广等优势，成为民营医院进行医疗服务推广的最佳选择，而通过互联网进行宣传推广所需的成本最终被转嫁于患者身上。

1.2 “网络医托”在形式上具有主观故意性

为了获取中介费用，“网络医托”用欺骗的方法引诱患者及家属误入歧途，把患者骗到一些假冒伪劣的医疗机构去看病，对患者进行恐吓和敲诈，甚至抢夺财物。目前，“网络医托”通过两种操作方式完成：一种方式是医疗咨询机构的员工假扮医师，通过QQ、微信和陌陌等聊天软件“勾搭”拉拢患者。他们精通人性的弱点，从对话到朋友圈全方位假装医师。一些患者往往在久治不愈时容易失去耐心和信心，着急寻找各种良方，而“网络医托”正是利用患者的这种急迫心理，向患者推荐与其具有利益输送关系的医疗机构，提前收集患者的相关信息并将其同步输送给医疗机构。待患者前往治疗时，医疗机构则向“网络医托”反馈患者到诊情况，同时给予事先约定的报酬。目前，这种“网络医托”方式已覆盖北京、上海、昆明和成都等一二线城市，正不断地向三线城市扩张。另一种方式是向“百度”等浏览器进行医院竞价排名。医院竞价排名是指一些民营医院向搜索引擎支付一定的费用购买关键词，从而在搜索引擎中获取排位靠前的营销手段。参与竞价的民营医院的主要目的就是通过靠前的排名，尽可能地给医院导入流量、创造对话，最终形成到诊。医院必须投入巨大的竞价费来维持在搜索平台上的排名。只有投入较大，才能维持排名。浏览者每点击一次竞价链接医院都要花钱，有的医院一天要花掉8万元购买排名[2]。面对如此高昂的代价，医院自然要“羊毛出在羊身上”。患者在上当受骗后不仅经济上受到了损失，还延误了病情。

1.3 “网络医托”在运行上具有系统联合性

“网络医托”已经不是单纯意义上的医托。所谓的“网络医疗咨询机构”采用公司化运营形成了全链条的医疗诈骗，从医托到就诊的医院、诊疗的医师都是集团内部的人手和设备，“网络医托”与自家的医院和医师联手行骗牟利。而所谓的“竞价排名”也是通过高额的“竞价费”维持排名，从而引诱患者前往就诊，最终通过牟取巨额利润弥补“竞价成本”。“网络医托”模式往往无法通过个人作战，需要合作经营形成集团作业，从而降低成本，提高效率。他们通过集团内部实现“网络医托”与医疗机构的合作双赢模式。与此同时，医疗机构又通过“竞价排名”的方式提高知名度，从而为“网络医托”引诱患者前来就诊降低难度。他们彼此之间互相依赖、共同生存。“网络医托”和关联医院已经结成了一个以牟利为目的的“商业联盟”。通过所谓的医疗咨询机构和网络竞价排名“购买”患者前来就诊本身就是一种欺骗行为。为了填补“购买”患者而付出的成本，在诊断过程中不可避免地具有掺假的诊疗行为——没病的夸大成有病，小病的夸大成大病，大病的承诺治愈。“网络医托”不仅对患者本身是一种误导与伤害，对医疗界也是一种自我戕害。“网络医托”背后衔接的是欺诈性的医院。患者在屡屡受骗后，他们不是将怀疑指向施骗方，而是投向整个医疗系统。

2 “网络医托”民事侵权的学理分析

2.1 “网络医托”中欺骗行为的定性

欺骗是指个体有意图地通过言语或者非言语表现操纵他人的错误信念[3]。欺骗行为表现为行为人向受骗者表示虚假的事项，或者向受骗者传递不真实的资讯。法律中的欺骗行为，必须是使（受骗者）陷入或者继续维持处分财产的认识错误的行为，并且欺骗行为与受骗者的财产处分行为之间具有因果关系。“网络医托”欺骗行为是否构成侵权的关键就在于是否符合法律中欺骗行为的要件，其中因果关系要件是核心。关于因果关系的学说，主要包括条件相等说、适当因果关系说、事实因果关系说、必然因果关系说和法律因果关系说[4]。

2.1.1 条件相等说

此种理论系由德国刑法学家布里（V. Buri）在1885年所提出。这种观点认为：所有成为损害发生条件的事件在此种事件的发生中都是平等的，都是导致损害发生的原因。没有它，损害即不会发生的所有致损行为都应当是原因。实际上，这种学说严格限制因果关系的发生，不利于受害者权益的维护。

2.1.2 适当因果关系说

该学说指损害仅仅是由在事物的自然发展过程中可能会引起损害的那些事件所引起的。损害与一般情况下会引起损害的事件有因果关系。在适当因果关系说中，那些直接促使损害的发生以及在损害的发生中起到了因果关系的事件才能被看作原因。

2.1.3 事实因果关系说

事实因果关系说要解决的问题是他人遭受的损害是不是由行为人实施的侵害行为引起的。如果他人遭受的损害在事实上并不是由行为人实施的侵害行为造成的，那么就不存在事实上的因果关系。事实因果关系说与适当因果关系说之间存在相似之处，就是认为只有直接的实施行为造成的损害才存在因果关系，对于那些间接的损害则不存在因果关系说。

2.1.4 必然因果关系说

必然因果关系说是我国传统民法和侵权法所采取的因果关系理论，是指当行为人实施的侵权行为是造成他人损害发生的必然原因时，行为人才对他人的损害承担损害赔偿责任。必然因果关系说强调原因与结果之间的必然联系。也就是说，原因必然导致结果的发生，结果必然是由原因导致的。

2.1.5 法律因果关系说

此学说也被称为近因理论，是指行为人仅仅就其侵权行为引起的最近的损害后果承担侵权责任，对其侵权行为引起的较为远隔的损害后果不承担侵权责任。法律因果关系意味着行为人仅仅就其实施的侵权行为对能够合理遇见到的损害后果承担赔偿责任，不会对无法合法预见到的损害后果承担侵权责任，这也是损害的可预见性理论在法律因果关系理论中的运用。

笔者赞同法律因果关系学说，原因有三：其一，法律因果关系说强调了原因与结果之间的关联性，符合人们应当就自己的行为导致的损害后果承担法律责任的基本原则。其二，法律因果关系说限定了因果关系的范围，合理界定了行为人合理遇见的过错范围。这不同于条件相等说和必然因果关系说严格限制因果关系的存在，也不同于适当因果关系说和事实因果关系说对直接原因的强调，对间接原因视而不见，以预见后果限定因果关系的范围。其三，法律因果关系说更有利于对受害者的保护。正因为其对间接原因存在相当程度上的接受，因此，对相当一部分不构成直接原因的侵害但能被预见后果的行为追究法律责任。

"网络医托"符合法律因果关系说，尽管医疗机构的"过度医疗"和"虚假医疗"行为才是直接导致患者权益受损的原因，但是"网络医托"在当时就已经知道医疗机构会侵害患者权益的前提下仍然为了自己的非法利益而实施了诱骗的行为，客观上加大了患者受害的可能性，主观上预见到患者会受到损害的事实。法律因果关系说合理地将"网络医托"侵权行为纳入患者损害的因果关系中，有利于惩治"网络医托"的侵权行为，也有利于加强对患者合法权益的保障。

2.2 一般侵权行为抑或特别侵权行为

《中华人民共和国侵权责任法》构建多元的归责原则体系，一方面对于私权利形成了更加周密的保护，另一方面又对该法未来的发展留下了足够的空间。《中华人民共和国侵权责任法》在构建多元的规则体系上，规定了各种特殊的侵权责任类型，或者说是在对过错责任适用一般的侵权责任之外，适用特殊的归责原则，《中华人民共和国侵权责任法》的分则实际上是根据特殊的归责原则来建构的[5]。“网络医托”是患者和相关医疗机构的中介，包括通过收取回扣的医疗咨询机构以及通过医疗机构竞价排名获取利润的网络信息服务平台。它们的共同点在于通过互联网的方式为医疗机构招揽就诊者，帮助他人实施侵权行为。

2.2.1 一般侵权行为与特别侵权行为的理论分析

2.2.1.1 一般侵权行为。对于法律效果发生所必要的要件事实，由民法（严格说来应该是实体法）的解释论与民事诉讼法的证明责任分配理论决定[5]。法律效果的发生、障碍、消灭以及阻止的相关要件事实，会根据论者的不同出现不同的结论，因此，在一般侵权行为的构成要件上有不同的理论学说[6]。结合《中华人民共和国侵权责任法》第六条第一款的规定，损害赔偿请求权发生的要件事实为：过错（行为人具有过错）、违法性（侵害了他人民事权益）、损害事实（损害的发生）及因果关系（侵权行为导致损害的发生）。证明责任理论被称为“民事诉讼的脊梁”，是要件事实理论的核心理论之一。所谓证明责任指的是诉讼当事人哪一方就何种事实负担证明责任，证明责任的分配是事先固定的[6]。在一般侵权行为中，由受害人就侵权性的侵权行为构成负举证责任，如果受害人未能证明，将承担不利的法律后果。

2.2.1.2 特别侵权行为。特别侵权行为，通说系指立法特别规定其法律要件和法律效果的侵权行为。当事人基于与自己有关的行为、时间或其他特别原因导致他人损害，依照民法上的特别责任条款或者民事特别法的规定而应负有民事责任。特别侵权行为适用过错推定原则和无过错责任原则，因此不同于一般侵权行为的“谁主张、追举证”，而是实行举证责任倒置。但是这并不意味着加害人承担全部的举证责任，违法行为、损害事实和因果关系仍然由受害人举证证明，由加害人证明自己无过错或者证明损害由受害人、第三人故意所致，加害人证明自己的主张成立的，才可以免除或者减轻责任[7]。

2.2.2 “网络医托”行为之侵权定性

一般侵权行为是最基本的侵权行为形态，而特别侵权行为是在责任主体、归责原则、责任构成要件、举证方式和免责事由等方面具有独特性的侵权行为形态。实际上，一般侵权行为与特别侵权行为最大的区别在于举证责任主体的不同。特别侵权行为本着保护弱势群体的观念，减轻受害人的举证负担。“网络医托”通过向患者及家属介绍特定医疗机构进行诊断或者采用“竞价排名”的方式为特定医疗机构提供宣传服务的行为侵害了患者的人身和财产权益。正如前文所述，“网络医托”和关联医院已经结成了一个以牟利为目的的“商业联盟”。所谓的“网络医疗咨询机构”采用公司化运营形成了全链条的医疗诈骗，从医托到就诊的医院及诊疗的医师都是集团内部的人马和设备，医托与自家的医院和医师联手行骗牟利。而所谓的“竞价排名”也是通过高额的“竞价费”维持排名的，从而引诱患者前往就诊，最终通过牟取巨额利润弥补“竞价成本”。他们通过集团内部实现“网络医托”与医疗机构的合作双赢模式。与此同时，医疗机构又通过“竞价排名”的方式提高知名度，从而为“网络医托”引诱患者前来就诊降低难度，彼此之间互相依赖、共同生存。而患者往往是以个人或者家庭为单位，缺乏对医疗机构内部情况的必要了解和判断能力，患者因处于弱势地位而无法承担举证责任，最后将因举证不利而承担败诉的后果。因此，将其认定为一般侵权行为不符合社会价值观念，而通过采用过错推定的特别侵权行为要件，即由“网络医托”主体承担举证责任，客观上对弱势一方给予了倾斜保护，与《中华人民共和国侵权责任法》的内涵不谋而合。

3 “网络医托”的侵权救济分析

3.1《中华人民共和国侵权责任法》中的救济

《中华人民共和国侵权责任法》第六条规定：“行为人因过错侵害他人民事权益，应当承担侵权责任。”“网络医托”是属于在其主观过错的基础上实施客观的侵权行为，并且与患者合法权益的损害之间存在因果关系，因此需要承担侵权责任。“网络医托”实施的侵权行为造成患者人身和财产权益的损害，可以要求进行损害赔偿。损害赔偿包括补偿性损害赔偿、抚慰性损害赔偿和惩罚性损害赔偿。补偿性损害赔偿是指当行为人实施的侵权行为给他人带来损害时，法官责令行为人支付一笔同等数量的金钱给他人，以便弥补他人因为行为人实施的侵权行为而遭受的损害。补偿性损害赔偿的适用领域十分广泛，在他人遭受财产损失时当然适用。在他人遭受人身损害时，补偿性损害赔偿可以责令行为人赔偿医疗费、护理费、营养费、误工费和交通费等损失[8]。抚慰性损害赔偿即精神损害赔偿。当自然人的生命权、健康权和身体权遭受非法侵害时，可以向人民法院起诉精神损害赔偿。在“网络医托”中，患者的人身权益受到了侵害，可以要求行为人进行抚慰性损害赔偿。惩罚性损害赔偿是指当行为人故意或者蓄意实施的侵权行为给他人造成实际损害时，责令行为人支付一笔超过他人实际损害的赔偿金给他人，以便惩罚行为人实施的侵权行为。惩罚性损害赔偿需要法律的明确规定，但是《中华人民共和国侵权责任法》仅仅规定了产品责任领域的惩罚性损害赔偿制度，因此在“网络医托”中并不适用惩罚性损害赔偿。

3.2《中华人民共和国消费者权益保护法》中的救济

《中华人民共和国消费者权益保护法》是调整消费者和经营者之间法律关系的规范。消费者享受商品或者服务，而经营者提供商品或者服务，本是属于民事平等主体。但是鉴于消费者与经营者之间实质的不平等，特意制定了《中华人民共和国消费者权益保护法》，以对消费者的权益进行保护。与医疗机构相比，患者属于弱势地位，通过《中华人民共和国消费者权益保护法》对患者进行保护具有正当性，并且根据患者通过金钱支付作为对价享受医疗机构提供的医疗服务的本质来看，不能否认患者作为“消费者”享受医疗服务、医疗机构作为“经营者”提供医疗服务的本质特征，因此，在维护患者权益方面仍旧可以从消费者权益保护的救济措施方面进行分析。在“网络医托”中，侵权行为主体实施的是属于具有欺诈性的行为。根据《中华人民共和国消费者权益保护法》的规定，患者可以要求医疗机构进行3倍赔偿，并且医疗机构与网络医托中介之间明知诊疗服务活动存在缺陷，如果造成患者死亡或者健康严重损害的，不仅可以要求进行实际损失的赔偿和精神损害赔偿，还可以要求惩罚性赔偿。

3.3《中华人民共和国广告法》中的救济

医疗机构进行网络"排名竞价"活动并产生实质性广告的效果，对于通过网络信息平台进行广告宣传的发布者的行为，可以通过《中华人民共和国广告法》进行规制。2015年修订的《中华人民共和国广告法》专门对广告欺诈进行了规制。相关人需要承担以下责任：

3.3.1 民事责任

对关系消费者生命健康的商品或者服务的虚假广告，造成消费者损害的，广告发布者应当与广告主承担连带责任。医疗机构进行的宣传推广是关涉消费者生命健康的医疗服务，因此，无论网络服务平台是否明知存在虚假广告行为，都需要同医疗机构承担连带的民事责任。

3.3.2 行政责任

广告发布者明知或者应知广告虚假仍发布的，由工商行政管理部门没收广告费用并处以罚款，并可以由有关部门暂停广告发布业务，吊销营业执照，以及吊销广告发布登记证件。网络信息平台在提供"竞价排名"服务的同时就应该知道，为了弥补高额的竞价费用，那些为了保持排名的医疗机构必然会存在欺诈医疗的行为，应该要承担相应的行政责任。

3.3.3 刑事责任

虚假广告罪是指广告主、广告经营者或广告发布者违反国家规定，利用广告对商品或服务做虚假宣传情节严重的行为。此处对广告发布者的行为情节严重应该主要从两个方面进行判断：其一，广告主的侵权行为严重程度，表现为患者人身和财产权益的受损情况。其二，广告发布者从中获利的情况，表现为通过“竞价排名”而收取的服务费用。如果达到《中华人民共和国刑法》的归罪程度，那么就构成了虚假广告罪。

4“网络医托”多维监管模式的构建探讨

4.1 当前监管模式中存在的问题

4.1.1 法律监管层级较低

早在1998年，原卫生部和公安部就联合颁发了《关于清理整顿非法医疗机构、严厉打击“医托”违法行为活动的通知》，明确定性“医托”属于违法，行骗者将受到处罚。但是，“医托”现象不仅没有得到遏制，反而呈燎原之势迅速蔓延。随着互联网的发展，在传统“医托”现象还没有得到改善的情况下，“网络医托”已覆盖北京、上海、昆明和成都等一二线城市，正不断地向三线城市扩张。“网络医托”现象屡禁不止的重要因素是法律规范上存在问题。虽然早在1998年就有关于“医托”的相关规范，但是法律层级过低，只是属于行政部门规章。况且，“网络医托”不同于“传统医托”，无论是在技术手段还是在影响范围等方面都存在差异，因此，法律规制的手段也会相应地存在差别，1998年的法律规范早已不能满足现代社会的需要。

4.1.2 行政监管成效不明显

如前所述，虽然有相关的法律，但是传统医托现象尚未得到遏制，“网络医托”又以不可阻挡的气势迎面而来。究其根源，在于我国的行政监管方式存在以下问题：①监管有漏洞。无论是对民营医疗机构的卫生行政管理，还是医疗咨询机构的工商行政管理局，又或是网络信息服务平台的信息技术监管，都存在监管不全面的情况，存在大量监管空白。其中最明显的就是网络信息服务平台的“竞价排名”至今仍未受到应有的重视。②监管不适应，主要体现为监管机构无法实现监管。至今我国仍然无法对互联网络进行全面监管。究其根源，在于缺乏相应的技术手段，因而对于大量网络侵权行为，监管部门往往只能望洋兴叹。③监管不得力。监管的关键在于监管部门贯彻落实监管行为。如果监管部门行政不作为，要实现有效的监管只能是天方夜谭。

4.1.3 技术监管水平低

网络具有虚拟性、开放性和跨区域性等属性，"网络医托"的诱骗行为往往存在隐蔽性，监管部门往往难以给出正确、合理的判断标准。这种行为的整个过程主要是以电子数据为主，不似传统的纸质文档，不容易进行辨认和保存，并且电子数据具有流动性、不确定性和易删改性，容易加大监管部门收集证据的难度。并且随着网络技术的日新月异，监管人员的知识与技能跟不上，也没有建立专门的监管执法机构，没有配备专业的监管设施，无法运用网络技术进行监控，也就从客观上促使缺乏技术监管下的"网络医托"现象的猖獗。

4.2 构建"网络医托"多维监管模式

4.2.1 尽快制定专门规制"网络医托"现象的法规

尽管"网络医托"现象可以通过现行的其他法律进行一定的规制，但是无法产生针对性的效果，而且由于存在法律漏洞，也不能从根本上杜绝这种现象。首先，通过《中华人民共和国侵权责任法》，只能对"网络医托"的欺骗行为进行民事上过错的责任追究。其次，尽管在《中华人民共和国广告法》中存在对广告发布者民事、行政和刑事责任的追究，但只是将网络信息平台的"竞价排名"作为一种另类广告看待，终究无法对"网络医托"的行为进行覆盖。法律监管是多维监管模式中最为基础的监管方式，通过明确的法律条文，不仅有利于公民守法，也有利于司法。当受害人起诉至法院后，法院通过司法救济的方式维护受害者的权益。"无救济则无权利"，直观的法律条文有利于法院对受害者进行最大限度的救济。

4.2.2 强化行政机关的全面监管

法律监管注定只能是属于基础层面的监管，司法机关不告不理，只能通过受害者起诉的方式进行救济。但是就"网络医托"而言，患者往往不知道其中的利害关系，即便权益受到了损害仍不知情。更何况，“网络医托”发展态势迅猛，波及范围广，仅仅利用患者起诉的方式很难进行遏制。因此，行政监管成为有效举措，不仅有利于事先防范，还可以保障事后规制。为了实现全面协调监管，监管部门之间进行协同合作是必要的途径。

4.2.2.1 对医疗机构的行政监管。医疗机构的行政主管部门主要是卫生部门。如前文所述，“网络医托”主要存在于民营医疗机构，因此，卫生部门需要对民营医疗机构的医疗服务资质和质量进行监管，及时责令无资质或者服务质量不合格的医疗机构关闭和整顿[9]。民营医疗机构属于营利性主体，因此，还需要受到工商行政管理部门、价格部门和税务部门等的监管。对于不符合医疗服务资质的机构，工商行政主管部门应该不予发放经营许可证，或者在发现后及时予以撤销；价格主管部门对于民营医疗机构的自主定价应该限定范围并且列明收费项目，以避免医疗机构不合理地向患者收取治疗费用；税务部门在检查民营医疗机构的纳税项目和纳税额度时也需要对高昂的治疗费用的合理性提出质疑，并要求其答复。

4.2.2.2 对医疗咨询机构的行政监管。医疗咨询机构作为企业法人，开展经营服务活动时需要工商行政主管部门的经营执照。营业执照是企业或组织合法经营权的凭证。在工商行政主管部门颁发经营执照之前，除了对拟成立的公司提供的必要文件进行形式审查之外，还需要对公司资质进行必要的审查，例如，医疗咨询机构的员工必须要有相应的资质证明。如果无法提供相应的资质证明，那么必须驳回拟设立医疗咨询机构的申请。除此之外，工商行政主管部门可以要求其在企业年度报告[7]中公示关于公司资质的相关证明。医疗咨询机构通过收取回扣获利，其收入即具有不正当性，应该受到工商行政主管部门的行政处罚，例如，对于情节轻重的进行警告、罚款，没收违法所得和非法财物，责令停产停业，暂扣或者吊销许可证和执照。对于主要负责人给予行政拘留。

4.2.2.3 对网络服务提供者的行政监管。网络服务提供者虽然不同于传统的提供商品或者服务的经营者，但是其属性并未发生变化，仍然属于以营利为目的的组织体。虽然其提供的服务具有特殊性，但是并不代表其不受到任何监管。当然，由于网络具有不确定性，因此，进行网络监管存在困难。目前，我国关于互联网监管的法律主要是 2000 年 9 月 20 日经国务院第 31 次常务会议通过、2000 年 9 月 25 日公布施行的《互联网信息服务管理办法》(以下称《管理办法》)。在法律层级上，《管理办法》属于行政法规，其中第三条将互联网服务分为经营性和非经营性两类。经营性互联网信息服务是指通过互联网向上网用户有偿提供信息或者网页制作等服务活动；非经营性互联网信息服务是指互联网向上网用户无偿提供具有公开性和共享性的非服务活动。在“网络医托”中，网络服务提供者通过竞价排名的方式获益应该属于经营性互联网信息服务。根据《管理办法》第四条可知，国家对经营性互联网信息服务实行许可制度。第五条规定，对于提供医疗服务信息的，还需要经有关主管部门审核同意。但是尽管法律有相关的规定，但是并没有实现良好的社会效果。因此，行政主管部门应该加大惩处力度，通过严格执法以实现良好的互联网秩序的局面。

4.2.3 加大技术监管的力度

美国和英国等发达国家不存在“医托”现象，究其根源，在于他们解决了关于医患信息不对称的问题。他们通常会利用技术手段建立强大的信息系统，将医患信息全部纳入其中。除此之外，社区首诊和严格的转诊制度也防止了所谓“医托”的出现。居民在患病时首先由社区或家庭医师进行诊治，然后根据病情进行逐级转诊，而医院不接受没有任何医师或者医疗机构推荐转诊的患者。通过医疗信息平台，对所有的社区医院或者可能进行首诊的医师的相关信息进行公示，对根据病情的严重程度进行转诊的医疗机构的资质也全部进行公布。至于患者的相关信息，则是通过医疗机构内部系统依据转诊而进行流转。所有的这些都需要有强大的信息技术进行支持。在此过程中，通过利用信息技术也对医疗机构的诊断行为进行监控，从而防止了“过度医疗”和“虚假医疗”的现象出现，维护了患者的权益。

技术监管本身就需要一个严密的组织架构，需要通过具体的步骤完成：①进行科学技术的预测，制订规划并组织实施。②在实施过程中改进技术，实现新旧技术的更替。③制订和执行技术标准，并且根据技术标准进行监督检验。④组织进行技术信息交流，完善技术系统。⑤建立健全技术操作规程。⑥随时进行技术改造、技术引进和技术更新。⑦组织针对日常技术的监督管理。⑧有规律地进行技术的论证分析工作。建立完善的技术监督，首先，最重要的就是设立技术监管部门。通过技术监管部门掌握日常的信息交流，在医疗行业主要表现为医务人员的资质信息和患者的具体病情。其次，需要不断地进行技术创新，加强信息资源的更新，为患者提供全面的诊疗服务信息。再次，要对技术监管与医疗体制进行协调。英美国家具有完善的转诊制度，因此，在信息服务平台上通过医疗机构的服务等级进行信息公开。由此看来，技术监管所面临的不仅是技术问题，还存在相关制度的适应问题。尽管我国目前并未建立起技术监管体制，但是随着我国经济的发展、社会的进步及制度的健全，建立完善的技术监督体制将成为历史的必然。

5 结语

“网络医托”现象在当今愈演愈烈，极大地损害了患者及家属的利益。它们最喜欢主攻一些慢性病或是传染病。这些疾病在公立医院通常没有受到足够的重视，无法得到很好的治疗。对于患有疑难杂症的患者，在心理最脆弱的时候，往往他们就很容易受到医托的欺骗。“网络医托”是医疗行业的痼疾，不仅损害了患者的人身权益和财产权益，也是对我国医疗行业的自我戕害。“网络医托”作为独立于医疗机构的侵权主体，需要承担法律责任自不言待，但是仅仅为患者提供事后救济手段并不能解决实质性的问题，进行多维监管才是消除这一社会弊端的必然之路。行政机关需要发挥主观能动性，在其职能范围内对网络医托现象进行规制。“网络医托”涉及卫生行政主管部门、工商行政主管部门、税务部门和价格主管部门等行政机关。要想消除这种社会现象，需要各部门协同作业，共同进行整顿，如果互相推诿或不作为，只会导致社会矛盾的激化。技术手段是支撑局面改善的重要因素。在未来的医疗制度改革中，技术监督不仅高效而且将无法替代。互联网的优势已经在社会范围内辐射开来，应该允许正当利用"互联网 + 医疗"，从而为医疗行业的发展带来福音，但同时需要注意把握其底线。"网络医托"已成为影响医患关系和谐的重要阻碍，如何解决这个问题，不仅关系到我国医疗体制的重建，也关涉社会稳定，因此，建立多维的监管体系成为现实的必然选择。

参考文献和注释

[1] 肖鹏，赵朋乐. 北京公司600人从事网络医托，市卫生所立案调查(2016-01-05)[2016-03-01].http://www.china.com.cn/cppcc/2016-01/05/content_37463310.htm,
[2] 网络医托在民营医院遍地开花(2016-01-21)[2016-03-07].http://jjckb.xinhuanet.com/2016-01/21/c_135030232.ht ,.
[3] Hyman R. The pyschology of deception. Annual Review of Psychology, 1989(40): 133-154.
[4] 张民安，杨彪. 侵权责任法. 北京：高等教育出版社，2011:58.
[5] [日]伊藤滋夫. 民事要件事实讲座(第一卷). 东京：青林书院，2005:117.
[6] 段文波. 一般侵权行为要件事实之认定. 西南政法大学诉讼法学专业硕士学位论文，2014.
[7] 纪镇南. 特殊侵权行为规则研究. 中国政法大学民商经济法学院博士学位论文，2012.
[8] 尹志强. 医疗损害责任例解与法律适用. 北京：人民出版社，2010:238.
[9] 马军，温勇，刘鑫. 医疗侵权案件认定与处理实务. 北京：中国检察出版社，2006:56.

第八部分　学子园地

刍议美国《医师收入阳光法案》

全　芳　刘　淙　张　晨　沈威宇　王　岳

1 立法背景

1.1 医药公司与临床研究的关系

长期以来，医药公司与临床工作者总保持着密切的联系。由于临床医学研究通常耗时数年且所需经费巨大，研究人员也希望得到医药公司相关的资金支持。同时，由于医药行业存在高、精、尖的特点，医药公司总是希望获得研究成果并加以市场化。1980 年，美国《贝赫多尔法案》（Bayh-Dole Act）出台。该法案使研究人员获得了独立专利权和研究成果所有权，其赞助商也可以分得相应的利润。有数据显示，截至 1998 年，美国大学获取专利的数量从原先每年 250 项激增到每年 4800 项[1]。独立的专利权促进了大学研究的急速发展，同时也大大深化了医药公司与大学研究机构相互之间的经济利益关系。医药公司更加看重大学研究，很多医学研究者被聘请为医药公司的科学顾问，有的更是成为医药公司的高管，投身于公司的药物开发。

在临床研究中，高额经济利益与医学伦理的冲突将严重影响研究者的专业判断。研究者为了确保试验能够成功，可能会提供虚假的研究数据以获得医药公司相应的报酬。这种行为不仅会侵害相关医学试验受试者的身体健康，甚至可能会危及他们的生命。这种情况促使美国国会开始重视医药公司与临床研究的利益关系。

全芳，刘淙，张晨，沈威宇：北京大学医学部 2013 级本科生。王岳：北京大学医学人文研究院，通讯作者。

1.2 医药公司支付药品回扣与赞助研讨会的影响

学界内部的研究表明，美国医师收受医疗厂商酬劳的情况并不少见。2007 年的一项调查显示，94% 的医师与厂商存在某种利益关系，83% 的医师接受过厂商某种形式的礼物，28% 的医师接受过某种形式的酬劳 [2]。如果医师给患者开处方药时受到了这些利益因素的影响，则势必会侵害患者的生命健康。虽然调查显示，大多数医师自认为厂商的礼物并不会改变自己的诊疗行为，但实际上，厂商的促销行为还是会在一定程度上不自觉地影响医师的诊疗行为。医药公司出于逐利的本能，有可能导致其推销手段出现有违医学伦理甚至突破法律底线的现象。

医药公司不仅赞助大学研究机构的各种专项研究，还会赞助各种医药行业的专题研讨会。宾夕法尼亚大学生物伦理学中心资深研究学者米尔德里德（C. Mildred）研究后得出结论，认为医药公司赞助的研讨会论文的结论几乎都会趋向于支持医药公司自身所研发的药物 [1]。

1.3 案件曝光带来的关注

近几年来，在美国出现了许多由于医药公司影响医疗行业所引发的案件。媒体相继曝光了大型医药公司因非法营销、造假和贿赂医师等违法行为而被起诉并接受巨额罚款的案件 [2]。由于医疗行业是影响公众健康的行业，因而这类案件迅速引起了公众的极大关注。公众对医药公司与医师之间的利益关系知之甚少，从而产生了对医师参与由医药公司赞助的相关学术会议的抵制态度，担心这种利益关系会误导医师的专业判断，对公众健康带来不利影响。公众的反对态度促使政府开始逐渐重视医药公司与医师之间的利益关系，计划出台相关法律来约束医药公司与医师之间的利益链条。

2 法律基础和主要内容

在 2010 年美国众议院通过《医师收入阳光法案》(Physician Payment Sunshine Act，以下简称《阳光法案》) 之前，美国少数几个州已经通过立法要求医药公司上报赞助医师研究开发的相关支出。早在 1993 年，美国明尼苏达州就已经率先要求医药公司必须公布对学术会议的赞助以及直接给予医师酬金、研究赞助及其他超过 100 美金的相关支出 [1]。在此之后，佛蒙特州、缅因州、马萨诸塞州、西弗吉尼亚州以及哥伦比亚特区也出台了相应的法规。西弗吉尼亚州规定，所有医药公司和贴牌商必须向州议会上报其医药代表在药品广告宣传方面的全部开销。哥伦比亚特区法也做了类似规定。

但是，虽然有几个州制定了《阳光法案》，相关标准却没有得到统一。公布数据的公司标准与种类、相关收入数据的可获得性以及强制执行的力度因各州的情况而异。没有制定类似法案的州也通过其他方式来限制医药公司与医师之间的不当利益关系。例如，加利福尼亚州就把医药公司向研究专家提供礼物的金额限制在了 100 美元以下。此外，马萨诸塞州不仅要求医师公布相关收入，更禁止以特殊形式向医师送礼 [3]。

2007 年，参议员格拉斯利（C. Grassley）与科尔（H. Kohl）首次提出了联邦立法《阳光法案 2007》，但该法案没有得到通过。2010 年 3 月 21 日，《阳光法案》作为医疗改革法案——《患者保护与平价医疗法案》（Patient Protection and Affordable Care Act）的一部分在众议院通过，其最终条款在 2013 年 2 月 8 日正式对外公布 [1]。

《阳光法案》主要包含五个方面的内容，包括透明性报告、不作为的惩罚措施、信息提交和公开程序、年度报告与联邦法和州法的关系以及提高透明度的其他措施。①所谓“透明性报告”，就是要求与医师有任何利益关系的医药公司都必须向卫生福利部部长约翰逊（C. Johnson）提交包括报酬接受者姓名、企业名称、地址、日期、酬金与价值转移等相关内容的电子报告。②所谓“不作为的惩罚措施”，则是对非故意不提交报告与故意不提交报告的医药公司分别提出了惩罚措施。③“信息提交和公开程序”，则是规定了相关信息的提交程序与公开途径。④“年度报告与联邦法州法的关系”则要求美国卫生及公共服务部每年 4 月 1 日都必须向国会与各州提交年度报告。各州的州法可以针对“酬金与价值转移”提出比《阳光法案》更为严格的要求。⑤“提高透明度的其他措施”则要求除了医药公司外，保险公司、医院和养老院也必须披露相关的信息[1]。

3 法案的影响

面对《阳光法案》的出台，不同群体持不同的态度。大体来看，媒体和公众往往持支持的态度，希望公开酬劳。而医师和医药公司作为直接受到该法案冲击的重要相关人，尽管部分医师支持披露酬劳信息，但总体而言，不可避免地持反对态度。而非政府组织作为第三方组织，看待问题或许更为透彻，对该法案的实施提出一定程度的担忧和质疑。

3.1 国内外学者的看法

《阳光法案》于 2010 年在众议院通过，而相关数据直到 2014 年才在相关网站公布，国内外学者主要集中于解释法案的相关条文内容并讨论该法案对医疗行业可能带来的影响。

国外有许多学者就《阳光法案》所带来的影响看法不一。阿戈沃（S. Agrawal）、布伦南（N. Brennan）和布代蒂（P. Budetti）阐述了《阳光法案》对医师带来的三个方面的具体影响，包括了对医师个人收入、医师所有权和投资收入以及相关研究收入的影响，并说明了医师可以协助医药公司报告相关数据以确保其数据的准确性[3]。劳尔（K. Lauer）、帕特尔（M. Patel）和佩皮通（K. Pepitone）阐述了《阳光法案》的各项具体要求，认为法案实施阶段最重要的问题在于如何评定撰写专业文献给作者所带来的收入以及相关的收入分配[4]。麦基（TK. Mackey）与良（BA. Liang）认为《阳光法案》是否有效有待时间的检验，并认为医药公司可能会通过改变赞助方式来规避相关法规，必须通过采取前瞻性的政策来防止发生此种问题[5]。

国内方面，学者们主要针对《阳光法案》的具体内容提出了自己的见解，基本没有开展对相关数据的实证分析。徐毅华通过分析在《阳光法案》出台前的美国医药市场状况，对该法案存在的利弊进行了客观性的评价[1]。孟祥鸿认为该法案将有助于医疗保健消费者更好地选择医师，而且收入信息透明化会对医师造成压力，可以改善公众对医师与医药公司关系的认知，促进大众对医师与医药公司之间关系的认可[2]。张文燕则表示，医疗行业对信息公开所带来的后果仍存在诸多疑问[6]。姚东东认为该法案的实施背景包括了政府的推动、医疗界的呼吁和媒体公众的关注。该法案可能导致公众曲解医师与厂商之间的正常合作关系，医师可能会考虑减少与医药公司之间的科研合作[7,8]。

3.2 对媒体和公众的影响

近几年来出现了一些大型医药公司由于非法营销、造假及贿赂医师而败诉并被罚款上百万甚至上亿美元的案件，逐渐引起了公众的关注。譬如，2013年7月11日，中国公安部通报了跨国医药企业葛兰素史克（Glaxo Smith Kline）中国投资有限公司部分高管因涉嫌严重商业贿赂等经济犯罪被依法立案侦查[1]。虽然大多数医师对于接受厂商赞助参加相关学术会议持不反对甚至支持态度，但在公众的心目中，这种行为有可能大大影响他们对医师的信任度。媒体和公众的这种态度对于政府出台相关法规起到了支持作用，他们也希望对厂商以及医师的行为予以进一步的约束。

患者进行医疗决策时，《阳光法案》能使患者获得更充分的信息，并且可以削弱由医药公司和医师间的利益关系给临床决策带来的负面效应。公开医师与医药公司之间的利益关系，可确保患者能够及时查询医师与医药公司的经济往来信息，在一定程度上有利于医师加强职业自律，同时减弱医患利益冲突造成的消极影响。

也有学者认为，《阳光法案》可以保护患者的知情同意权[1]。1972年，美国制定的《患者权益法案》指出知情同意权是患者的法定权利，在临床试验和医疗手术中患者均需签订知情同意书。而法案披露的信息能够使患者更清楚地认识到医疗方案的可行性，也能防范医师过度夸大治疗的效果而误导患者，通过比较不同医师与医药公司之间的利益关系，再决定是否接受治疗，使患者有更多的选择机会。

3.3 对医师的影响

作为与医药公司合作过程中直接或间接的受益群体，医师群体不可避免地对《阳光法案》中针对医师的酬劳披露持反对态度。《阳光法案》出台之后，美国各大医药公司更是相继削减了对医师的营销开支和报酬。它不仅影响到了医药公司传统的营销模式和切身利益，也影响了医师的切身利益。

医师群体表示，医师与医药公司之间的良性交流有利于医学进步。作为医药公司的顾问或股东，医师能获得一定的报酬，技术转让也能让医师获得丰厚的利润。他们的最终目的都是开发出切实可行的新药，而始终将患者包含在最终受益者的群体中。但医师属于较为保守的群体，不像医药公司那样明目张胆地开展营销工作。如果他们之间的经济往来被动地暴露在公众面前，必将影响两者之间的良性交流。例如，医药公司赞助学术会议，不仅有利于同行间面对面地分享经验，也有利于医师从医药公司了解最新的药物信息。但是美国联邦医疗保险与医疗救助服务中心（CMS）的不完整信息披露将会对这些有益交流造成致命性的打击。美国心脏病专家曼德罗拉（J. Mandrola）也表示，自己在过去十年的学术会议中确实学习到了很多[1]。

尽管部分医师对于公开医师与医药公司之间的酬劳关系表示支持的态度，但是这里存在一个前提条件，即如何公正地认识和解读公开的数据。大多数医师接受了医药公司的酬劳，但不愿意主动公开。他们认为这可能会导致公众曲解医师与医药公司之间正常的合作关系，担心支付费用的数据被公众误解。他们认为，医师与医药公司之间的关系在法律上是相互制约的。他们的合作能够促进医疗行业的发展。医师通过自己的服务获得一定报酬的行为也是合理的，如对医药公司开发的新产品提供咨询服务而收取一定的咨询费用。医师群体也期望 CMS 在披露信息的同时也提供有效的背景信息，将披露费用分成不同的类别。美国神经外科医师协会会长哈勃（R. Hubble）提出，他本人就从一家附属于医疗器械制造商的基金会获得津贴。该津贴旨在资助一个住院医师交流项目。哈勃担心，CMS 的不完整的数据披露使他被误认为私吞了全部资金，而不是将资金用于有效的医疗项目[9]。

也有一定比例的科研医师表示，《阳光法案》的实施将会影响他们与医药公司之间的科研合作。医药公司在公开酬劳数据以后，可能会减少对医师教育和科研的支持和资助。

与此同时，医师对CMS信息披露的信息安全性表示担忧，同时也表示难以从其中获得有效的信息反馈。

3.4 对医药公司的影响

相较于其他群体，医药公司对于《阳光法案》的实施持更明显的否定态度。作为医疗行业中至关重要的一环，在《阳光法案》出台后医药公司及医疗器械制造公司必将受到巨大的冲击，不得不改变一贯的营销方案与费用支出。一方面，这些医药公司一直是医疗行业的灰色地带，形成了惯有的运营模式，外部人很难摸清套路。但《阳光法案》出台后，披露了医药公司与医师之间往来的财务信息，改变了他们之间的往来关系，继而也将改变固有的市场营销模式。《阳光法案》出台之后，美国的各大医药公司相继削减了对医师的营销开支和报酬。根据非盈利新闻机构ProPublica的分析显示，美国礼来公司（Eli Lilly and Company）和辉瑞制药有限公司（Pfizer Pharmaceuticals Limited）对2011—2012年的演讲费削减幅度均超过一半[10]。2012年，美国诺华制药有限公司（Novartis Pharmaceuticals Limited）也从$24 80万削减到了$1480万，降幅达40%。葛兰素史克为了适应新法，也改变了营销策略[10]。另一方面，《阳光法案》也要求医药公司详细披露与医师之间的财务往来，10美元也不能放过。详细的财务信息披露也将带给医药公司更高的财务管理成本，带来不必要的经济压力。

3.5 对非政府组织的影响

非政府组织对《阳光法案》的实施前景表示堪忧。美国医学会（American Medical Association，AMA）是世界三大医学会之一，拥有30多万名会员，在医学领域拥有很高的地位。美国医学会对于《阳光法案》的出台存在一定的担忧，主要是在医师的信息披露、管理负担、医师与医药公司及医疗设备企业间合作和创新方面等主要表现为以下几个方面。第一，美国医学会指出，《阳光法案》在实施过程中应当注意信息收集的范围，针对医师身份的信息应当有所限制，以避免泄露医师个人隐私，并且应对数据库的安全性进行评估。同时，医师和医疗机构也难以从联邦医疗医师质量报告系统获得反馈。第二，美国医学会在一封针对《阳光法案》的公开信中指出，医师在起步的信息注册和信息上传等过程中，会给医师带来相当高的管理负担，以及一些潜在的、可能因此而引发的纠纷问题。信息的时效性和巨额的管理成本也遭到了多方质疑。根据《阳光法案》的条款，在全美大约有 1/2 的医师，即约 449 000 名医师与医药及医疗设备企业保持的财务关系需要上报公开。CMS 估计，法案实施的第一年，可能会带来约 5900 万美元的管理成本。根据 CMS 公布的 2015 年数据显示，医师数量已经达 618 000 名，涉及教学医院 1110 所，医药公司 1456 家，预计管理成本将会逐步攀升。第三，很多情况下，医师与医药公司及医疗设备企业之间的联系互动与临床试验和研究有关，目的是促进医药公司与治疗的研发，从而改善患者所获得的医疗服务。美国医学会主席拉扎勒斯（J. Lazarus）表示："《阳光法案》信息披露所造成的潜在担忧在于，法案不应该扼杀这些重要的联系和互动。同时，医师与医药公司之间的联系和互动应当透明化，以患者利益为主"[6]。皮尤慈善信托基金会（Pew Charitable Trusts）的处方药项目主管卡拉特（J. Carate）医师对于《阳光法案》对大多数医疗活动是否能产生显著影响也表示质疑。毕竟自从 2009 年促使一些企业披露医师酬劳后，至今未看到明显的效果[6]。不过可以肯定的一点是，实施《阳光法案》后，将直接影响到医药公司的营销开支。在医师收入信息公开、透明的环境下，进一步削弱了医药公司与医师之间的利益关系[6]。

4《阳光法案》在中国可行性的讨论

事实上，在中国存在着更为严重和复杂的医药回扣以及医疗贿赂问题。随着我国医疗服务领域腐败案例的不断曝光，医师、医院以及医药公司之间密切的经济往来以及利益链条已然浮出水面。然而，由于医药商业贿赂是客观存在的，使临床处方决策被异化，甚至倒逼医疗体制改革的政策目标落空，所以遏制医药商业贿赂已迫在眉睫。

然而，从我国现有法律来看，除了《中华人民共和国刑法》以及《关于办理商业贿赂刑事案件适用法律若干问题的意见》对医药商业贿赂作出了明确且详细的刑事规定之外,《中华人民共和国反不正当竞争法》《中华人民共和国药品管理法》《中华人民共和国执业医师法》及《处方管理办法》对医疗行业各群体之间的利益交换亦做了相关行政上的规定[11]。但我国仍然普遍存在着形式多样且治理难度较大的医疗回扣现象。究其原因，除了医务人员心存侥幸外，更多的是由于市场管理存在漏洞，以及医疗卫生体制改革后医院补偿机制失控等[12]。

他山之石，可以攻玉。美国于2013年正式实施的《阳光法案》将医师与医药公司之间利益往来的灰色地带置于阳光下，使医疗行业的利益链条透明化。这对于正处在医疗改革中的中国医药行业的管理无疑有所启示。但由于两国的国情不同，照抄美国《阳光法案》必然不可取。因而本文将着重讨论两国医师的二元对比，以及该法案在中国的可行性。

4.1 美国医师与中国医师的二元对比

4.1.1 相同之处

中美两国医师的相同之处主要有三点：具有相同的社会角色和利益冲突，以及同样存在经济受贿问题。其实这三点层层递进、互为因果。

身为患者健康所系的医师，无论是美国医师还是中国医师，他们所承担的社会角色是相同的。医师与患者之间是一种典型的信托关系。患者由于自己不具备医学方面的专业知识和技能，基于对医务人员的信任，只能委托专业的医务人员代替患者对病情和治疗方案进行判断并作出决定，以实现患者的健康利益[13]。但由于医师与患者之间存在高度的信息不对称，导致患者高度依赖医师，大部分患者几乎完全听从医师的建议。这样的情况无论在中国还是美国都是一样的。

然而，这样高度依赖的信托关系使医患利益冲突成为了客观存在[13]。医师可以通过不必要的干预，推荐药品、检查或者改变处方的方式，在患者毫无察觉的情况下，为自己谋取更多的报酬。当然，并不是每一位医师都会选择这么做，但不可否认的是，医师也是一个存在自我利益的人，存在这样的倾向性[13]。国外研究已经证实，这种利益冲突严重影响了医师的职业判断，促使医师决定采取对自己有利而不是对患者有利的治疗方案，并同时推高了治疗费用[14]。

利益冲突的存在，给了医药公司利用医师从而谋求巨大利润的可乘之机。WHO曾表示，实际上世界上10%~25%的药品支出流向了腐败[15]。在美国，据估算，仅2005年，美国医药公司就有299亿至570亿的巨额营销开支，其中25%的费用被用于贿赂医师，56%的费用以医药样本的形式被免费赠给了医师[1]。这些费用中以现金回扣、礼物、车马费和学术专业活动支持等为主要形式[15]。同样，中国近年来的医疗腐败案也层出不穷。云南省第一人民医院的“双百院长”就被查出有房产100套，车位100个[11]，药商葛兰素史克也因为商业贿赂被中级人民法院处以了30亿人民币的巨额罚款[1]。可见，我国在医药卫生改革期间，医药贿赂问题同样积重颇深、事态严重。

4.1.2 不同之处

中美两国的医师的区别主要集中在法律角色和报酬薪资上。

从法律角色来看，美国医师相对于中国医师更被法律重视。自《阳光法案》颁布后，因为拥有技术和知识上的自然垄断地位，美国将医师执业纳入《反海外腐败法》(Foreign Corrupt Practices Act，FCPA)。可见，在美国，医师及医疗工作人员在法律上属于政府公职人员，因此，美国法律要求医师与其他政府官员一样，需要收入来源透明。然而在中国，对照《中华人民共和国刑法修正案 (六)》对商业贿赂罪的主要修正，将商业贿赂罪的犯罪主体从公司、企业的工作人员扩大到在此之外的其他单位的工作人员，这就当然地包括了医疗卫生单位的工作人员[13]，而非国家工作人员范畴。由此可以看出，中美两国的医师在法律上的地位是不同的，美国更注重医师的公益性，由此将医师放在了相对于中国而言更高的位置。正由于这种对医师执业以及公民健康的重视，使美国在法律上对医师的职业道德和职业精神要求得更加严格。

从报酬薪资上看，中美两国的医师在薪资结构和收入水平上存在较大差别。美国的医师薪酬支付模式包括按绩效付酬、按治疗事件付酬、以患者为中心的医疗之家以及责任性医疗组织等。通过这样的薪资结构，美国医师的积极性能被很好地调动起来，不仅控制了医疗费用，还能提高医疗质量[16]。同时，美国医师的薪酬水平较高，专科医师的平均收入是人均国内生产总值的3.04倍，全科医师平均收入是人均国内生产总值的2.27倍[17]。反观我国医师的薪酬支付模式，公立医院一般实行的是级别工资制，包括基本工资、津贴和绩效奖金三部分。其中的工资与津贴不随医师的工作量和工作效果而变动。绩效评定的部分很小，核算奖金普遍使用的“全成本核算奖金制度”更是弊端凸显，既不考虑医师的专业付出，责任分担也不明确[16]。同时，从个人收入看来，我国医师的收入水平明显低于拥有相同学历和资历的其他社会成员。有调查显示，2012—2013年期间，我国医师的平均工资仅为全国平均工资的1.44倍，不仅低于世界医务人员的收入水平（1.5~3倍），更低于国内金融业（1.92倍）、信息行业（1.72倍）以及科学研究与技术服务业（1.48倍）[16]。因此，从两国医师的薪酬支付模式和收入水平的对比看来，我国医师的薪酬结构管理存在诸多漏洞，收入分配不公，激励性差，因而很容易诱发医师的逐利行为，导致过度医疗。

总结中美两国医师的异同对比，不难发现，虽然中美两国医师扮演着同样的社会角色，都客观存在着与患者的利益冲突，而使两国的医药贿赂问题都颇为严峻，但是美国的法律对医师职业更为重视，对其要求也更为严苛，并且美国医师的薪酬结构相对合理、公平，相对于中国医师而言，其收入水平也更高。

4.2《阳光法案》在中国的可行性讨论

4.2.1 可借鉴之处

《阳光法案》将医师的薪酬收入透明化将有利于医药腐败问题的改善。即使《阳光法案》不能起到完全阻止和阻断医师与医药公司之间的利益往来，但作为一个初步举措，薪酬公开至少能增进公众对问题的了解，有利于让社会和广大公众充分参与监督[11]，加强医师自律。《阳光法案》明确了承担报告义务的主体、报告的具体内容和惩罚措施，这使得医师在作出医疗决定时会更详细地向患者解释说明，避免误导患者，而医药公司也将减少对医师的营销开支和报酬[1]。由此能够像前文所说的一样，在一定程度上降低医疗费用，削弱医师与医药公司之间的金钱利益关系，改善医疗腐败和贿赂问题。

《阳光法案》对于中国医改而言的一大启示在于划定清晰、合理的法律边界，平衡医疗领域内的各方利益。医方和企业之间的利益往来牵涉多方利益，因此，在立法和政策调整中，利用医药体制的机制设计来综合考量各方利益，合理规制医师及医院与医药公司间的利益交换。美国《阳光法案》的实施就说明，单纯依靠医师和医药公司自觉和简单的行业准则并不能有效地解决问题 [11]。只有首先在法律上清楚地界定医师与医药公司的利益关系，才能为之后建立合理的治理管理体系打下坚实的法律基础，这样才能切实地维护公众的健康权益 [11]。

《阳光法案》在美国推出后饱受争议，认为其忽视了伙伴关系，阻碍了医学信息的交流和进步 [1]。然而，从 2014 年曝光的我国中华医学会天价赞助费案来看，要想规制医药公司的行为，显然不能粗暴地禁止其支持所有的学术活动，为这种支持提供合理、公开且透明的渠道才是关键 [15]。而这正是《阳光法案》所提出的“阳光”理念，也是我国中华医学会在反思之后所确定的改革方向 [15]。因此，在对相关利益公开透明后，实际上具有公益性的学术活动支持渠道并不会像很多媒体和学者所担心的那样，阻碍学术的交流和发展，反而能对医药公司的行为进行规制，不再干预医学科研和学术活动。

通过上述讨论不难发现，《阳光法案》为我国政府在医药行业治理方面提供了一个新思路，即从越位管理为主转移到服务监督为主，利用公开、透明的方式，将职能还给社会群众，并且为医药行业的制度管理营造良好、公正的政策环境，从而促进行业发展 [18]。

4.2.2 不足与弊端

如果在中国实施《阳光法案》，可以预见可能会影响到国内医师的工作积极性。与美国不同，前文已经提到，由于中国医师的薪酬支付模式不公，且薪水较低，因而很难调动医师的积极性。中国版《阳光法案》的实施又将使得医药公司与医师、医院之间的经济利益关系变得更为收敛和小心，从而降低了医师薪酬中的绩效奖金，影响医师收入。因此，在我国，医疗腐败问题不仅仅关乎医药公司和医方的经济利益往来，在更深的层次上，还包括体现医师技术和劳动付出的医师薪酬支付模式、成本控制和责任划分。想要解决国内的医疗腐败问题，不能简单地用“阳光”消毒，还应该辅以医师薪酬支付，向公平、合理的模式的改革方案转变，调动医师的积极性，使他们不再被医药公司给予的蝇头小利所迷惑，追逐自身利益而忘却公众健康。

在美国，质疑《阳光法案》的另一个声音认为，《阳光法案》的运行成本过高。据《联邦公报》(*Federal Register*)的估计，《阳光法案》首年的实施成本近2.7亿美元，此后每年的运行花费预计在1.8亿美元[1]。对于正处于发展阶段的中国来说，如果将类似的成本用于提高医疗质量、患者护理、临床研究以及医学教育或许更有价值。毕竟在我国，偏远落后地区仍然缺乏基础医疗设施，医疗保险体系仍在完善，医疗设施和科研水平还有待提高，深化医药卫生体制改革实施方案也仍在进行中。这些都需要大量的资金。因此，在我国还没有形成完善、成熟的医疗服务环境时，花费大量资金运行相似的法案或许并不明智。

《阳光法案》的实施还可能带来的一个问题就是影响医患信任。《阳光法案》将向公众公布医师与医药公司之间的利益关系，将原本模糊、灰色的利益关系变得透明公开，这将削弱社会公众对医师与医院的信任。中国目前的医患关系已经处于紧张状态，一些患者表现出对医师的极端不信任，在这样的情况下实施《阳光法案》，公开向患者展示医师与医药公司的利益交换，势必会再次击垮医患之间薄弱的信任。另外，医药公司一般会投钱给有潜力的医学专家，因而越是顶尖的专家，他们与医药公司之间的利益交换就越频繁。这就为患者带来择医上的困境。他们不知道应该选择专家还是低资历医师[1]。可见，在目前医患关系紧张的中国，如果贸然实施相似的法规，将面临极大的挑战。

由上可见，在相关的法律条文还不完善以及社会还没有发展到一定程度的情况下，单纯地照搬《阳光法案》势必会为中国带来一定的困扰。因此，要想解决目前的医疗腐败问题，不仅要有“阳光”消毒，更应该考虑国内的现实情况。比照目前中国公务员实施的“阳光工资”政策以及公务员的财产申报制度，通过调整医师薪酬标准以及行业内公开医师薪酬结构的方式或许是解决目前医疗腐败的一种具有中国特色的创新制度。

所谓“阳光工资”，指的是实行统一的公务员工资标准，清理和整顿机关津贴、补贴以及奖金，从而调整公务员的收入，将一些公务员的隐性收入公开化、透明化[19]。现行的公务员财产申报制度主要是指向党组织或人事部门申报及公开包括工资收入、劳动所得、房产、有价证券以及股票等在内的个人及家庭财产，而不是向整个社会公开[20]。可见，通过“阳光工资”调整薪酬结构，可提高名义工资以及划清灰色地带[21]。通过财产申报制度，将财产对党内申报公布，可对相关人员进行有力的监督。这样，一方面调动了公务员的工作积极性，监督其清正廉洁，另一方面又通过党内部分公开，而非面向全社会公开的方式，有效地避免了群众的信任危机，并且达到了非常有效的遏制政府公务人员腐败的效果。

在中国，医师虽然不是公务员，但他们在知识技术上处于自然垄断地位，这与公务员在行政权力上的垄断是相似的，因此，或许可以对医师采取或参照公务员的薪酬管理办法，以遏制医疗腐败和商业贿赂。首先，通过模仿“阳光工资”，提高医师的名义工资，统一薪资结构以及绩效奖金、补助和津贴的发放标准，以此提高医师的工作积极性，也督促他们站在患者的角度为其提供服务，不受医药公司的短期利益迷惑。其次，实行行业内小范围的“阳光”酬劳，不仅可以实现医师行业内的同行相互监督，加强医师自律，为医药行业内医院、医师和医药公司的利益划定清晰的法律边界，还能在一定程度上维护医院与医师在群众中的公信度，维持医药公司与医师间健康的伙伴关系。这样既能取美国《阳光法案》之长，又能结合我国的特色政策，弥补自身可能存在的短处。

5 结语

综上所述，2013 年奥巴马政府实施的美国《阳光法案》对于美国的医疗行业，包括医疗药品生产方、医疗服务提供方以及教学型医院等产生了积极和消极的影响。媒体和公众对此往往持支持的态度，希望公开酬劳的披露。然而，作为直接受到该法案冲击的重要环节，医师和医药公司不可避免地对其持反对态度。同样，作为第三方组织，非政府组织对该法案的实施也表示了一定程度的担忧和质疑。对于同样处于医疗受贿泥潭中的中国而言，《阳光法案》无疑是有所启示的，但就中国目前的国情来看，武断地照搬美国的《阳光法案》并非明智之举。因而，参照我国目前公务员实施的“阳光工资”政策以及公务员的财产申报制度，通过调整医师薪酬标准以及行业内公开医师薪酬结构的方式或许是解决目前医疗腐败的一种创新制度。

参考文献

[1] 徐毅华. 美国《医生收入阳光法案》述评. 中国卫生法制, 2015(5):16-20.

[2] 孟祥鸿. 美国出台阳光法案让医师酬劳大曝光. 药学与临床研究, 2013(4):301-302.

[3] Agrawal S, Brennan N, Budetti P. The Sunshine Act——Effects on physicians. New England Journal of Medicine, 2013, 368(22):2054-2057.

[4] Lauer K, Patel M, Pepitone K. Physician Payment Sunshine Act: Potential implications for medical publication professionals. Journal American Medical Writers Association Journal, 2012.

[5] Mackey TK, Liang BA. Physician payment disclosure under health care reform: will the sun shine? Journal of the American Board of Family Medicine, 2013, 26(3):327-331.

[6] 张文燕. 美国阳光法案实施前景不明. 中国医院院长, 2013(15):30-31.

[7] 姚东东. 美国“药厂回扣”: 8月起须见阳光. 中国卫生, 2013(9):64-66.

[8] 姚东东. 美国: 厂商给医生的酬劳须见阳光. 健康报, 2013-8-1(6).

[9] 胡德良. 医生酬劳下月“见光”行业担心公众误读. 医药经济报, 2014-8-13(5).

[10] Ornstein C, Sagara E, Jones RG. Drug companies cutting back on marketing fees to doctors. (2015-01-05)[2016-05-02]. http://www.dailynews.com/business/20140304/drug-companies-cutting-back-on-marketing-fees-to-doctors.

[11] 柴月, 武胤. 从美国《医生酬劳阳光法案》看遏制医药领域腐败. 金陵法律评论, 2015(2): 85-88.

[12] 胡坚勇, 陈玮臻, 赵智磊. 我国药品回扣治理的反思和对策. 医学与社会, 2012, 25(2):15-16.

[13] 雷锦程. 医药回扣是最大的医患利益冲突. 医学与哲学, 2006, 27(19):15-18.

[14] Dreger, A. What the Sunshine Act means for health care transparency. The Atlantic (2013-02-01) [2016-9-21], http://www.theatlantic.com/health/archive/2013/02/what-thesunshine-act-means-for-health-care-transparency/272926/.

[15] 柴月. 从利益冲突看医药产品推广行为之规制. 北京化工大学学报(社会科学版), 2015(2):22-28.

[16] 欧阳明, 李虹, 王冬. 国内外医师薪酬支付模式调查及改革探讨. 实用医学杂志, 2014(23):3868-3871.
[17] 冉利梅, 冯友梅, 刘智勇, 等. 美国医师薪酬支付方式改革的几种模式探析. 中国医院管理, 2012, 32(4):43-45.
[18] 王岳. 刍议美国药械集团采购组织及对我国医院采购模式的启示. 中国医院药学杂志, 2007, 27(7):944-946.
[19] 李玲, 黎雅婷. “阳光工资”制度下的我国公务员激励机制探析. 中国行政管理, 2009(10):85-88.
[20] 刘志勇. 中国官员财产申报: 现状及对策. 政治学研究, 2012(4):78-90.
[21] 祁光华, 孙竹君. 北京市“阳光工资”实施效果的调查与分析. 国家行政学院学报, 2006(5):71-74.

医患关系“恶性循环”的破解之道：美国《道歉法案》的浅析与启示

吴天昊　张驰　邹旭光　王岳

1 前言

在医患关系日益恶化的当今社会，由于医患双方掌握的知识存在高度不对称性，再加上医患之间缺乏必要的沟通，医师这一曾经被高度尊重的职业正面临着越来越多的挑战。社会公众呼吁建设医患双方共同参与的医患决策模式，强调医患双方在诊疗过程中地位的平等。影响诊疗结果的因素是多方面的，包括诊疗方案的确定、药物的选择和康复期内患者的调养等。从患者角度出发，由于他们缺乏专业知识，不了解诊疗手段的局限性，并且存在对医师过高的期待，因而往往更倾向于将诊疗的负面影响归咎于医师。面对日益恶化的医患关系，医师出于自我保护，自然地表现出防御状态而尽力推脱责任。然而，在患者看来，这种行为属于欺骗，这就使患者对医师更为怀疑，继而极度不信任甚至怨恨，最终必将导致医患关系更为恶化。日益恶化的医患关系又使医师更加畏惧而更倾向于采取防御姿态推脱责任，从而形成一种恶性循环。美国医学界正呼吁医师重拾“道歉”这一品质，让他们率先脱掉防卫的盔甲，以此让患者感受到医师的真诚而重拾理解与信任。

美国的《道歉法案》(Apology Laws) 最早可以追溯到 1986 年，其雏形为美国的马萨诸塞州通过了一项法案。截至 2009 年 1 月，全美已有 36 个州通过了各自不同类型的道歉法案 [1]。

吴天昊，张驰，邹旭光：北京大学医学部 2013 级本科生。通讯作者王岳，北京大学医学人文研究院。

本文专注于美国《道歉法案》的相关内容与进展，并对我国的医患关系改善提出建议。

2 基本概念

2.1 道歉的定义与要素

施耐德（CD. Schneider）认为，从原始意义来看，道歉意味着防卫、辩护或者借口。而在现今日常生活中，道歉的意义已经转变为“承认自身错误后毫无防卫地向他人表达歉意”。从当代意义中，他提出了“道歉”所具备的三个要素：承认自身错误，承认错误时所体现出的情感，以及将自身置于被动地位[2]。

所谓“承认自身错误”，指的是道歉的内容所针对的是自身的错误，是对自身行为错误的明确认识。例如，在手术中因麻醉程度不够导致患者中途醒来，后因疼痛过度而晕厥，医师所道歉的内容不应该是“看到您中途醒来后因疼痛而晕厥我感到十分抱歉”，而应该是对造成该结果的本质原因进行道歉，即道歉的内容应为“不好意思，因为我们的工作失误导致麻醉药物剂量过低，使您在手术中途醒来，为此我感到十分抱歉。”如果道歉者不能做到对自身行为错误有明确的认识，在被道歉者的眼中就会被视为敷衍与搪塞，达不到让被道歉者理解与接受的目的。

所谓“承认错误时所体现出的情感”，指的是道歉人应当让被道歉人看出道歉人内心的情感。以上述案例为例，如果医师向患者所说的内容仅仅停留在“我们手术前麻醉剂量过低”，虽然这能够体现出医师明确认识到了造成后果的原因所在，但是患者并没有得到情感层面的补偿。被道歉者无法从道歉中感受到道歉人对其错误的后悔与自责，无法看到道歉人因为自身错误而有任何困扰，也就无法在情感层面理解和接受道歉。

所谓的“将自身置于被动地位”，指的是道歉者在道歉时所体现出的无防备姿态。能让人接受的道歉必然需要体现出道歉人的诚意，需要让被道歉人感受到道歉人认识到其所应当承担的责任。然而，道歉的结果可能是求得被道歉人的原谅，当然也有可能不被道歉人所接受。仍以上述为例，“对不起，出现这样的结果是我们在工作方面出现了错误，我们愿意承担相应的责任。”这样的道歉就将主动权完全赋予了被道歉者，任由他人发落。所得到的结果可能是得不到被道歉者的原谅，但也有被原谅而减少冲突的可能性。而如果是“对不起，出现这样的结果是我们在工作方面出现了错误，但是手术本身就具有一定的风险。”然后通过其他一些患者听不懂的医学专业知识来掩盖自身的错误，以此迫使患者原谅，则往往会适得其反，使患者死抓住其错误不放而使纠纷愈演愈烈。

因此，一个好的道歉应当体现出医师对自身行为错误的正确认识，对患者的痛苦所抱有的歉意，以及对自身责任的承担。

2.2 道歉的分类

根据程度，道歉可以分为完全道歉和部分道歉。完全道歉是指医师不掺杂任何其他客观因素，针对自身在诊疗过程中的操作不当为自己犯下的本可避免的错误而进行的道歉。部分道歉则是指为诊疗过程中人为不可避免的潜在因素而进行的道歉。

由于道歉结果的不确定性，医师并不能够确保在道歉后能够得到患者的原谅。一旦得不到患者的原谅，在纠纷过程中医师的道歉往往会成为呈堂证据而使医师在诉讼过程中处于被动地位。因此，大多数医师担忧道歉不但不能解决纠纷，反而会使自身处于险境。如果道歉十分有必要，医师也往往倾向于部分道歉。如此一来，既能从情感上对患者进行一定的弥补，又能通过归咎于其他潜在因素而减少自身所需要承担的责任。

有鉴于此，美国的一些州如科罗拉多州在其法律中明确提出：医师向患者道歉这一行为不会成为法庭上裁定是否承担责任的考虑要素[3]。从积极的方面来说，道歉不成为归责因素有助于加速医患双方对纠纷的解决，消除医师对道歉后处于被动地位的担忧。可使医师无保留地配合相关调查并且积极回顾诊疗过程而找出问题所在，也能使患者得到充分、真诚的道歉，从而加大患者撤回诉讼的可能性。然而，从消极的方面来说，这样的做法可能导致医师进行虚假、不真诚的“战略性道歉”。医师可以在道歉中避重就轻，承担小错误而规避自身因操作不当造成的医疗错误。

2.3 道歉的主体

患者往往更倾向于接受那些直接造成他们损害的主体道歉。与医院其他工作人员相比，患者往往更愿意接受医师在诊断与治疗方面作出的道歉，更愿意接受护士等在看护与给药方面作出的道歉。直接来自于伤害主体的道歉更能体现出其对错误本身认识的深刻性以及对患者道歉的真诚性。因此，当面道歉比书信道歉等更容易得到患者的原谅。

2.4 道歉的内容

道歉的内容应当针对自己本身所犯下的确切错误。"很不好意思，您受到了伤害"和"很不好意思，我伤害了您"两句中的区别在于道歉内容的主语。前者虽有歉意，但是并不能表明对自身错误的反思，而后者则能体现出医师对自身错误的认识。

2.5 道歉的时间

道歉的时间越早，则越能减少冲突发生的可能性。尽早道歉有助于在患者的负面情绪升温之前进行控制，并且有更长的时间进行沟通，从而达到相互理解而减少纠纷。但是，一些医疗责任保险公司建议医师在确认错误时再进行道歉[4]，即直到结果分析表明医师的某种行为与最终结果有着直接必然的因果关系时，才建议医师进行道歉，以此减少对不确定性责任部分进行赔偿。

3 对道歉的看法

在相应的保护道歉的规则下[5]，道歉在建构更加公开、透明和安全的医疗服务体系，以及完善医疗纠纷的解决机制过程中，体现出一定程度的必要性（此处对部分道歉与完全道歉统一进行讨论）。医疗过程本身就是一种交互性沟通的过程。要想有一个健康的医患关系，就需要有公开和真诚沟通的基础。医师与其患者之间的对话交流是关系的基本属性。

医师和患者之间进行沟通，第一步即是建立关系，如治疗前的谈话至关重要。医师和患者在治疗后的通信同样如此，此时需要加强关系，并使这种关系健康、持续和稳定地发展。医师有责任跟进患者的病程，并作出相应的反应。如果在诊治过程中出现不良后果，则是对这种医患关系的冲击与恶化，此时采取不同的处理方式便会有不同的结果。道歉不啻为很好地缓和医疗损害的方式，也可以使医师与患者在医疗过程中进行良性沟通。而对医师来说，道歉是一种安抚患者或患者家属情绪的手段，也带来缓和对立和化解纠纷的机会。如果医师对于自身可能被认定医疗过失的行为抱有遗憾之意，便可以从道歉中得到一定程度的解脱，保证了医师群体的行为不会受其过多的影响。对于患者及其家属而言，进行道歉的必要性更为明显。在医疗纠纷中，金钱赔偿大多不是首要目标，患者群体通常会要求作出相应表示，希望提供改进措施，使同样的错误不再发生；或要求当事人设身处地地了解自己的感受，并对错误作出解释等。例如，来自英国[5]及新西兰[6]医疗领域的相关调查表明，分别有44%和10%的患者要求医师对其错误道歉。在患者眼中，道歉意味着医师对自身过失的充分认识以及对患者处境的理解，从而可使自身忧虑得到化解，医师群体也避免了诉讼的发生。

尽管如此，世界各地的医务人员对《道歉法案》和道歉的看法与态度是不尽相同的。国外对于道歉问题的探讨始于20世纪80年代，在对欧美和欧亚法律文化中道歉的不同意义进行比较研究的基础上，引起了当下的立法运动，也唤醒了人们对道歉的诉求。有了立法的鼓励和保护，以及自身罪感文化倾诉的本能，目前道歉在国外看起来有大行其道的趋势。然而，也有的医师三缄其口：拒不沟通、解释以及道歉。这可能是出于对披露错误及诉讼的恐惧，对患者行为的预期，或是自身性格的原因[7]。许多当事人选择或接受律师的告诫而不发声，认为道歉简直是与医师的职业天性（精确和权威）相冲突。甚至还存在完全相反的声音，例如，指出道歉不过是拒绝承认错误，是将推卸责任的内核披上了好听的糖衣，对发生灾难的家庭再说一遍虚伪的话不过是他们进行二次伤害[8]。

在研究起步较晚的国内，情况也有很大的不同。首先，国内的医患关系已颇为紧张，在“仇医”的当今社会，医师的零星过失或错误都会成为患者及其家属的一条导火索。他们会愤而起身，对医师进行言语上的攻击甚至身体上的伤害。“一点就着”的现象，让医师既没有尊严也没有胆量去实施披露错误的道歉。同时，在东方传统文化的背景下，深入骨髓的“耻感文化”更是难以让医师对一个不熟悉的人开口认错。如果他人对自己行为的反应和评价不佳，那么作为主体道德良心的“超我”便会产生耻感。若是进行道歉，那么必须是将这种耻感取向暴露于患方甚至公众群体面前，会对自身造成非常大的精神和心理上的冲击，如果不是身心强大者是不能承受的。正是这种外在的约束力，使医师对于他人对其医疗行为的反应和评价较为敏感。与“赎罪”不同，“雪耻”所付出的成本要多得多。

国内学者认为，普通法国家的道歉法从诞生至今不到 30 年，尽管其所涉议题尚待拓展，其实际功效尚待评估，但是，“其旨在鼓励和推动道歉的立法努力却已为人所公认和肯定”[9]。可以确信的是，在现今没有最为合适的量化标准的情况下，道歉作为医患关系中的黏合剂，在化解医患冲突方面发挥了司法和行政机关不可代替的作用，也符合我国传统的朴素价值观——“亡羊补牢”。就道歉本身而言，若是积极倡导，必会引发社会对于道德的激烈讨论，便可以激起更多相关有志之士的探索和发出声音，以逐渐形成社会上稳定的“道歉价值观”。同时，可以推进建立中国版的《道歉法案》，这对完善我国的医疗纠纷解决机制和国内现有的医事法体系颇具借鉴意义。

现今对问题的解答都离不开观念认知，对医疗纠纷的处理不应停留在个人承担责任上，而应该多关注完善系统，避免错误的重复发生。推行和鼓励“道歉”可以从观念上影响人们，使人们逐渐了解，虽然对于医疗过失或其他违规情况医务人员不能免责，但整体、有机的医疗体系也是造成相应消极情景的本体。因此，要想预防错误，不能仅对医师施压。道歉作为其中的一种手段，可以在一定程度上转移患者“戾气过重”的视线，引发患者和医务工作者对医疗体系各个层面的反思。道歉也可使行医者保持警惕，使其意识到个体行为对整体系统都会有作用。

对医务人员而言，道歉给其带来的影响不容小觑。鼓励和推行道歉，可以减弱医务人员神圣“使命感”带来的心理负担。行医并非不成功便成仁的抉择，出现了医疗过失也不是世界末日。个人一味地逃避或者漠不关心不仅不能直面和解决问题，还会给患者群体留下不好的印象。道歉可以扭转这一不利，通过放低医者的“身段”，使其在充分尽到注意义务的同时，还避免了更深层次的逐渐加深的怨气与矛盾，对医患关系的维持大有裨益。对患者而言，道歉可以提高他们的安全感并带来更积极的住院体验，让患者有了一定程度的补偿感，也会打消部分患者对医师提出诉讼的想法而寻求补偿和谅解等解决方式。这种行为可以体现医疗过程中救济的道德性与人性化。

然而，道歉也并非所有场合下的万灵药。很多时候，道歉带来的不良效应也是不可避免的。直接关系到人身安全的医疗过失可能会触怒很多患者。而且，在激动、愤怒的状态下，患者可能不会接受医师的道歉，仍旧会选择原有做法，使“医闹”现象不可避免。此外，医师群体也并非完全敢于承认过错和承担责任，许多医师只是例行公事般地道歉，仅流于表面，既不能表达自身承担责任的真诚，也不能获得患者的谅解，反而会激发患者对其“虚伪”行为的厌恶。另外，普通法国家的道歉法案大多规定，不能将同情与善意之表达作为证据，而可将承认过错和承担责任之表达作为证据，以证明医师的过错。若是采取完全道歉的方式，相关医师难免会面临诉讼，并使自身陈述作为呈堂证供的风险大大增加。

4 其他学者的态度

自从加利福尼亚州于2000年通过《道歉法案》，决定不再将医师对患者的道歉作为起诉证据以来，美国多个州包括夏威夷州和康涅狄格州便迅速陆续通过了类似的法律文件。这类法律的目的是在患者受到伤害时，无论医师是否存在过错，鼓励医师主动向患者通过但不限于口头的方式来表达自己的同情和愧疚之情，从而使患者能够原谅医师，从而达到改善医患关系的作用。《道歉法案》实施几十年以来，各领域学者都提出了自己的观点和见解。赞同者认为这部法律起到了沟通医师与患者桥梁的作用，但也不乏反对和批评的声音。

支持者方面，本杰明（H. Benjamin）在其文章中提出，在发生严重的医疗损害时，州《道歉法案》的存在能够加速起诉案件的进程，并能够显著降低患者要求的赔偿金额度，使医患双方快速协商解决矛盾 [10]。本杰明指出，《道歉法案》的通过主要是基于两件事实，第一，即使医师想为自己的医疗失误道歉，但是由于害怕这会招致患者方面的起诉，也会放弃道歉；第二，患者选择起诉医师的重要动机是愤怒，而这种愤怒是可以通过医师向患者的道歉而得到缓和的。这两者共同推动了《道歉法案》的促成与通过。但是另一方面，患者可能由于医师的道歉而更倾向于选择起诉，因为医师选择了道歉，道歉的内容会使他们更加了解医师对其造成伤害的过程、原因以及程度。如此一来，患者便能够获得用于起诉的证据，以方便他们选择法律途径解决冲突。于是，本杰明采用了双重差分模型，并使用了来自美国国家开业医师数据库的数据，对《道歉法案》实施前后一年内对于医疗过失案件发生频率以及赔偿金额度大小的影响程度进行了模拟。结果发现，在“非严重医疗过失案件”方面，《道歉法案》发挥了很大的作用，案件数量下降了 16.7%~18.5%。对于解决问题需要很长时间的案件，实施《道歉法案》后数量虽然有短时间的上升，但是包括最低伤害案的总体案件数量还是呈下降趋势。作为补充，在另一篇论文中，本杰明在对各种医疗损害进行分类后，详细分析了《道歉法案》对于各类医疗损害案件的影响。通过对数据的比较，他发现《道歉法案》在妇产科和麻醉相关的医疗过失案件中所起到的影响更大 [11]。

乔纳森（RC. Jonathan）以 2003 年在科洛多拉州通过的《道歉法案》为例阐述了他的观点。科罗多拉州的《道歉法案》与之前的法案有所不同，因为它第一次规定完全道歉也不能成为医疗过失案中控告院方的证据 [12]。乔纳森的观点大致有三个。第一，他认为这项法案可能改变科罗多拉州医疗保健服务提供者对于医疗过失案件的应对方式。过去，医师对于自身所犯下的错误不肯完全道歉的原因或是由于律师和院方风险管理董事会的建议，或是由于羞于道歉。然而，这项法律为医患之间提供了一个开放、相互信任和相互关爱的关系，能够促进双方的沟通。第二，法案能够降低医疗过失诉讼案的发生率，因为患者对于医师关于医疗过失保持沉默这一行为产生的愤怒是他们选择起诉的重要原因之一。第三，该法案能够预防医疗过失的发生。因为医师如果公开承认其医疗过失，那么相关的监督机构便能更好地收集过失信息，从而起到预防此类过失再次发生的功能。但是,《道歉法案》可能带来医师的“战略性道歉”。“战略性道歉”是指不真诚地为道歉而道歉的道歉。这种行为将引起患者的愤怒情绪，导致医患关系进一步恶化。

5 对中国的启示

如今，中国的医患关系变得愈发紧张，患者投诉数量呈现逐年上升的趋势，个别医疗纠纷甚至在没有得到妥善处理后演变成“医闹”事件，造成了很大的社会反响和关注。人们纷纷思考中国的医疗卫生行业到底是怎么了。此时，或许能够从美国的《道歉法案》中获得一些启示，研究出符合中国国情的《道歉法案》。但是在此之前，有两个问题是值得注意的。

第一，中美两国的法律体系存在不小的差异。在美国，除了全国通行的联邦宪法与法律外，各个州还有自己的立法权，由此带来了不同的司法标准。可是在中国，虽然不排除个别地方会有些突破性的立法，但是由于地方立法权限有限，所以往往地方是依靠国务院或全国人大常委会的立法来解决问题。一方面，我们应当鼓励地方区域性地尝试效法美国的《道歉法案》；另一方面，在个别地方有了前期经验与教训的基础上，可在合适的时机下将国家性的《道歉法案》提到立法日程，以明确在中国应当实行的具体形式，比如，是完全道歉，还是部分道歉，亦或两者都包含。其他问题还有道歉的程序、时间和内容等内容。在立法时要充分考察全国各地区的具体情况，经专家充分讨论后，广泛听取公众的意见。

第二，在我国，医师与患者之间的关系需要发生变化。具体而言，就是“家长制”的医患关系要顺利过渡到“共同决策、相互尊重”的医患关系。国内的医师和患者往往缺乏沟通。医师因为工作压力大、工作强度高，通常采取一种高高在上的专家态度来面对患者的疑惑，要求患者必须完全听从自己的指令。另一方面，国内大部分患者普遍缺乏足够的医学知识，使其不得不处于“被指挥”的地位，对于医师所给出的指令照做不误。通常来说，这一模式能够增加工作效率，使医师可以接诊更多的患者。可是，一旦医师在医疗过程中的哪个环节出了差错，造成了医疗损害，必然会导致患者的愤怒和抵触情绪。因为患者将自己的信任连同自己的身体完全“寄托”在了医师身上，而医师给患者的，除了“命令”之外，必须同时给患者带来良好的医疗服务，提供患者希望看到的治疗结果。这就好比一场公平的“交易”：患者绝对不希望自己交了钱，受了罪，像个小孩一样“听从”于医师而最终却没有得到应有的回报。反过来，从医师的角度来看，在心里他们把自己视为专家。他们担心，如果承认自己存在过错，势必会失去在患者心目中的地位。因此，如果医师与患者的关系依旧像从前一样，《道歉法案》将无法在中国得到贯彻和落实。所以，要想在国内实施《道歉法案》，一定要做好医患角色关系转换的工作，从而为《道歉法案》奠定坚实的社会基础。

6 结语

美国的《道歉法案》是医疗与法律激烈碰撞的结果，也是符合这个时代特征的产物，更是人们在研究医患关系时的进一步探索。可以看到，《道歉法案》在降低诉讼率、减少赔偿金额和加快案件推进速度上已经起到了一定的积极作用，有很多数据和例子可以证明这一点。然而，《道歉法案》也有需要完善的地方。“他山之石，可以攻玉。”中国是否能够效仿美国通过自己的《道歉法案》，也需要大量的研究与考虑，毕竟中美两国在社会体制、意识形态和文化生活等各个方面都有不同，这就需要将来其他学者做进一步的研究。

参考文献和注释

[1] Benjamin H, Elaine L. Does sorry work? The impact of apology laws on medical malpractice. Springer, 2011, 43: 141–167.

[2] Schneider CD, What it means to be sorry: The power of apology in mediation. Mediation Quarlerly, 2000, 17: 266.

[3] Jonathan R. Toward Candor after medical error: The first apology law. Harvard Health

Policy Preview, 2000, 5(1): 21-24.

[4] Robin EE. Tell your clients to say they're sorry apologies in the health care industry Taft L. When more than sorry matters. Pepperdine Dispute Resolution Law Journal, 2014, (113):181-204.

[5] Australian-Health-Ministera-Advisory-Council-Legal-Process-Reform-Group. Responding to the medical indemnity crisis: an integrated reformed package, 2002.

[6] Relis T. It's not about the money! A theory on misconceptions of plaintiffs' litigation Aims. Social Science Electronic Publishing, 2007(3):701-746.

[7] Ho B, Liu E. Does sorry work? The impact of apology laws on medical malpractice. Social Science Electronic Publishing, 2010, 43(2):141-167.

[8] 林暖暖. 普通法国家道歉法及其在医疗纠纷解决机制中的作用. 上海: 复旦大学医事法研究中心医疗卫生法治研讨会, 2015.

[9] Benjamin H., Elaine L. Does sorry work? The impact of apology laws on medical malpractice. Springer, 2011, 43: 141–167.

[10] Benjamin H. What's an apology worth? Decomposing the effect of apologies on medical malpractice payment using state apology laws. Journal of Empirical Legals Studies, 2011, 8(1): 179-199.

[11] Taft L. When more than sorry matters. Disp Resol, 2013, 13:181-204.

医患保密协议的法律机制及相关问题探讨

廖美霞　杜佳聪　刘香君　赵金山　龙靖淼　王　岳

所谓保密协议（confidentiality），通常指协议当事人之间就一方告知另一方的书面或口头信息，约定不得向任何第三方披露该信息的协议。在医疗领域，保密协议的目的是基于患者自主权原则，帮助患者与医护人员开诚布公地展开谈话，以期为患者和一般公共卫生带来福利[1]。随着人们对自身健康等问题关注度的上升，涉及这方面的保密协议也备受关注。西方国家在这些领域的研究较为领先，然而国内的相关研究著作还很匮乏。本文借鉴国内外案例资料和相关文献，从法律和实践两个大的方面阐述保密协议，为临床医师应对保密协议相关问题提出建议。

1 保密与披露的原则

目前并没有独立的法律法规对保密协议加以规范和管理，保密协议多见于不同领域的各类法律条款以及相关医疗执业规定，笔者将借助这些材料对隐私保密及信息披露的法律基础及原则进行综述。

1.1 保密协议的法律基础

首先，保密协议的必要性和重要性建立在医患之间类似于典型合同缔约双方间的信托关系的基础上。患者将自己的情况告知医师，接受医师的检查和治疗，并且相信医师会为自己的信息保密。通常情况下，受到保密的信息满足以下几个特点：①个人隐私信息。②信息有被保护的必要。③如果信息被泄露，有人会因此受到伤害。其次，从归属权这

廖美霞、杜佳聪、刘香君、赵金山、龙靖淼，北京大学医学部 2013 级本科生；王岳：北京大学医学人文研究院，研究方向为卫生法学、患者安全与医患关系。

方面看，西方某些国家，例如英国往往视医疗信息为个人财产[2]。所以，披露保密协议中的信息，从一定程度上说，也是对个人财产的侵犯。基于此，应当将医疗信息纳入保密协议，使其受到保护。

许多卫生专业机构和团体在卫生工作者职业规定条例中对保密协议亦有所规定。这些规定为临床医师的实践提供了参照和执行准则。以英国为例，在护理和助产学会（Nursing and Midwifery Council）、医学总会（General Medical Council）和国家卫生服务体系管理规定（National Health Service Guidelines）中均强调保密协议的重要性。并且指出，在非特殊情况下，除非得到患者的知情同意，医护人员不能披露保密信息。

在我国，保密协议同样受到重视。《中华人民共和国执业医师法》第二十二条规定："医师在执业活动中履行下列义务：…… 关心、爱护、尊重患者，保护患者的隐私。"《中华人民共和国侵权责任法》第六十二条规定："医疗机构及其医务人员应当对患者的隐私保密。泄露患者隐私或者未经患者同意公开其病历资料，造成患者损害的，应当承担侵权责任。"

1.2 保密信息披露的合法原则

通常情况下，如果医师想要披露保密信息，需要征求患者的同意。但是在一些特殊的情况下，未得到患者的同意，医师披露保密信息也是被允许的。这些情形包括：首先，医师难以通过正常程序获得患者的知情同意。其次，对他人有严重伤害。面对这种情形，披露保密信息时需要确定几个指标：①判断危害的真实性和社会危害的确定性。②危害发生的可能性。③只向相关利害关系对象披露信息。④最小程度地披露信息。最后，出于善意的披露[2]。

2 不同类型患者的信息保密与披露

笔者在本部分将逐类分析医务工作者在临床实践中涉及的典型信息保密与披露情形，并分别给出案例，引入国内外处理方式，对比国内状况并最终给出建议。

2.1 一般患者

患者信息保密及披露涉及信息采集、存储和管理等多个环节，在一般患者信息保密及披露考察中，笔者注意到在患者的信息采集这一环节中存在很大问题。多数医院并未给患者提供独立的就诊环境或空间，存在非独立诊室、多位患者同时就诊或在同一个诊室内多名医师同时出诊的情况。基于此，笔者建议医院等医疗机构应当注意设立独立空间，借助帘幕遮挡或电子信息设备等方式尽量保证信息采集环节的保密性。同时，若经济条件允许，相关医疗机构可采取“一医一患一诊室”模式以有效地提升对患者隐私的保护，提高患者对医师或医院医疗服务的满意程度。

2.2 教学观摩对象

案例：梁某到某教学医院进行人工流产手术时，医师并未征得梁某的同意，便让实习医师进行教学观摩，其中包含男性实习医师。手术结束后，梁某要求院方道歉，但被院方拒绝。梁某以该院侵犯隐私权为由将医院告上法庭，要求院方道歉并赔偿精神损失费。院方以“患者到该院就诊，即默认了有配合医院做好教学工作的义务”为由回绝。最终梁某胜诉[3]。

实习是培养医学生的必要环节之一，患者在享受医疗权利的同时，也应该适当承担一定的义务为公共利益做出贡献[4]。威廉姆斯（M. Williams）在文章中提到，对医务人员的培训、临床研究和医疗审核都需要接触患者信息，如果过度强调保密协议会阻碍医学发展[1]。美国普通法提出，在侵扰隐私案件中，原告同意是指原告以书面或口头方式允诺他人进入自己的独居处或了解自己的隐私，在此情况下，被告可以免除侵权责任[5]。

可见有观点认为，出于公共利益的考虑，患者应当配合医院开展实习教学。与此同时，医院在实施实习教学时应告知患者并征得同意，并使患者知晓其在法律上并无忍受或者同意的义务[4]。目前，通常存在“默示同意”的情形，即由于没有正式协议或符合规范的程序，如患者没有作出明确反对，则视其同意。“默示同意”的存在可能是由于以下几个原因：①患者没有发现有实习生在场。②即使患者注意到实习生的“实习医师”标志，也未必清楚实习生与医师的区别。③患者发现了在场的实习生，但出于怕引起医师不快而影响对自身疾病诊疗的畏惧心理，不敢反对实习生在场。④患者不介意实习生在场[4]。

可以发现，在“默示同意”中，医患双方都缺少隐私保密与披露的主体意识。问题的解决也将主要从这两个角度出发。一方面，医师、实习医师和医院应当尊重患者的隐私权，主动做好患者隐私的保密工作。另一方面，患者自身要加强信息保密的意识，对是否接受成为医院等机构实习教学对象，以及如何进行实习教学做出自主判断，避免极端的顺从或抵抗。当患者作为实习教学对象时，各方都应该增强隐私信息保密的主体意识。就医院方面而言，具体应遵循以下要求：①附属医院应明示该医院有实习教学要求，患者具有选择权和监督权。②明确患者具有明示同意和默示同意的权利，并使患者知晓在法律上并无忍受或者同意的义务。③实习期间，实习医师在场或进行诊疗时务必征求患者的同意。④获得患者同意的目的在于临床实习教学，带教医师及实习医师应以合理的方式进行教学与学习，并尊重患者的感受[4]。

2.3 艾滋病感染者

案例：35 岁的谢某在生病住院期间被确诊感染人类免疫缺陷病毒（即艾滋病病毒）。3 天后，当地疾病预防控制中心的工作人员到谢某家里进行艾滋病病毒感染结果告知。除了告诉他艾滋病的基本知识和注意事项外，还告诉他必须第一时间告知配偶；如不告知，工作人员将在 1 个月内进行告知。因害怕妻子和自己离婚，也怕别人知道病情后自己被人歧视，谢某对此强烈抵触[6]。

目前国内直接涉及艾滋病信息保密和披露的法律法规为《艾滋病防治条例》以及各地方性文件。《艾滋病防治条例》规定了艾滋病病毒感染者和艾滋病患者应当履行的一系列义务，其总则是艾滋病病毒感染者和艾滋病患者不得以任何方式故意传播艾滋病。其中涉及医师以及配偶的包括：将感染或者发病的事实及时告知与其有性关系者；将感染或者发病的事实如实告知接诊医师；采取必要的防护措施，防止感染他人。当然，也规定了医师的义务，即未经本人或者其监护人同意，任何单位或者个人不得公开艾滋病病毒感染者、艾滋病患者及其家属的姓名、住址、工作单位、肖像、病史资料以及其他可能推断出其具体身份的信息。地方性文件，比如《浙江省艾滋病性病防治办法》第 22 条规定，已经确诊的艾滋病患者及感染者，由省级卫生行政部门指定的医务人员将诊断结果告知其本人及配偶，并给予医学指导[7]。《云南省艾滋病防治条例》相关规定也要求艾滋病病毒感染者和艾滋病患者应当将感染艾滋病病毒的事实及时告知其配偶或者性伴侣。如不告知的，其住所地的疾病预防控制机构有权在 1 个月内告知其配偶。

艾滋病信息保护与披露秉持自愿原则，患者本人居于首要地位。患者本人有权决定是否告知艾滋病信息，该权利不得无故侵扰，同时患者有义务告知性关系者及配偶。配偶有权知情患者的艾滋病信息，由患者告知或独立的第三方告知。同时，未经患者允许，不得披露艾滋病信息。一般认为，医师群体有权基于职业身份和工作安全知情患者的艾滋病信息，没有义务主动向艾滋病患者的配偶告知患者的艾滋病信息。同时，未经患者允许，不得披露患者的艾滋病信息，但普通医师群体可教育和关怀患者，使其知情告知义务。

在具体实践中存在的问题是患者、配偶和医师对各自的权利和义务认识不清和混乱错误，患者披露信息的主动性不强。在具体的临床实践中，告知艾滋病患者的配偶时存在以下困境：声称没有性伴侣；拒绝告知性生活史；说明性伴侣身份，但明确表示拒绝告知性伴侣；声称已告知性伴侣，但拒绝让伴侣去医院，所以无法确认是否真的已经告知[8]。配偶的信息保密意识薄弱或没有，而患者艾滋病信息的传播通常也是处于非医务环境下。

基于此，笔者的建议是加强对患者关于“性伴侣风险”方面的教育。往往患者与性伴侣的利益是一致的，之所以患者未履行告知义务，除了恐惧自身患病被他人知晓外，还一个重要因素是其往往没有意识到不告知发生无保护性的性行为究竟会有什么风险。教育和关怀最终的目的是尽最大努力使患者主动告知。如果患者的性伴侣向医师了解患者病情，考虑到生命健康权的保护应当优先于隐私权的保护，所以医师告知应当被肯定，且可以豁免隐私侵权所产生的法律责任。当然，一般不应当苛求医师主动寻找患者的性伴侣并进行信息的披露和告知。

2.4 体检者

案例：某单位组织员工体检，王某表示在不知情的情况下进行了抽血项目的乙肝两对半检查。健康检查报告显示王某为乙肝病毒携带者。医院在未取得王某同意的情况下，将其体检包告直接出具给工作单位，单位将其患乙肝的情况进行了公开。此后，王某被调离原来的岗位，由原先的保洁主管职位降为保洁员。王某认为自己遭受了就业歧视，个人隐私被泄露，起诉其所在单位及进行体检的医院[9]。

2.4.1 健康审查类体检

体检是通过医学手段和方法对受检者进行的身体检查，通常包括健康服务类体检和健康审查类体检。健康审查类体检是为有关机构审查体检者身体状况的需求而进行的，并非出于体检者本人健康需求的体检，具体包括办理入职体检、入学、入伍、驾照、出国、结婚和保险等手续时的体检。

以入职体检中的健康信息为例，在雇佣关系中，一方面，对雇主而言，用人单位有权组织雇员进行体检，从而获取雇员的患病状况，保证雇员的身体状况适合从事该工作，不会因其个人身体原因而影响他人，并确保在集体生活中不会造成传染病流行等。另一方面，个人的体检信息属于个人隐私的一部分，个人享有对体检信息的支配、控制并排除他人侵害的权利。另外，残障歧视和健康歧视等问题屡见不鲜，体检健康信息的不当披露对雇员来说可能意味着工作机会的丢失，因此，保护个人体检信息显得十分重要。

隐私权作为一项可以被克减的人格权，雇员的体检隐私保护会受到一定的限制。美国最高法院根据《美国联邦宪法第四修正案》(Fourth Amendment to the United States Constitution) 确立的一项原则规定，雇员在职场中享有隐私权，但雇主如有促进公共安全及工作效率的合理的特别需求，雇员的隐私权应受到一定的限制[10]。英国信息委员会（Information Commissioner）在《雇员信息保护法规第四部分：雇员健康信息》(The Employment Practices Data Protection Code: Part 4—Information About Worker's Health）中指出，雇主获取雇员的健康信息需要满足以下条件：①明确获得雇员的知情同意。②获取健康信息是为了保证雇员在职场中的健康与安全，并不会对雇员的性别、年龄和残疾等造成歧视。③体检是由相关的医疗卫生人员进行。④体检内容符合已有法律法规的相关规定[11]。

2010年底，针对乙肝病毒携带者的就业歧视问题，人力资源和社会保障部、教育部及卫生部三部委联合发布了《关于进一步规范入学和就业体检项目维护乙肝表面抗原携带者入学和就业权利的通知》，其中第1条要求："医疗机构在接受教育部门和用人单位等委托，提供入学、就业体检服务时，不得对受检者开展乙肝项目检测；因职业特殊确需在入学、就业体检时检测乙肝项目的，应由行业主管部门申请，经卫生部核准后方可开展检测。"可见，该通知对体检项目进行了明确限制，以保护乙肝病毒携带者的正常入学和平等就业。

可见，国内外相关法律法规都肯定了用人单位对体检者健康信息的知情权，但是对该权利进行一定的界限，只限于知道拟录用者是否具备从事某项工作的健康状况，并在知晓后不予歧视。因此，对于健康审查类体检，体检机构可以向需求机构提供体检者的健康信息，同时体检机构应该考虑以下几点：①明确体检的目的及项目，确保已获得体检者本人的知情同意。②确保体检项目符合相关法律法规的规定，例如对乙肝和艾滋病等疾病的检测。③加强体检报告的分类管理，向需求机构提交是否具备从事某项工作的健康评估报告，对于不影响从事指定工作的健康信息不予披露。

2.4.2 健康服务类体检

健康服务类体检是保护健康及促进健康的重要预防性措施，可以了解受检者的健康状况，帮助及早发现疾病和诊断疾病，进而为及早治疗提供积极帮助。近年来，随着人们的健康观念逐渐增强，健康服务类体检越来越受到人们的重视。

在临床实践中，体检者对自身健康信息保护均有一定程度的需求。然而，体检过程中仍存在泄露体检者健康信息的现象。这不仅体现为对体检报告健康信息的保护不足，还体现在体检过程中保护隐私部位及尊重个人空间等方面做得不足，存在多人在同一诊室同时体检，体检报告被随意放置在公众视野之下，以及未经体检者的同意即向体检者所在单位提供健康信息等现象。由于对体检者健康信息保护不足，许多体检者可能因担心自己的名誉、工作或家庭等受到一些负面影响而隐瞒了疾病病史，如性传播疾病、肝炎和结核等传染病病史，结果造成医师对疾病的漏诊和误诊而最终延误了诊治。对于患乙肝、性病或艾滋病等疾病的体检者，病情的公开将给其带来沉重的舆论和生活压力，在职场上则可能造成就业歧视，对体检者造成损害 [12]。

综上所述，对于健康服务类体检信息的保护，包括体检者自行要求的体检或单位作为福利为职工组织的体检，我们建议如下：①改善各诊室布局，在体检过程中尽可能实现“一医一患一诊室”。②加强体检报告的管理，由专人管理和发放，凭患者本人有效证件领取，防止他人冒领或随意翻阅等。如果体检报告因故需由单位代领或他人代领，体检机构应以密封函件形式交予代领人。③体检机构应当只向体检者本人提供体检取得的健康信息，未经体检者本人同意，不得向体检者的所在单位、亲属或朋友提供健康信息。

2.5 遗传信息

案例 1：美国新泽西州佩特诉帕克案（Safer v. Pack）。原告的父亲患有家族性腺瘤性息肉病（癌症的一种）。该原告父亲的主治医师却没有将该父亲的情况告知亲属。亲属将父亲的主治医师告上法庭 [13]。

案件 2：美国弗洛里达州的佩特诉思瑞克案（Pate v. Threlkel）。原告的母亲患有甲状腺髓样癌，医师未将病情告诉患者女儿。后来女儿也患此病，于是将母亲的医师告上法庭，控诉医师未履行其告知义务 [14]。

虽然前来进行遗传咨询的绝大多数患者愿意将自己的情况告知自己的亲属，但仍存在有部分人出于各种原因，拒绝向亲属告知自己的情况[15,16]。对于这种情况下遗传信息的保密与披露，可从以下两个角度思考，即法律角度和家庭角度。法律角度强调患者的个人隐私权。对此，蒙哥马利（J. Montgomery）表示赞同。根据立法的第一原则，法律不是要求人们为他人谋利，而仅仅是不伤害他们[2]。然而，斯肯尼（L. Skene）指出，由于遗传信息具有一些特殊性，应该受到不同的对待。因此，支持家庭途径的人认为在处理遗传信息时，应该更加关注社区和家庭，患者应当被视为家庭的一员而非独立的个体[2]。这两种途径的分歧主要在于对遗传信息归属的定位。前者认为遗传信息仅仅属于个人，与他人无关。而后者认为，人不仅仅是独立的个体，更是生活在家庭关系的网络中。遗传信息不仅属于个人，也属于其所属的家庭。

在现实生活中，遗传信息的保密与披露还应当以危害的可预见性、严重性和紧急性作为判断指标。上面两个例案中的法庭就根据这个标准给出了不同的审判结果。在佩特诉帕克案中，法院最终判定原告胜诉，认为此遗传性疾病具有可预见性，并且该遗传病的威胁与其他传染性疾病造成的威胁没有区别，医师有义务告知患者家属。在佩特诉思瑞克案中，法庭最后宣判原告败诉。理由是告知对象应仅包含可受益的第三方，但医师无法判断原告是否为可受益的第三方，并且告知不一定要求医师直接与第三方谈话，所以让医师通知家庭各个成员对医师来说太困难，也不公平。

针对患者隐私的披露，笔者认为应该最大限度地保护患者的隐私。只有以公共利益为目的的披露保密信息才是合法的，并且应该最低程度地披露信息。法律不赋予医师告知亲属患者信息的义务，但允许特殊情况下医师告知其亲属。具体而言，医师在处理隐私披露问题时应该考虑以下因素：①患者疾病治疗方案的可及性。②疾病情形的严重性和发作的可能性。③遗传病的性质。④后续所需检查的性质。⑤所揭露信息的性质。⑥请求披露信息的目的。⑦信息披露对合法的公共利益的影响。⑧信息披露未获得知情同意时患者的反应[2]。

2.6 受虐待儿童

案例：许某与其家人定居美国，一日儿子感冒，许某父亲利用刮痧方法为其治病。美国医师认定儿子的伤痕为虐待痕迹，当即报警。接收儿子的福利院认定许某有暴力倾向，禁止他与儿子接触。听证会则剥夺了许某的监护权。最终，律师向法院澄清刮痧实为中国传统疗法后，法庭发布了解禁令[17]。

许多国家都有与儿童虐待相关的法律。这些法律的特点大致为：具有一个第三方的儿童虐待监管和调查组织；规定通告义务；具有健全的虐待相关法规，并且有实质性惩罚和隔离措施；主要目的是实现儿童利益最大化。例如，日本专门针对儿童虐待的法律是《儿童虐待防止法》。此法案明确规定了医师和护士发现虐待后有义务向儿童相关福利机构报告[18]。美国的做法最为典型，包括强制报告制度、受理登记和调查程序、寄养和监护临时措施或长久安置、家庭维护以及将儿童从家庭迁出的司法审理程序。医师该不该披露儿童虐待并不取决于保密协议。受虐待儿童的利益最大化才是医师决策的基准。对于医师出于善意的误报，通常不会追究责任，并且一般不会公布告密者的姓名[19]。

在中国，儿童虐待问题也备受关注，媒体反应往往最为激烈。由于中国法律对施虐者不处以刑罚，儿童福利支持也并不完善，因此，受虐儿童并没有一个很好的申诉途径和处理方式，媒体传播就成了让施虐者受到道德和公众惩罚的处理措施。

儿童虐待的隐私保密与披露在法律层面上主要涉及监护人监护权的限制与让渡，通常由相关政府或社会性机构实施权利的限制或让渡，如儿童虐待调查组织和儿童救助福利组织。中国在实践层面上缺乏相应的监管或福利性机构为受虐儿童提供保护，儿童在受到父母虐待时，如果施虐的父母或者抚养义务人不同意，受虐儿童也只能继续留在施虐家庭。同时，法律并不支持其被领养或寄养。

另外，医师的“告知义务”在实施中还面临一些社会上的困境。一方面，由于中国社会长幼意识明显，许多人并不认为体罚和打骂是虐待，甚至有的家长认为出现严重后果也不算是虐待而只能算作教育[20]。另一方面，中国人一直遵循传统意义上的“家丑不可外扬”，施虐和受虐双方均不愿意主动披露事实，此时外界介入就会非常困难[21]。日本颁布实施《儿童福利法》的经验也表明，如医师、第三方机构以及监护人或类监护人群体等各方不知晓自身的告知义务，将极大地损害法律的有效性[18]。

对儿童虐待的解决可总结为受虐儿童隐私保密与披露和监护权限制与让渡两个环节。医师在忽视保密协议、重视儿童利益及施行强制告知义务时，应享有以下权利或需遵守以下原则：①允许匿名上报。②对善意的误报不予追责。③一旦披露信息，应当将披露的内容、形式和对象记录在案。④明确法律，并明确合格的信息披露机构。⑤披露时应告知监护人，除非告知后会将孩子置于危险境地才可以不告知。⑥如果中途另一位医师参与虐待调查，可以不征求监护人的同意。⑦披露信息仅限于治疗、介入和调查儿童虐待相关的信息，包括监护人提供的信息，并且信息的内容要准确可证。⑧不得披露给媒体。⑨不确定是否为虐待时，可征求调查部门的意见。

笔者提议，在医师实行“告知”的同时，我国在法律制定以及法律实践上也应跟上脚步、共同提升，各方群体也应明确和提高对儿童虐待及信息披露的认识，并提升公民自身对儿童虐待的认知水平。

2.7 已故患者

案例：国内某知名演艺明星突然被网络曝出自杀死讯，引起公众和媒体一片哗然。媒体爆料，该明星曾患抑郁病史，并且接受过心理治疗。但大众对该星的确切死因极为关注，并有多种死亡方式在谣传。相关记者联系到该明星生前的心理医师，想对该明星的生活方式和癖好等内容进行采访。

对于已故患者的隐私问题，首要问题是他们在逝世后是否有隐私权。关于精神利益损害，我国于 2001 年 2 月 21 日颁布的最高人民法院《关于确定民事侵权精神损害赔偿责任若干问题的解释》第三条规定：“自然人死亡后，其近亲属因下列侵权行为遭受精神痛苦，向人民法院起诉请求赔偿精神损害的，人民法院应当依法予以受理。…… 非法披露、利用死者隐私，或者以违反社会公共利益、社会公德的其他方式侵害死者隐私[22]。”许多从业者认为患者去世即标志着隐私、保密及权利的终结。但是，专家论证，无论患者是否还活着，治疗师都有责任保护测验资料和治疗记录的安全[23]。

美国医学会伦理和法律委员会（American Medical Association Council on Ethical and Judicial Affairs）发表过一份题为《逝后健康信息保密》（Confidentiality of Health Information Postmortem）的报告。委员会指出对患者医疗信息的保护只维持到患者逝后2年。该委员会还指出：所有医疗信息都包含在已故患者的病历中，包括死亡信息。这些信息应该享有最高程度的私密性。然而，对机密信息的保护义务也要归服于某些合乎法律和伦理的社会例外情况。死亡后的信息保密行为应当等同于患者生前的保密力度[25]。因此，在患者生前可能披露的信息，在他们死后也有可能被披露。

美国还有一些伦理学家认为，相比于公共社会，家庭具有获取信息的优先权力。已逝患者的亲属希望在患者死后获取其病历信息。他们比较关心患者生前是否得到了适当的护理、疾病是否可能是遗传性疾病以及立遗嘱的法定资格。然而，这涉及两大问题：①如何确保保密协议与亲属正当顾虑、监察机构之间的平衡。②如何确保病历的保管和储存，特别是在私人医师退休或私营机构面临倒闭的情况下[24]。

由此可见，对于患者逝世后的信息披露中期限的规定、对公共健康的考量以及患者的知情同意都是非常重要的因素。我们认为，应对已故患者的信息保密工作的年限加以设定，并且对相关信息进行归类保管。在决定是否在患者逝世后披露医疗信息时，医师需要考虑以下几个因素：①会伤害个人还是公共卫生。②高危个体或者公共卫生中的潜在利益。③患者所作出的有关逝后信息披露的陈述或要求。④披露对已逝患者声誉可能造成的影响[25]。

3 结论

对保密协议的重视，不仅有利于医患间信任的建立，也有利于提升医务人员的医疗伦理道德水平及缓解医患关系。笔者在文中的提议主要是基于当前中国的医疗形势，对国外法律法规和处理方式作出了一定程度的更改，以适应目前的国内形势。笔者引用了国内外经典案例以及国外隐私权相关法律法规和处理方式，在国内形势的基础上，对不同种类的患者和不同情形提出了针对性的建议，希望医师在进行临床实践的同时可以引以为鉴。另外，医患之间保密协议的建立也取决于国内法律法规、公众和媒体的隐私意识。笔者强烈建议各级政府及人大会议完善隐私权相关法律、公众重视隐私权以及媒体对隐私的选择性披露。

参考文献和注释

[1] Williams M. Confidentiality of the medical records of HIV-positive patients in the United Kingdom—a medicolegal and ethical perspective. Risk Management & Healthcare Policy, 2011, 4(4):15-26.

[2] Mason JK, Mccall Smith A, Laurie GT, et al. Mason and McCall Smith's law and medical ethics. Oxford University Press, 2006.

[3] 王增勤. 我的身体我做主——挑战医院教学观摩女孩胜诉. 现代妇女:医学前沿, 2007(8):9-11.

[4] 阎婷. 解析医学生临床实习中的患者隐私权. 华东政法大学, 2008.

[5] 艾伦. 美国隐私法. 中国民主法制出版社, 2004.

[6] 谭江华. 艾滋病感染者配偶告知——感染了艾滋说还是不说. 春城晚报, (2016-02-25)[2016-09-20]. http://news.163.com/16/0225/08/BGLHHSEA00014AEE.html.

[7] 徐继响. 论HIV阳性者隐私权的边界. 法学, 2005(07):34-40.

[8] Chan TK. Doctors have a duty to breach patient confidentiality to protect others at risk of HIV infection. BMJ, 2012, 346(346).

[9] 徐青松. 为单位员工体检, 医院实施乙肝项目检测未告知, 医生泄露体检者隐私惹官司. 中国社区医师, 2012(40): 5版.

[10] Curran CD. Mandatory testing of public employees for the human immunodeficiency virus: the Fourth Amendment and medical reasonableness. Columbia Law Review, 1990, 90(3): 720-759.

[11] The employment practices data protection code: part 4—information about worker's health, information commissioner's office, 2003.

[12] 徐琼，吴英. 体检人群隐私保护需求调查与对策. 护理研究, 2011, 25(9): 2423-2424.

[13] Division NJSCA. Safer v. Estate of Pack. Atlantic Reporter, 1996, 677.

[14] Court FS. PATE V. Threlkel PV. Wests Southern Reporter, 1995, 661.

[15] Weiss JO, Kozma C, Lapham EV. Whom would you trust with your genetic information? American Journal of Human Genetics, 1997, 61(4). A24.

[16] Forrest K, Simpson S A, Wilson B J, et al. To tell or not to tell: barriers and facilitators in family communication about genetic risk. Clinical Genetics, 2003, 64(4):317-326.

[17] 李文.《刮痧》电影故事. 大众电影, 2001(3):46-47.

[18] 于改之. 儿童虐待的法律规制——以日本法为视角的分析. 法律科学: 西北政法大学学报, 2013, 31(3).

[19] 胡巧绒. 美国儿童虐待法律保护体系介绍及对我国的启示. 青少年犯罪问题, 2011(5):63-67.

[20] 王大华, 翟晓艳, 辛涛. 儿童虐待的界定和风险因素. 中国特殊教育, 2009, 10:78-85.

[21] 牛芳, 张燕. 社会工作介入儿童虐待问题时遇到的困境分析. 社会工作, 2013(3):123-129.

[22] 官玉琴. 死者人格利益与亲属身份权益关系. 广西大学学报(哲学社会科学版), 2007, 29(6):80-83.

[23] 赵静波, 季建林. 心理咨询和治疗的保密原. 中国医学伦理学, 2007, 20(4):78-80.

[24] Robinson D J, O'Neill D. Access to health care records after death-Balancing confidentiality with appropriate disclosure. Jama the Journal of the American Medical Association, 2007, 297(6):634-636.

[25] Werth J L, Burke C, Bardash R J. Confidentiality in end-of-life and after-death situations. Ethics & Behavior, 2002, 12(3):205-222.

从一本年代久远的书中寻找医学新的视角

——《医师与患者》读书笔记

杨鸿滔　薛天娇　张森冰　王　岳

1 前言

《医师与患者》这本书出版于 1888 年，作者是美国医师兼作家米切尔（SW. Mitchell）。米切尔生于 19 世纪 20 年代，1850 年在杰斐逊医学院获得医学博士学位，之后专攻神经病学，因发现灼性神经痛和红斑性肢痛症而闻名[1]。米切尔提出的休养疗法之后被医学界采纳并用作精神类疾病的治疗，如神经衰弱和癔症等。这种疗法主要强调卧床休息、饮食控制、电疗和按摩等，其治疗理念在本书中有所涉及。《医师与患者》一书主要涉及了几个临床医师普遍会考虑的问题，作者从不同的角度对这些问题进行了阐述，并讲解了自己从阅读和研究观察中收获的理念与感悟。以现在的眼光来看，本书也有一些可谓开天辟地的新想法和新见解，更不用说是在一百多年前。今天我们再阅读这本书时，虽然本书中提到的每一个细节都不能说是科学的，毕竟在之后的一百年中医学观念和技术有了突飞猛进的发展，然而，了解过去智者的思想和观念能引发我们更多的思考，对医学观念的更新和进步也有着极为重要的意义。

2 本书的积极意义

从医学人文的角度来看，这部著作在引导医师执业和行为方面非常

杨鸿滔、薛天娇、张森冰：北京大学医学部 2013 级本科生医学英语专业。王岳：北京大学医学人文研究院，研究方向为卫生法学、患者安全与医患关系。

有价值。作者在书中主要传递的是一种“以人为本”的治疗理念，非常强调医师对患者的人文关怀。其中最能突出表现作者所提倡的人文关怀，当属其对用药安全以及患者管理的阐释。

2.1 用药安全

在现代医学中，药物是医疗中的一部分。人们高度依赖药物，除了治疗外，药物还有保健功能。而在本书中，米切尔并没有高度强调用药。相反，他认为医师应当减少对药物的依赖，注重用药安全。这种观点可谓意义重大。

米切尔认为饮食和生活习惯才是最重要的，造成很多患者不适的原因只是过多的压力和担忧。他曾提到一个案例：患者病得十分严重，而他的医师是一个不喜欢用药的人。这位医师的举动貌似颇为荒谬，实则非常明智。患者因为工作过度、担忧和哮喘，加上胃不好、吃粗粮且不运动，从一个胖人变得瘦骨嶙峋。医师给出了非常具体的指导，包括洗头发和洗澡，进行按摩，之后休息 2 小时，还要多呼吸夜间和雨后的空气，用真丝的床具而不是羽毛床具，即使牺牲工作和学习也要睡满 10 小时等。患者通过良好地平衡饮食、工作、休息和锻炼，恢复了健康和活力。在另一章名为“疼痛及其后果”的章节中，作者着重强调阿片类药物的主要功效是能够有效地缓解一时的疼痛，但是滥用该药的后果是惨痛的。这会在将来使患者出现难以承受的更剧烈的疼痛。因此，医师在处理患者的疼痛时要非常慎重地使用阿片类药物。

米切尔对于用药安全的考量对我国目前抗生素滥用的现实具有很大的指引意义。有时医师在诊疗过程中为了迎合患者的要求而追求高效与便捷，甚至希望可以立竿见影，但是忽视了对患者长远的健康利益乃至公共健康利益的损害。作者在一百多年前就提出医师在执业过程中切忌目光短浅。医师如果失去了原则，为了减轻患者的眼前痛苦而使其对阿片类药物或其他药物产生心理或身体上的依赖，最终只能让患者或社会承担更大的伤害和痛苦，甚至对患者今后的治疗进程造成障碍。因此，一个好的医师不能只考虑如何治疗患者当前身体出现的问题，还应该考虑后续治疗乃至患者今后的生活。

2.2 患者管理

所谓患者管理，主要是指针对康复期患者、儿童患者以及医师家属患者等特殊患者的管理。米切尔在“康复期”一章中认为，对于康复期的患者来说，如果医师受过良好的教育，具有精湛的医术，拥有艺术之心和精神上广泛的同情心，以及巨大的影响力，他们就能给病房里苦闷的生活注入一股来自外面世界强大而活泼的新鲜感，因而这样的医师是患者在康复期的英雄。因此，对于康复期的患者来说，医师查房以及定期看望至关重要。此外，在医院里传阅或借阅图书也能为枯燥的医院生活给予慰藉。在“儿童患者的伦理管理”一章中，实际上米切尔讲述的是儿童患者的教育和陪护问题。作者并没有仅仅着眼于医疗护理和治疗，而更关心儿童患者的心理问题。他以诸多案例说明家长和医师过度同情和溺爱儿童患者并不会对治疗有利，也更不利于其日后恢复以及融入社会。在本章结尾，作者还着重强调了母亲在引导儿童患者正确面对病痛时，不要让其过度悲观和放纵。在“疼痛及其后果”一章中，米切尔还提到了医师的妻子容易出现药物滥用的问题。因为医师往往不忍看到妻子痛苦，因此会无条件、无节制地对其用药，事实上却伤害了妻子，致其产生严重的药物依赖。因此，当患者是医师的家属时，医师最好不参与治疗，仅作为一个监督者，可能对治疗更有益。

由此看来，医师理应是一个具有人文关怀的社会角色，不仅要考虑患者在治疗时期的心理需求，对其给予适当的人文关怀，还应该考虑治疗对其未来造成的影响。医师必须以“人”的角度，而非仅仅以“病”的角度来考虑用药和康复管理，帮助患者在未来维持健康的身体和心理状态。这是1888年的米切尔给予我们当代人重要的启示。

3 作者观点的争议

米切尔在本书中所描述的都是19世纪理想医师的形象，很多今天的医师会认为，当今中国医院的实际情况与作者所处的年代大有不同，让医师做到如此无微不至的关怀是不可能的。粗浅地来看，原因主要有二。

第一，中国三甲医院的医师工作繁重，治疗任务已然超负荷，实现如此全面、体贴的人文关怀几乎是不可能的。巨大的门诊量、繁重的手术任务和入院治疗、不均衡的医患配比以及患者日益增长的健康需求都极大地增加了医师的工作压力[2]。医师每天就如同打仗一般忙碌，使他们较少有与患者及其家属充分沟通的机会，就更别提对其进行细致全面、温柔体贴的人文关怀了。第二，我国医师的薪资报酬普遍低于世界上其他国家医师报酬的水平，也低于国内同等学历和资历的其他职业[3]。医师没有受到平等、公正的薪资待遇，自然积极性也就不高，对患者的关心也就随之降低，进行主动细致的人文关怀就是难上加难了。因此，今天行业内的很多医师都认为，一味地要求医师主动改变自己，要求他们关心患者，尽可能多地为患者着想，是不可行的，也是不公平的。由上可见，想要完成医疗服务从单纯的看病救人到维护患者身心健康的巨大飞跃，还有很长的路要走。

然而，很多从事多年医院管理的人会告诉我们，出现纠纷和投诉的医师往往占医院里很小的一部分。患者投诉医师时，常常会把某个医师骂得狗血喷头，却把另一个医师表扬一番。试想这又是为什么呢？我们今天习惯夸大个别现象，习惯从外因找问题的答案。所以每每遇到问题时，我们经常会抱怨社会有问题，政府有问题，体制有问题，别人都有问题，但是我们很少自己“照照镜子、洗洗澡”。我们经常抨击随手丢弃废纸的人没有素质，但是又有几个人会主动把那张废纸捡起来投进垃圾箱呢？孔子云：“吾欲仁，斯仁至亦。”实际上，与其抱怨和责备，还不如首先改变自己。当然我们不是说医疗体制不应该改变，而是从医疗行业的角度看，最容易改变的应该是这个行业的行为和态度吧。

4 著作中存在的矛盾

另外，《医师与患者》中多数文章涉及了女性及其需求，尤其是关于神经疼痛。作者在序言中写道：“常常有人问我，有没有什么书，能够为那些曾经或者正受困于神经衰弱的女性答疑解惑，真正解答她们所关心的问题，但是我没有办法回答，因为我根本就没有见过这样的书。虽然我并不敢夸下海口说这本小册子能充分解答神经衰弱患者的疑惑，但是我真心希望它能够帮到这些患者。”可见，米切尔在行医过程中遇到了很多患有焦虑的女性，他非常希望这本书能够在一定程度上帮助到这些女性。

在本书的后半部分，米切尔在分析女性易患精神衰弱的原因时，他认为女性由于情感上的牵挂，无法在照顾患者过程中保持冷静，反而有可能对患者的治疗和康复造成不利影响。因此，如果有条件，应当将照护工作交给专业的看护人员。如果家中女性坚持承担照顾患者的任务，也绝对不能仅由一人负责，必须有其他家属的辅助，以确保女性不至于太过劳累，从而预防神经衰弱的产生。实际上，这一点对于我国目前推动“优质护理工程”是具有启发意义的。目前很多医院为了降低人力成本，并未严格执行政府部门要求的“护床比”，导致患者家属充当护理人员。实际上这不仅不利于患者休息与患者护理安全，更会由于家属过于疲惫地照料患者自己也病倒，继而出现“患者出院，家属住院”的结果。

对于深受神经衰弱困扰的女性而言，米切尔认为她们应当避免处理琐事，不要接触电报和报纸，在不被外界打扰（尤其是管家和家中儿女）的情况下，保证充分的休息。此外，他还认为：“对神经衰弱的女性而言，眼泪是麻烦的根源”。因此，应当多给她们一些独处的时间，避免强烈的精神和情感刺激，以保持内心的平静和宁和。女性有时应当刻意忽略因为神经衰弱而感受到的疲劳感，进行散步等轻度活动。最后，他强调患者应当充分信任医师的建议和现代医学，避免错信“催眠术”或“招魂说”等无知理论。

在本书中，米切尔事无巨细地就减轻神经衰弱的痛苦给予了女性许多建议，包括教育、贫富、外出和野营等各个方面，甚至连野营的费用都无比细致地给予了一定的建议。其对女性的关心之情跃然纸上。

虽然米切尔对女性的关心和尊重溢于言表，但不得不说他的职业以及其所在的时代环境都使他对女性具有一定程度上的偏见。这种偏见在本书中同样有所体现。例如米切尔回答问题“如何避免我的女儿遭遇同样的不幸？”的时候，比较积极的观点是，他强调至少在孩子们进入青春期之前，没有必要对男孩子和女孩子区别要求，应当允许女孩子在童年时期和男孩子一样，玩耍、奔跑、攀爬或骑马，充分地亲近和感受大自然，进行体育锻炼，提高身体和心理素质。他反对家长过分强调培养女孩子的淑女气质，禁止她们接触户外运动，认为没有必要担心小姑娘因为在野外活动太多而变成假小子。对于这些观点，相信即使是当代的心理学家和人类学家都会为其称赞。

但米切尔在提及教育时也有些比较消极的观点。例如，他认为女性应当接受适当的教育，但是上大学是社会对男性的要求，对于女性而言太过艰难，难免造成困扰。在关于疼痛以及患病儿童的两章中，米切尔先是指出女性更倾向于发生疼痛而存在药物滥用问题，接着又指出，女性作为孩子的母亲，经常会骄纵患儿而导致延误治疗，还在文中反复警示医师要远离患者的母亲而不要被其同化。这显然并不会有益于构建和谐的医患关系。事实上，疼痛存在个体差异，人格、文化教育、情绪和暗示等都是影响因素。米切尔仅仅因为女性普遍比男性虚弱这一理由，以及一个具体案例就断言女性存在药物滥用的问题是很难让读者信服的。另外，米切尔还在书中反复以女性不理智、易受情感支配为论据，这显然是有失偏颇的。

可以看出，米切尔对待女性的态度是非常矛盾的。一方面，他同情和可怜女性所承担的家庭重负以及遭遇的病痛，渴望帮助他们，但另一方面，他不能摆脱对女性的歧视，持有女性“无能、虚弱”的时代偏见。虽然这样的矛盾在今天的人们看来未免可笑，可是在一个多世纪以前，米切尔对于女性健康的看法已是难能可贵了，甚至是超越时代的。医师对患者的关怀，绝不止是对疾病的治疗和简单的预防，更应当超越职业领域，洞察时代背景下的社会结构对群众健康的影响。

5 结论

总体而言，《医师与患者》一书在医学人文方面提出的许多观点和意见是非常有价值的，对引导医师行为以及维护患者健康都很有建树。但是中国目前的医疗环境尚欠缺实现本书所提到的理想医患关系的社会基础。

参考文献和注释

[1] https://en.wikipedia.org/wiki/Silas_Weir_Mitchell, 20160910.

[2] 任霞, 孙红, 杨凤池. 北京市三甲医院医生职业倦怠调查与分析. 中国医院管理, 2007, 6(27), 15-16.

[3] 欧阳明, 李虹, 王冬. 国内外医师薪酬支付模式调查及改革探讨. 实用医学杂志, 2016, 30(23), 3868-3871.

2015—2016 年医患关系大事记

正面事件

时间	部门或地点	事件
2015 年 1 月 8 日	湖南省荣军医院	湖南荣军医院为一名聋哑孕妇做剖宫产手术。术前因与孕妇无法交流，麻醉师姚翔急中生智，把手术流程绘成漫画，孕妇心领神会，使手术顺利进行。这位“漫画哥”的妙手仁心引来网友纷纷点赞。
2016 年 5 月 16 日	湖南	湖南株洲市中心医院耳鼻咽喉科，一位携带乙肝病毒的七旬老太心跳停止，满嘴血迹和分泌物。医师赵哲成毫无顾忌，徒手撑开老太的嘴巴，掏出分泌物，并进行了 12 次人工呼吸，救回了老太。事后赵哲才发现手指被咬破了皮，面临被感染的风险。
2016 年 6 月 2 日	郑州	郑州一名孕妇家中破水，家人求助“120”。值了一夜班的医师刘岩、护士宋慧敏和担架员张少华立刻赶去。到达后发现电梯停电，3 人扛救护设备咬牙爬 26 层到了孕妇家，把重约 150 斤的孕妇抬下送医。
2016 年 9 月	锦州	根据《锦州市城市公立医院综合改革试点实施方案》，该市拟筹建“三医联动”以及“三保合一”管理体制，成立锦州市医疗保障管理局，负责该市医药卫生体制改革领导小组的日常工作。
2016 年 9 月 4 日	北京	《北京市卫生和计划生育委员会关于实施全面两孩政策做好孕产期保健工作的通知》实施，这是保障全面两孩在北京市顺利实施的又一重要文件。为了落实全面两孩政策，北京市分别提出四方面近期保障措施和四方面中长期保障措施。
2016 年 9 月 23 日	上海	在从新疆喀什飞往乌鲁木齐的飞机上，一名 30 多岁的男性突发癫痫，神志不清，口吐白沫。上海医师田雨正好乘坐同一航班。在缺乏医疗设备的情况下，他借助 2 根牙签刺患者的头部穴位，使患者苏醒过来。
2016 年 9 月 29 日	安徽	安徽滁州口腔科主治医师赵炬从医 17 年，今年 7 月参加援藏医疗队，工作时突发重症脑死亡。他还捐献了全身可用器官以救助他人。

（续表）

时间	部门或地点	事件
2016年10月14日	温州	14日，温州乐清市人民医院邵医生在手术时，胃痉挛突然发作。他强忍剧痛，坚持完成了手术的最关键步骤。走下手术台后，他直接倒地吸氧，差点休克。他说："患者永远在第一位。"
2016年10月27日	国务院	日前，中国政府网发布了《国务院办公厅关于调整国务院深化医药卫生体制改革领导小组组成人员的通知》，国务院决定对国务院深化医药卫生体制改革领导小组组成人员进行调整。
2016年11月2日至3日	卫计委	11月2日至3日，由国家卫生计生委能力建设和继续教育中心主办的首届中国医院能力建设与发展暨健康医疗大数据应用发展大会在京举行，旨在全面配合深化医改重点工作任务，建立现代医院管理制度，推动实现院长职业化和专业化，促进健康医疗大数据的应用与发展。
2016年11月11日	贵州	项目计划从今年启动，周期3年。每年由贵州省从三级医院中遴选了70名医学重点学科和医院管理优秀人才，赴北京协和医院等国内知名医院进行培训学习。通过集中培训、跟班培训和挂职培训等方式，重点加强学科前沿理论、学科进展、先进诊疗手段和关键技术、现代医院质量管理等学习实践，为贵州培养了一批优秀的医疗卫生骨干人才。同时，通过建立贵州省医院与国内知名医院之间长效对口帮扶和协作机制，带动贵州省医疗卫生服务水平的整体提升。
2016年11月19日	卫计委	国家卫生计生委基层卫生司日前在北京举行了新农合（城乡居民医保）跨省就医联网结报签约仪式。组织了辽宁、吉林、海南、四川、贵州、陕西、甘肃、哈尔滨等省市签署了新农合（城乡居民医保）。
2016年11月25日	发改委	中央投资补助标准。国家发展改革委会同国家卫生计生委、国家中医药管理局综合考虑中央和地方事权划分原则、所在区域经济社会发展水平等情况，实行差别化补助政策，中央预算内投资原则上按照东、中、西部地区分别不超过总投资的30%、60%和80%的比例进行补助。
2016年11月30日	北京	北京市人社局发布医保新政，北京所有大医院可报销的药品都能在社区医院走医保报销。同时，患高血压、糖尿病、冠心病和脑血管病四类慢性病的患者可开具2个月的长处方，并按医保报销。

负面事件

时间	地点	事件	结局或处理结果
2015年2月1日	山东青岛市	患有过敏性紫癜的5岁男童左侧睾丸疼痛难忍，医院在3天后才确诊为“睾丸扭转坏死”，并切除了睾丸。男童家长认为医院不负责任延误了治疗时机，导致睾丸被切，向医院索赔15万余元。	法院审理后，判决医院赔偿13万余元。
2015年2月1日	河南省项城市	在医院做手术数年后，河南省项城市妇女徐秀英在体检中发现右肾不见了，就将两家给自己做过手术的医院告上了法庭。	经法院审理，被告之一项城市第一医院被判承担全部责任，赔偿徐秀英各种损失共计38万余元。
2015年5月1日	浙江省温岭市	2013年10月25日，患者连恩青在温岭市第一人民医院内行刺，导致3名门诊医师被捅伤。耳鼻咽喉科主任医师王云杰因抢救无效死亡。	2015年5月25日，杀医案凶手连恩青被执行死刑。
2016年3月1日	湖北省武汉市	孕妇曾患风疹，但孕检医师未向其告知该病对胎儿的传染隐患，也未建议其终止妊娠。孩子出生不久，即被查出患有先天性心脏病和双耳重度耳聋。	法院终审判决医院方向该夫妇赔偿29万余元。
2016年5月1日	北京市	某患者怀孕后定期产检，整个孕期均被告知胎儿正常，然而新生儿仅出生10天便夭折。夫妇认为，医院未发现胎儿存在先天性心脏病，在救治中误诊并错过最佳的治疗时机，导致孩子死亡，遂将医院诉至法院索赔。	经调解，法院判决医院赔偿该夫妇25.5万元。
2016年5月5日	深圳市龙岗区	患儿王某因胸、肺部感染被送往医院救治，后因病情严重被转院至市儿童医院治疗，并于3月13日凌晨死亡。王某家属组织十余人在平湖人民医院大厅内举横幅、烧纸钱，推搡和殴打包括主治医师在内的多名医护人员，并强迫主治医师下跪烧纸钱。	警方到达现场，立即制止了违法行为，现场控制了12名相关人员并依法传唤和调查。
2016年5月11日	湖南省邵东县	某院五官科，患者家属借口医生救治工作不积极，辱骂并殴打正在接诊的医生王俊，致其受伤倒地，经抢救无效身亡。	公安机关已抓获2名凶手，该案正在侦查中。

（续表）

时间	地点	事件	结局或处理结果
2016 年 6 月 16 日	广西省南宁市	犯罪嫌疑人王权芬在广西医科大学第一附属医院将一小瓶汽油泼洒到该院医师、放疗科副主任覃光灵的身上并点燃，导致覃光灵面部、肩部和前胸等多处二度、三度烧伤	王权芬当晚被警方刑事拘留。
2016 年 8 月 1 日	安徽省阜阳县	13 年前，一女子在医院剖宫产后腹部一直疼痛，并影响了日常生活。13 年后，女子被查出盆腔中有囊肿。当“囊肿”被取出时，发现是一块医用纱布，为当年女子生产时留在体内。该女子将当年医院告上法庭。	法院判决医院赔偿 46 万元。
2016 年 9 月 1 日	云南省昆明市	黄某因饮酒过量被送至医院，经抢救无效死亡。死者家属聚众 60 余人，驾驶 10 多辆车围堵医院大门，并在医院大堂挂布标、摆放花圈，以讨要说法，扰乱了医院的正常秩序。	警方将相关人员带离现场进行审查。
2016 年 9 月 5 日	广东省中山市	因为服用了妻子从药店买回的散装感冒药，张普因急性过敏反应死亡。其妻把药店告上法庭，索赔 103 万元。	法院结合案情判决药店赔偿 48.5 万余元。
2016 年 10 月 24 日	安徽省淮南市	4 岁男孩洋洋因病前往安徽省淮南市第三人民医院接受治疗。在此过程中，因药剂士用错药，导致洋洋在输液后出现异常，最终抢救无效死亡。	药剂师李某被控犯有医疗事故罪。

政策文件

时间	颁发部门	文件名称	相关内容
2015年2月5日	国家卫计委	国家卫生计生委办公厅关于印发大型医院巡查工作方案(2015—2017年度)的通知，国卫办医函〔2015〕75号	贯彻落实深化医药卫生体制改革的各项重点任务，进一步执行中央关于改进工作作风及密切联系群众的八项规定，在医疗机构中深入推进党的群众路线教育实践活动，充分发挥巡视监督工作职能，加强行业作风建设，提升医疗服务水平，强化医院运营管理，维护好广大人民群众的健康权益。
2015年2月28日	国务院	国务院办公厅关于完善公立医院药品集中采购工作的指导意见，国办发〔2015〕7号	全面贯彻落实党的十八大和十八届二中、三中、四中全会精神，按照市场在资源配置中起决定性作用和更好发挥政府作用的总要求，借鉴国际药品采购的通行做法，充分吸收基本药物采购经验，坚持以省(区、市)为单位的网上药品集中采购方向，实行一个平台、上下联动、公开透明和分类采购，采取招生产企业、招采合一、量价挂钩、双信封制和全程监控等措施，加强药品采购全过程的综合监管，切实保障药品质量和供应。鼓励地方结合实际探索创新，进一步提高医院在药品采购中的参与度。 药品集中采购要有利于破除以药补医机制，加快公立医院特别是县级公立医院改革；有利于降低药品虚高价格，减轻人民群众用药负担；有利于预防和遏制药品购销领域腐败行为，抵制商业贿赂；有利于推动药品生产流通企业整合重组、公平竞争，促进医药产业健康发展。

（续表）

时间	颁发部门	文件名称	相关内容
2015 年 3 月 25 日	国家卫计委	国家卫生计生委关于印发《国家卫生计生委规划管理办法（试行）》的通知国卫规划发〔2015〕50 号	该《办法》分总则、立项、起草、衔接、论证、报批、公布和实施、评估以及附则，共 9 章 26 条。
2015 年 3 月 30 日	国务院	国务院办公厅关于印发全国医疗卫生服务体系规划纲要(2015—2020 年）的通知 国办发〔2015〕14 号	《规划纲要》总体目标为：优化医疗卫生资源配置，构建与国民经济和社会发展水平相适应、与居民健康需求相匹配、体系完整、分工明确、功能互补、密切协作的整合型医疗卫生服务体系，为实现 2020 年基本建立覆盖城乡居民的基本医疗卫生制度和人民健康水平持续提升奠定坚实的医疗卫生资源基础。
2015 年 5 月 28 日	国家卫计委	国家卫生计生委关于印发人类辅助生殖技术配置规划指导原则（2015 版）的通知 国卫妇幼发〔2015〕53 号	为指导各省（区、市）卫生计生行政部门科学规划人类辅助生殖技术和人类精子库（以下统称辅助生殖技术）配置，保障辅助生殖技术规范、有序应用，逐步满足人民群众的服务需求，促进生殖医学事业健康发展，特制定了《人类辅助生殖技术配置规划指导原则（2015 版）》
2015 年 6 月 12 日	国家卫计委	关于印发进一步改善医疗服务行动计划实施方案（2015—2017 年）的通知 国卫办医发〔2015〕33 号	为了指导地方做好《进一步改善医疗服务行动计划》的组织实施工作，确保取得预期效果，特制定了《<进一步改善医疗服务行动计划>实施方案（2015—2017 年）》。

（续表）

时间	颁发部门	文件名称	相关内容
2016年1月21日	国家卫计委	国家卫生计生委办公厅关于印发中共中央国务院关于实施全面两孩政策改革完善计划生育服务管理的决定学习宣传提纲的通知 国卫办指导函〔2016〕38号	实行计划生育是我国的一项基本国策，事关亿万家庭的幸福安康，事关全面建成小康社会和“两个一百年”奋斗目标的实现。为贯彻落实党的十八大和十八届二中、三中、四中、五中全会精神，适应人口和经济社会发展新形势，促进人口长期均衡发展，就全面实施一对夫妇可生育两个孩子政策（以下简称全面两孩政策），进一步改革完善计划生育服务管理，作出了该决定。
2016年2月4日	国家卫生计生委办公厅	国家卫生计生委办公厅关于印发寨卡病毒病防控方案（第一版）的通知 国卫发明电〔2016〕4号	2014年以来，美洲多个国家发生寨卡病毒感染病例，欧洲、亚洲和大洋洲等地的多个国家和地区也有输入病例报告。近期，巴西暴发寨卡病毒疫情。为了做好国内可能出现的寨卡病毒病防控准备工作，特组织制定了《寨卡病毒病防控方案（第一版）》
2016年4月28日	国务院办公厅	国务院办公厅关于印发深化医药卫生体制改革2016年重点工作任务的通知 国办发〔2016〕26号	《国务院办公厅关于印发深化医药卫生体制改革2016年重点工作任务的通知》是为实施“十三五”医改规划确定的各项改革任务布好局、起好步，确保取得更大成效，促进建立覆盖城乡居民的基本医疗卫生制度，切实推进健康中国建设而制定的法规。2016年4月21日，《深化医药卫生体制改革2016年重点工作任务》经国务院同意，由国务院办公厅发布，自2016年4月21日起实施。

（续表）

时间	颁发部门	文件名称	相关内容
2016年5月3日	国家卫计委	关于印发集中整治“号贩子”和“网络医托”专项行动方案的通知 国卫办监督函〔2016〕416号	医疗机构“号贩子”和“网络医托”竞价排名买患者等问题被各大媒体争相报道和转载，引起社会的普遍关注和广泛讨论。国务院领导同志高度重视，多次作出重要批示。国家卫生计生委会同相关部门认真研究提出综合治理措施。北京、上海、广东等地迅速行动，严厉打击违法犯罪行为，积极研究出台了非急诊预约挂号、实名制挂号、严格加号管理等一系列治理“号贩子”、“网络医托”的措施，取得了一定成效。为着力解决“号贩子”和“网络医托”等社会高度关注、人民群众反映强烈的问题，维护公平就医秩序，国家卫生计生委、中央综治办、中央网信办、工业和信息化部、公安部、工商总局、中医药局、军委后勤保障部决定从即日起，以优质医疗资源相对集中的地区为重点，在全国联合开展一次集中整治“号贩子”和“网络医托”专项行动。并结合有关实际，制定本方案。
2016年6月6日	国务院、国家卫计委	关于印发推进家庭医生签约服务指导意见的通知 国医改办发〔2016〕1号	转变基层医疗卫生服务模式，实行家庭医生签约服务，强化基层医疗卫生服务网络功能，是深化医药卫生体制改革的重要任务，也是新形势下更好维护人民群众健康的重要途径。近年来，各地结合实际积极探索，在基层开展执业方式和服务模式改革试点工作，采取多种形式推进签约服务，取得了积极进展，积累了实践经验。为贯彻落实《国务院关于建立全科医生制度的指导意见》（国发〔2011〕23号）和《国务院办公厅关于推进分级诊疗制度建设的指导意见》（国办发〔2015〕70号）要求，加快推进家庭医生签约服务，特制定本方案。

（续表）

时间	颁发部门	文件名称	相关内容
2016年6月14日	国家食品药品监督局、国家卫计委	食品药品监管总局、国家卫生计生委关于贯彻实施新修订《疫苗流通和预防接种管理条例》的通知　食药监药化监〔2016〕74号	《国务院关于修改〈疫苗流通和预防接种管理条例〉的决定》已经2016年4月13日国务院第129次常务会议通过，现予公布，自公布之日起施行。
2016年6月24日	国家卫计委	国务院办公厅关于促进和规范健康医疗大数据应用发展的指导意见　国办发〔2016〕47号	健康医疗大数据是国家重要的基础性战略资源。健康医疗大数据应用发展将带来健康医疗模式的深刻变化，有利于激发深化医药卫生体制改革的动力和活力，提升健康医疗服务效率和质量，扩大资源供给，不断满足人民群众多层次、多样化的健康需求，有利于培育新的业态和经济增长点。为贯彻落实《国务院关于印发促进大数据发展行动纲要的通知》（国发〔2015〕50号）要求，顺应新兴信息技术发展趋势，规范和推动健康医疗大数据融合共享、开放应用
2016年9月7日	国家卫计委	关于印发新型农村合作医疗跨省就医联网结报转诊流程与信息交换操作规范（试行）的通知　国卫办基层函〔2016〕900号	为规范跨省就医秩序，落实分级转诊制度要求，实现跨省异地就医结报目标，依据《国务院办公厅关于推进分级诊疗制度建设的指导意见》（国办发〔2015〕70号）以及国家卫生计生委、财政部《关于印发全国新型农村合作医疗异地就医联网结报实施方案的通知》（国卫基层发〔2016〕23号）的要求，制定本操作规范。

（续表）

时间	颁发部门	文件名称	相关内容
2016年10月28日	国务院	中共中央、国务院印发了《"健康中国2030"规划纲要》	推进健康中国建设，必须高举中国特色社会主义伟大旗帜，全面贯彻党的十八大和十八届三中、四中、五中全会精神，以马克思列宁主义、毛泽东思想、邓小平理论、"三个代表"重要思想、科学发展观为指导，深入学习贯彻习近平总书记系列重要讲话精神，紧紧围绕统筹推进"五位一体"总体布局和协调推进"四个全面"战略布局，认真落实党中央、国务院决策部署，坚持以人民为中心的发展思想，牢固树立和贯彻落实新发展理念，坚持正确的卫生与健康工作方针，以提高人民健康水平为核心，以体制机制改革创新为动力，以普及健康生活、优化健康服务、完善健康保障、建设健康环境、发展健康产业为重点，把健康融入所有政策，加快转变健康领域发展方式，全方位、全周期维护和保障人民健康，大幅提高健康水平，显著改善健康公平，为实现"两个一百年"奋斗目标和中华民族伟大复兴的中国梦提供坚实的健康基础。
2016年11月8日	国务院办公厅	中共中央办公厅、国务院办公厅转发了《国务院深化医药卫生体制改革领导小组关于进一步推广深化医药卫生体制改革经验的若干意见》	

（续表）

时间	颁发部门	文件名称	相关内容
2016年11月9日	国家卫计委	制定《医药工业发展规划指南》工信部联规〔2016〕350号	为贯彻落实《中华人民共和国国民经济和社会发展第十三个五年规划纲要》和《中国制造2025》，指导医药工业加快由大到强的转变，制定《医药工业发展规划指南》。
2016年11月22日	国家卫计委	《全国护理事业发展规划（2016—2020年）》国卫医发〔2016〕64号	为进一步加快护理事业发展，满足人民群众健康需求，结合当前我国护理事业发展现状，特制定了《全国护理事业发展规划（2016-2020年）》
2016年11月25日	国家卫计委	国家卫生计生委办公厅关于印发医院卒中中心建设与管理指导原则（试行）的通知国卫办医函〔2016〕1235号	为推动建立多学科联合的卒中诊疗管理模式，提高卒中诊疗规范化水平，国家卫生计生委脑卒中防治工程委员会办公室组织制定了《医院卒中中心建设与管理指导原则（试行）》。